AF531908

Tero Isokauppila

Heilpilze

Tero Isokauppila

Heilpilze

Von Reishi bis Cordyceps

PILZE, DIE DIE ABWEHRKRÄFTE STÄRKEN, KRAFT UND AUSDAUER GEBEN, DEN STOFFWECHSEL ANKURBELN UND STRESSRESISTENT MACHEN

Vorwort von
Dr. Mark Hyman

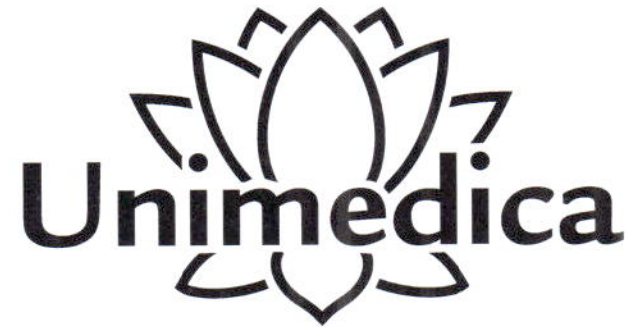

Impressum

Tero Isokauppila
Heilpilze
Von Reishi bis Cordyceps
1. deutsche Auflage 2019
2. deutsche Auflage 2021
3. deutsche Auflage 2026

ISBN: 978-3-96257-071-2

Titel der Originalausgabe:
Healing Mushrooms
A Practical and Culinary Guide to Using Mushrooms for Whole Body Health

Übersetzung aus dem Englischen: Carla Gröppel-Wegener
Layout und Satz: Annette Ahrend
Coverlayout: Marie-Katharina Wölk
Coverabbildung: ©beats – Bigstockphoto.com

Herausgeber:
Unimedica im Narayana Verlag GmbH, Blumenplatz 2, D-79400 Kandern
Tel.: +49 7626 974 970-0
E-Mail: info@unimedica.de
www.unimedica.de

Haftungsausschluss

Erkenntnisse in der Medizin unterliegen einem laufenden Wandel durch Forschung und klinische Erfahrungen. Autor und Übersetzer dieses Werkes haben große Sorgfalt darauf verwendet, dass die in diesem Werk gemachten therapeutischen Angaben (insbesondere hinsichtlich Indikation, Dosierung und unerwünschten Wirkungen) dem derzeitigen Wissensstand entsprechen. Das entbindet den Nutzer dieses Werkes jedoch nicht von der Verpflichtung, anhand einschlägiger Fachliteratur und weiterer schriftlicher Informationsquellen zu überprüfen, ob die dort gemachten Angaben von denen in diesem Werk abweichen und seine Verordnung in eigener Verantwortung zu treffen.
Für die Vollständigkeit und Auswahl der aufgeführten Medikamente übernimmt der Verlag keine Gewähr. Geschützte Warennamen (Warenzeichen) werden in der Regel besonders kenntlich gemacht (*). Aus dem Fehlen eines solchen Hinweises kann jedoch nicht automatisch geschlossen werden, dass es sich um einen freien Warennamen handelt.

INHALT

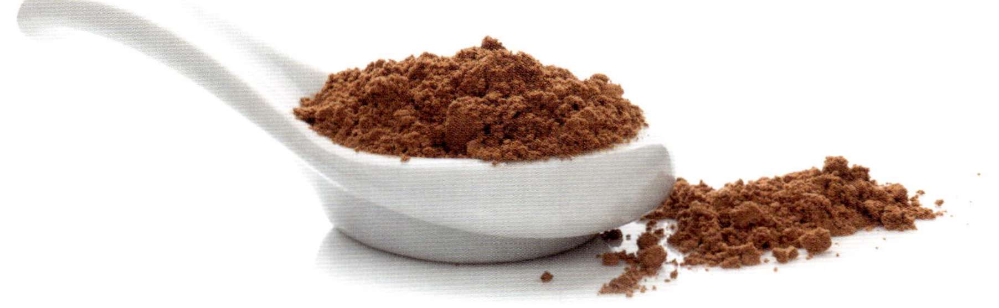

Vorwort

MEINE PATIENTEN FRAGEN MICH immer wieder, welche Superfoods ich für die besten halte. Mir ist klar, dass der Begriff „Superfood" einen gewissen Hype mit sich gebracht hat, einige Lebensmittel haben sich diesen Status aber tatsächlich verdient. Ernährung ist Medizin. Und bestimmte Lebensmittel sind dabei wirkungsvoller als andere. Ernährung ist unser wirkungsvollstes Instrument um für optimale Gesundheit zu sorgen. Ernährung ist auch die wirkungsvollste Arznei in meinem Fundus und die erste, die ich verwende um meine Patienten zu behandeln.

Während eines Aufenthalts in China entdeckte ich, dass die Menschen dort mehr über die medizinischen Eigenschaften bestimmter Lebensmittel wussten als ich (und das nach vielen Jahren Forschung). Medizinische Lebensmittel sind Teil ihrer täglichen Ernährung und Pilze – die zu meinen Lieblings-Superfoods gehören – spielen eine wichtige Rolle in der chinesischen Medizin. Die heilenden Kräfte von Pilzen wie z. B. Reishi, Shiitake, Maitake und Cordyceps sind derart bekannt, dass sie auch als funktionelle oder medizinische Pilze bezeichnet werden. In China gehört es zur Alltagskultur Pilze aus gesundheitlichen Gründen zu konsumieren, z. B. für mehr Energie, langes Leben und die Stärkung des Immunsystems – im Gegensatz dazu kennen die meisten Konsumenten in den USA und Europa noch nicht einmal den Unterschied zwischen Portabella-Pilzen und Shiitake. Doch das wird sich ändern.

Denn Pilze wie Chaga und Igel-Stachelbart liegen in der westlichen wissenschaftlichen und medizinischen Forschung gerade voll im Trend – und das ist erst der Anfang. Ihre antiviralen und entzündungshemmenden Eigenschaften haben ein großes Potenzial, wenn es darum geht, viele unserer größten gesundheitlichen Probleme zu bekämpfen, wie Krebs, Diabetes, Autoimmunerkrankungen oder Probleme mit dem Nervensystem. Aktuelle Forschungsergebnisse weisen darauf hin, dass funktionelle Pilze eine Vielzahl heilender Eigenschaften haben, z. B. können sie das Wachstum von Krebszellen hemmen, überschüssige Hormone wie Östrogen oder Aromatase ausgleichen und chronische Erschöpfung reduzieren. Und in den kommenden Jahren wird es noch weitere westliche Forschungs-Publikationen zu den medizinischen Vorteilen von Pilzen geben.

Die Liste vitaler Nährstoffe in Pilzen ist lang. Sie sind eine exzellente Nährstoffquelle, z. B. für Vitamin D, Biotin, Pantothensäure, Selen, Kupfer und Riboflavin. Vitamin D steht für eine verbesserte Gesundheit des Herz-Kreislauf-Systems, einen ausgeglichenen Hormonspiegel und bessere Laune. Dabei leiden etwa 50–75 % aller Amerikaner unter einem Vitamin-D-Mangel. Biotin, oder Vitamin B_7, ist bekannt dafür, die Gesundheit von Haut, Nervensystem und Verdauungstrakt zu unterstützen. Pantothensäure (Vitamin B_5) wird bei entzündlichen Erkrankungen wie Arthritis sowie dem Prämenstruellen Syndrom (PMS) häufig oral verschrieben. Selen hilft bei der Regulation der Schilddrüsenfunktion, Kupfer und Riboflavin sind großartige Hilfen bei der natürlichen Energieproduktion. Mit all diesen Vorteilen, welche sich mit den zugleich köstlichen funktionellen Fungi verbinden, ist es kein Wunder, dass viele Menschen Pilze als die eigentlichen Superfoods bezeichnen.

Während die Menschen ein besseres Verständnis für den Nährstoffgehalt von Pilzen entwickeln, fehlt vielen noch das Wissen, wie sie Pilze in ihr tägliches Leben integrieren können. Um dies zu ändern hat Tero Isokauppila – finnischer Bauer in dreizehnter Generation, den es nach Venice in Kalifornien verschlagen hat – sein Buch *Heil-Pilze* geschrieben, in dem er sein umfangreiches Wissen über die Welt der Pilze weitergibt und kreative Rezepte zusammengestellt hat, mit überraschenden heilsamen Eigenschaften. Für die meisten der aktuellen Ernährungstrends – von Vegan, Paleo, Ketogen zu Leaky Gut etc. – ist etwas dabei.

Pilze sind beim Kochen sehr vielseitig, doch damit sie in den fertigen Gerichten ihre einzigartigen Heilkräfte entfalten können, erfordert es ein bestimmtes Wissen und eine besondere Achtsamkeit, was die Kombination von Aromen und die

Vorbereitung der Zutaten betrifft. Tero zeigt uns auf seine einfache „Funguy"-Art, wie das geht. Dabei ist er sowohl unterhaltsam als auch lehrreich, wenn er über die Wirksamkeit und die Verwendungsmöglichkeiten funktioneller Pilze spricht. Er ist tatsächlich der perfekte Botschafter für das Reich der Pilze.

Ich trinke bereits Pilz-Tee, koche mit Pilzen wie z. B. Shiitake und bereite Suppe aus wilden Pilzen zu. Während ich dieses Buch las, war ich immer wieder überrascht über die vielen weiteren Möglichkeiten, wie man diese heilenden Superfoods in das tägliche Leben integrieren kann, ohne auf Bequemlichkeit oder Geschmack verzichten zu müssen. Cordyceps-Eiswürfel, Igel-Stachelbart-Latte, „Pilz-Speck" und Paleo-Eiscreme ... Wer hätte das gedacht?

Lesen Sie weiter und Sie werden ganz anders über den Verzehr von Pilzen nachdenken.

Dr. Mark Hyman

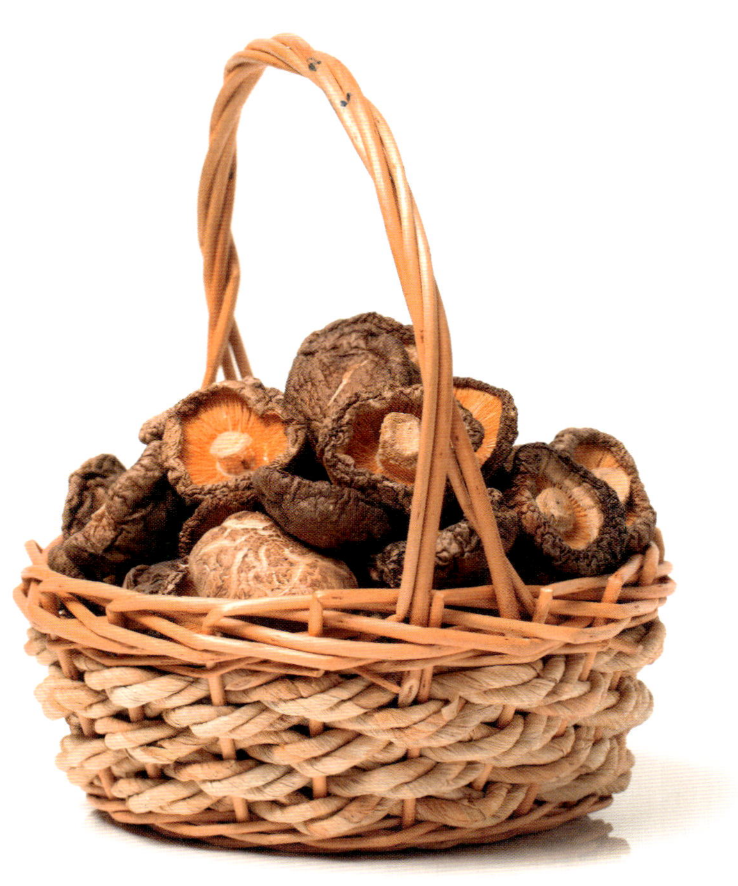

Einführung

ICH WUCHS AUF EINEM BAUERNHOF in Finnland auf, der seit mindestens dreizehn Generationen im Besitz meiner Familie war. Den Großteil meiner Kindheit und Jugend verbrachte ich draußen und lernte vom Land zu leben. Das hört sich vielleicht idyllisch an und war es in vielerlei Hinsicht auch. Es ist mir jedoch wichtig, meine Kindheit nicht so erscheinen zu lassen, als würde sie aus einem Buch von Laura Ingalls Wilder stammen. Vielmehr möchte ich betonen, dass es für mich immer klar war, dass ich auf das Land, auf dem ich lebte, angewiesen war. Um verstehen zu können, wie ich dazu kam, mich so ausgiebig mit Pilzen zu beschäftigen, wie ich zu dem ergebenen „*Funguy*" wurde, der ich heute bin, muss man in meine Kindheit zurückgehen.

Als jüngster Sohn einer Bauernfamilie fing ich im Grunde genommen mit dem Arbeiten an, sobald ich laufen konnte. Ich schnitt Gras, fütterte die Kälber und konnte bereits im Alter von 5 Jahren einen Traktor fahren. Das hört sich nach einer Menge harter Arbeit für ein Kind an, war in Bauernfamilien damals aber üblich. Arbeit war immer da und hing von unseren täglichen Bedürfnissen ab. Manchmal verbrachten wir ganze Tage damit Steine von den Feldern zu sammeln – denn unsere Erntemaschine blieb stecken und hatte öfter Maschinenschaden, wenn wir über einen größeren Stein fuhren, also mussten die Steine vorher von den Feldern geräumt werden. Das musste per Hand geschehen und ich ging den ganzen Tag das Grundstück ab auf der Suche nach störenden Steinen und schleppte diese weg, damit die Erntemaschine ihre Arbeit machen konnte. Das war eine der Aufgaben, die ich am wenigsten mochte, da sie sehr langweilig war. Aber es gab auch interessante Aufgaben und an vielen Tagen fühlte sich die Arbeit nicht wirklich nach Arbeit an.

Zum Beispiel gab es Tage, an denen ich mit meiner Mutter in der Natur Lebensmittel sammeln ging. Ihr landwirtschaftliches Wissen hatte sie sich bereits in frühem Alter durch praktische Erfahrung angeeignet – wie ich auch. Sie stammte aus einer relativ armen Familie, konnte also kein Grundstück erben, so wie es mein Vater tat, und begann schon als Kind Beeren, Pilze etc. zu sammeln – teilweise auch aus der Not heraus. Während sie heranwuchs, entwickelten sich auch ihr Interesse am Sammeln und ihre Geschicklichkeit. Es waren die landwirtschaftlichen Tätigkeiten, die sie am liebsten mochte. Obwohl ihre wahre Leidenschaft dem Sammeln wilder Beeren galt – meines Wissens verließ niemals ein Gast unser Haus ohne ein Abschiedsgeschenk in Form einer großen Tüte von ihr selbst gesammelter Beeren – brachte sie mir trotzdem den Großteil dessen bei, was ich über das Sammeln von Pilzen weiß.

Als jemand, der mittlerweile beruflich die ganze Welt bereist, versuche ich möglichst überall, wo ich mich aufhalte, Pilze sammeln zu gehen. Das erlaubt mir, mich mit der Natur zu verbinden und zur Ruhe zu kommen – dass ich dabei auch umsonst an Lebensmittel komme, ist ein absoluter Bonus! Aber keine meiner heutigen Bemühungen sind mit meinen Erfahrungen als Kind in Finnland zu vergleichen, als ich über unser Land streunte und mit meinen selbst gesammelten Lebensmitteln einen Beitrag zu den Mahlzeiten leistete, die wir in der Küche unseres Bauernhauses zubereiteten. Immer wenn ich heute gefragt werde, wann ich begann mich für Pilze zu interessieren, kommt mir als erstes in den Sinn, wie ich auf der Suche nach Steinpilzen und Pfifferlingen die Wälder durchstreifte, die zum Hof unserer Familie gehörten. An den Geschmack der traditionellen Gerichte, die meine Mutter aus meinen Funden zauberte, kann ich mich bis heute erinnern – die cremige Pilzsuppe, die ich besonders gerne mochte, oder das Lieblingsgericht meines Vaters: Steak mit Pilzsauce. Natürlich beruhte mein Interesse an Pilzen während meiner Kindheit vor allem darauf, wie sie schmeckten. Von ihren Vorteilen für die Gesundheit wusste ich nichts, ich wusste nur, dass ich sie gerne aß. Ich hatte keine Vorstellung von der grenzenlosen Kraft und dem Potenzial in diesem riesigen und unglaublichen Reich der Pilze und wäre niemals auf die Idee gekommen, dass Pilze in meinem beruflichen und persönlichen Leben später eine so große Rolle spielen würden.

Der Wendepunkt

Den nächsten Schritt auf meinem Weg in die Welt der Mykologie (Pilzkunde) und die Entdeckung der medizinischen Wirkstoffe von Pilzen machte ich, als ich aufs College kam. Wie viele meiner Studienkolleginnen und -kollegen wollte ich mir gerne etwas Taschengeld dazuverdienen, also nahm ich zusammen mit einigen Freunden an einem Innovations-Wettbewerb teil. Mit unserem Plan, den Speisepilz Matsutake (auch bekannt als Krokodil-Ritterlinge oder *Tricholoma matsutake*), der häufig Preise von bis zu 2.000 Euro pro Kilogramm erzielte, von Finnland nach Japan zu exportieren, gewannen wir den Wettbewerb. Ich fand das äußerst faszinierend (Es gibt also Leute, die so viel für Pilze zahlen? Wirklich?), doch selbst damals hätte ich mir noch nicht vorstellen können, welch wichtige Rolle Pilze für mich in Zukunft spielen würden.

Später, als ich in meinen Zwanzigern als Läufer an Amateur-Wettkämpfen teilnahm, wollte ich wissen, wie ich meine Lauf-Performance optimieren könnte, und ich begann mich für Physiologie zu interessieren. Durch meine Recherchen und Gespräche mit mehreren Leuten, die im Bereich Gesundheit und Ernährung arbeiteten, wurde ich auf eine Pilz-Sorte mit Namen Cordyceps (Schlauchpilze) aufmerksam. Was ich erfuhr, war der Traum eines jeden Athleten: Cordyceps haben erstaunliche Eigenschaften, die zum Steigern der Energie und der Reduktion von Erschöpfungserscheinungen eingesetzt werden können. Schnell fand ich eine verlässliche Online-Quelle für Cordyceps-Kapseln und mischte den Inhalt der Kapseln unter die Smoothies, die ich vor dem Laufen trank. Fünfzehn Minuten nachdem ich den Smoothie getrunken hatte, lief ich los, denn nach dieser Zeitspanne – lediglich einer Viertelstunde! – verspürte ich einen unverkennbaren und deutlichen Energieanstieg.

Wenn heutzutage etwas als „Superfood" bezeichnet wird, ist das häufig bloß eine Masche, um aus einem Food-Trend Kapital zu schlagen. Selbstverständlich verdienen viele andere Lebensmittel diese Bezeichnung auch. Aber es ist nicht einfach genau zu wissen, wie man diese nährstoffreichen Wunder am besten konsumiert, um all ihre Vorteile optimal zu nutzen. Wie viele Blaubeeren muss man zum Beispiel essen, in Verbindung mit welchen anderen Lebensmitteln und über welchen Zeitraum hinweg, bis man körperliche Veränderungen spürt? Ein weiteres Beispiel:

Dunkelgrüne Blattgemüse-Sorten gelten als extrem nährstoffreich, aber fühlt man sich direkt besser, nachdem man einen Grünkohl-Salat gegessen hat? Ich meine, wirklich sofort und spürbar? Was ich bei meinen ersten Erfahrungen mit Cordyceps so bemerkenswert fand, waren die deutlichen, positiven Veränderungen, die ich fast unmittelbar spürte. Ähnlich wie wenn man einen Becher Kaffee trinkt – die energiespendende Wirkung macht sich fast sofort bemerkbar. Es ist ein direkt spürbarer Effekt. Und genauso wirkten sich Cordyceps auf meinen Körper aus. Wenn man dabei bedenkt, dass Cordyceps nur eine Art in einem Reich von mehr als eineinhalb Millionen Pilzarten ist! Ich hatte Studien gelesen, die Pilze als Superfood mit allen möglichen Wirkungsweisen auswiesen, von der Unterstützung der Immunfunktion, der Verbesserung der Schlafqualität, dem Senken des Cholesterinspiegels bis hin zum Kampf gegen Krebs. Jetzt, da ich diese unglaublichen positiven Auswirkungen nach der Einnahme von ein paar Cordyceps-Kapseln selbst erlebt hatte, schätzte ich diese Behauptungen über Pilze anders ein. Die Vorstellung, was mit anderen Pilz-Arten möglich wäre, war geradezu atemberaubend. Das war der Moment, in dem mir klar wurde, dass es sich bei Pilzen wirklich um ein Superfood handelt. Und damit war es dann auch offiziell: Ich wurde komplett zum *Funguy*.

WAS ES BEDEUTET, EIN FUNGUY ZU SEIN

Dieses englische Wortspiel ist meine leicht simple Art auszudrücken, dass ich mich komplett dem Verständnis des Fungi-Reiches und der Verbreitung des Wissens darüber, wie Pilze sich auf die Gesundheit und das Wohlbefinden von uns Menschen auswirken, verschrieben habe. „Fun“ bedeutet Spaß und „guy“ ist ein Typ – und kombiniert hören sich die Wörter so ähnlich an wie Fungi. Alle, die sich derselben Mission verschrieben haben und sich dabei nicht allzu ernst nehmen, werden ebenfalls als Funguys bezeichnet. Der Name passt, denn obwohl ein Großteil der Informationen, die mit dem Reich der Fungi zusammenhängen, mit Chemie und Biologie zu tun hat, gibt es eine Menge Möglichkeiten diese Informationen zugänglich und interessant aufzubereiten, so dass sie Spaß machen – fun eben.

Pilze für alle

Meine neue Besessenheit brachte mich dazu, mehr über andere Pilz-Arten zu recherchieren, und ich fand heraus, dass Mitglieder aus dem Reich der Fungi schon seit Jahrhunderten Gesundheit und Wohlbefinden des Menschen positiv beeinflusst haben. Es irritierte mich, dass diese Informationen nicht weit verbreitet waren – wie kommt es, dass niemand darüber Bescheid weiß? Wie kommt es, dass ich nicht darüber Bescheid wusste? Tatsächlich ist es so, dass es in ostasiatischen Kulturkreisen eine altehrwürdige Tradition ist Fungi auf vielfältige Weise zum Wohl der Menschen einzusetzen. Die medizinischen Vorteile konnten sich in der westlichen Medizin jedoch nicht etablieren – vor allem nicht in Amerika. In Kapitel 2 beschäftigen wir uns mit den Ursachen dafür.

Überzeugt davon, dass es jeder und jedem möglich sein sollte die unglaublichen Vorteile zu genießen, die dadurch entstehen, dass man Pilze in das tägliche Wellness-Programm integriert, gründete ich 2012 die Superfood-Firma *Four Sigmatic*. Unser Traum war es, den Konsum medizinischer Pilze populärer zu machen, indem wir dafür sorgten, dass sie für jedermann zugänglich sind. Selbstverständlich waren Pilze für diejenigen, die sich leidenschaftlich damit beschäftigen, immer schon zugänglich – viele der Pilze, die wir in diesem Buch besprechen, wachsen hierzulande reichlich und die anderen kann man sich ohne Probleme besorgen, wenn man ein wenig Nachforschung betreibt und Einfallsreichtum beweist. Ein Problem für viele angehende Pilz-Verwerter ist jedoch, dass, selbst wenn sie Zugang zu den Pilzen haben, das noch lange nicht bedeutet, dass sie die Vorteile der Pilze optimal nutzen, vor allem in Anbetracht der Tatsache, dass die besonders potenten Pilze in ihrer natürlichen Form ungenießbar sind.

Mit *Four Sigmatic* wollten wir diese wirkungsvollen Pilze allen Interessierten zugänglich machen. Und um das zu tun, mussten wir unsere Produkte verfügbar und besonders benutzerfreundlich machen. Es wurde zu unserer Mission, unseren Kunden medizinische Pilze in einer Form anzubieten, die es ihnen ermöglichen würde, bereits bestehende Ernährungsgewohnheiten einfach aufzuwerten oder durch gesündere Formen, die Pilze enthalten, zu ersetzen.

Kaffee stellte sich als natürlicher Ausgangspunkt heraus. Viele Menschen lieben ihren Becher Kaffee am Vormittag, doch einige fühlen sich wegen des Koffeinkonsums schuldig. Wenn Kaffee jedoch gesunde Pilze wie Chaga (Schiefer Schillerporling), Reishi (Glänzender Lackporling) oder Igel-Stachelbart enthält, kann er in ein nährstoffreiches Ritual verwandelt werden. Pilz-Kaffee wurde zu dem Produkt, das uns die Türen öffnete – er ist die allseits beliebte Pilz-Zubereitung im Reich der Fungi. Damit konnten wir den Menschen die Welt der Pilze näherbringen, auf einfache, unkomplizierte und köstliche Art und Weise. Wir gründeten Four Sigmatic in Nordeuropa und zogen 2014 dann mit dem Unternehmen in die USA, wo wir 2015 unsere Getränke-Linie einführten. Heute leben wir unseren Traum, Pilze der breiten Masse zugänglich zu machen. Menschen, die übrigens immer hungriger nach Alternativen sind, mit denen optimale Gesundheit und Wellness erreicht werden können.

Auf Pilz-Mission

Wenn ich heutzutage Fremden, Freunden, Familienmitgliedern, potenziellen Liebschaften erzähle, dass ich mich leidenschaftlich für Fungi interessiere, sind die Reaktionen darauf niemals langweilig. Verwirrt, überrascht, skeptisch, fasziniert, manchmal sogar angeekelt. Ich sehe geradezu, wie sich über dem Kopf der Person, mit der ich mich gerade unterhalte, eine Sprechblase bildet: „Pilze scheinen in Finnland eine große Sache zu sein.“ „Noch so ein Lebensmittel sammelnder Hipster.“ „Er ist bestimmt Koch, ich werde ihn zu Morellen befragen!“ „Oh nein, wird dieser Typ mir als nächstes über seine Jahre als Fan der Rockband Phish berichten?“

Das alles sind nachvollziehbare Reaktionen. Die Menschen hören das Wort *Pilze* und haben dann häufig eine genaue Vorstellung, wie der Rest der Unterhaltung ablaufen wird. Und dass die Reaktionen häufig nicht nur positiv sind, ist auch keine Überraschung. Schließlich haben Pilze keine automatische Anziehungskraft wie z. B. Schokolade. Darüber hinaus ist das Wissen, das Leute über Pilze haben, in der Regel auf die Sorten beschränkt, mit denen sie kochen, die sie essen, die sie im Wald wachsen sehen sowie die Sorte Pilze, die ihnen spezielle Typen früher vielleicht mal im Studentenwohnheim verkauft haben. Wir alle haben alarmierende Geschichten über das giftige Potenzial wilder Pilze gehört, kennen auf der anderen Seite aber auch den Ausdruck absoluter Verzückung, der sich auf dem Gesicht weltberühmter Köche ausbreitet, wenn sie die Vorteile bestimmter Fungi-Sorten auf beinahe religiöse Art und Weise anpreisen.

Die Tatsache, dass Pilze sowohl giftig als auch wohlschmeckend sein können, ist ein faszinierender Hinweis auf ihre Komplexität: Das Reich der Pilze ist eine so große und vollständige Einheit, dass sowohl Ying als auch Yang nebeneinander gleichermaßen existieren können. Wir könnten ohne Probleme ein Buch – oder mehrere – über essbare, giftige oder psychedelische Pilze schreiben. Aber in *diesem* Buch geht es um keine dieser Arten.

Das Thema dieses Buches, das zugleich das Einzigartige und außerordentlich Faszinierende an den Pilzen ausmacht, mit denen wir uns hier beschäftigen, ist ihre Fähigkeit, unser Leben in einer unmittelbaren, wirkungsvollen und unvergleichlich wohltuenden Art und Weise zu beeinflussen. Ich weiß das, weil ich täglich – wenn nicht sogar stündlich – Zeuge davon werde. Pilze werden Sie absolut verblüffen, genauso wie sie mich verblüfft haben – und es immer wieder tun.

Diese medizinisch wirksamen Pilze werden Ihr Immunsystem ins Gleichgewicht bringen und stärken, den Sauerstofffluss in den Zellen anregen, Ihre mentale und kreative Leistungsfähigkeit erhöhen, den Blutzucker regulieren, Stress reduzieren, für geruhsamen Schlaf sorgen und eine Unzahl körperlicher, emotionaler und mentaler Leiden heilen. Auch wenn man nur ein paar der in diesem Buch besprochenen Pilzsorten kennt und weiß, wie man sie konsumieren muss, wird man den Körper heilen und stärken, sein volles Potenzial erreichen und die beste Version seiner selbst werden.

Ich weiß, das hört sich zu gut an um wahr zu sein. Es hört sich verdächtig nach einer dieser nebulösen „Wunderkuren" an – oder so, als hätte ich damals etwas zu viel Zeit mit diesem gewissen Typen im Studentenwohnheim verbracht. Aber Sie können mir hier vertrauen.

Sie können mir vertrauen, weil ich jemand bin, der geschäftlich unheimlich viel verreist (wir sprechen hier über mehr als vierzig Reisen pro Jahr). Denn das bedeutet, dass ich einer Menge Krankheitserreger ausgesetzt bin und mein Immunsystem stark beansprucht wird – und doch war ich seit fast einer Dekade kein einziges Mal krank.

Sie können mir vertrauen, weil ich in den vergangenen zehn Jahren in acht Ländern auf drei verschiedenen Kontinenten gelebt habe und in jedem dieser Orte werden Pilze auf unzählige Arten und Weisen eingesetzt (sowohl offensichtlich als auch verborgen), um den menschlichen Körper zu heilen und ihn optimal gedeihen zu lassen. Wir stimmen global gesehen nicht bei vielem überein, aber was Pilze betrifft, sind wir einer Meinung.

Sie können mir vertrauen, weil ich mich von Pilzkundlern, Köchen sowie Gesundheits- und Ernährungsexperten habe beraten lassen, um möglichst viel über Pilze zu lernen – so viel, dass mein Kopf hätte platzen können –, und diese Informationen zusammengefasst in diesem Buch für Sie zugänglich zu machen.

Sie können mir vertrauen, weil Pilze in über 40 Prozent der Pharmaka enthalten sind, die heutzutage auf dem Markt sind (inklusive Penizillin, Immunsuppressiva und einige der am häufigsten verschriebenen Statine).

Sie können mir vertrauen, weil 92 Prozent der Pflanzen das Mycel von Pilzen zum Überleben brauchen – eine Tatsache, die sich einfacher verstehen lässt, wenn man in Betracht zieht, dass 25 Prozent der Biomasse unseres Planeten aus Fungi besteht.

Sie können mir vertrauen, weil 85 Prozent der ribosomalen RNA und fast 50 Prozent der DNA bei Menschen und Pilzen übereinstimmen, sodass viele Fungi-Formen für den menschlichen Körper eine extrem hohe Bioverfügbarkeit haben (d. h. in der Lage sind, beim Heilen einer ganzen Reihe von Leiden und Krankheiten zu helfen).

Sie können mir vertrauen, weil ich ein ganz gewöhnlicher Typ war, der in die unglaubliche Welt der Pilze gestolpert ist und sein wertvolles und gewaltiges Wissen nicht für sich behalten möchte.

Zum Reich der Fungi gehören mehr Pilze, als bisher identifiziert werden konnten, doch die Sorten, die wir in diesem Buch besprechen, sind bewährte Kraftpakete, die relativ einfach zu finden und zu verwenden sind. Sie werden Ihr Leben derart drastisch verändern, dass Sie selbst losziehen wollen, um Nachforschungen über andere Sorten anzustellen, sobald Sie die positiven Auswirkungen erfahren haben. Wir werden auch kurz auf das Pilzsammeln eingehen, Ängste betreffend Allergien und in Bezug auf die Sicherheit von Kindern aus dem Weg räumen und die Skepsis derjenigen beschwichtigen, die nicht über die eher unappetitlichen Ursprünge bestimmter Pilze hinwegsehen können.

Das Buch enthält Rezepte, die von meinem Geschäftspartner, dem Koch Lari Laurikkala und mir selbst entwickelt wurden. Viele dieser Gerichte sind gut geeignet um gleich in die Küche zu gehen und einfach loszulegen (darunter Pizza, Pommes und Risotto), für andere ist eine gewisse Abenteuerlust gefragt (Kombucha, Gelee-Bowls und Cocktails). Wir hatten mehr als 500 Rezepte, aus denen wir auswählen konnten, und teilen hier die 50 unserer Meinung nach besten – nicht nur in Hinblick auf den Geschmack, sondern auch auf die Art und Weise, wie sie die wertvollsten und wirksamsten Eigenschaften der Pilze weitergeben, die sie enthalten. Nochmal – Sie können mir vertrauen, wenn ich Ihnen sage, dass Sie überwältigt sein werden, wenn Sie entdecken, wie überraschend köstlich diese funktionellen Pilze in Desserts und Getränken sein können.

Ich hätte mir nie vorstellen können, dass ich einmal eine Firma gründen würde, die Pilzpulver für Getränke verkauft. Pilze trinken? Zugegeben, auch für mich hat sich das zunächst ziemlich seltsam angehört. Aber nachdem ich jahrelang Nahrungsergänzungsmittel eingenommen hatte (aus verschiedenen Gründen – allgemeine Gesundheit, sportliche Leistung, Unterstützung des Immunsystems), ohne dass ich eine Wirkung erkennen konnte, und dann aus erster Hand die Kräfte dieser Pilze erlebte, wusste ich, dass medizinische Pilze meine Berufung sind. Jetzt teile ich, was ich gelernt habe, in diesem Buch mit Ihnen, weil ich vor allem daran glaube, dass kleine Veränderungen eine große Auswirkung auf Gesundheit und Wohlbefinden haben können. Und weil ich einfach ein totaler Funguy bin.

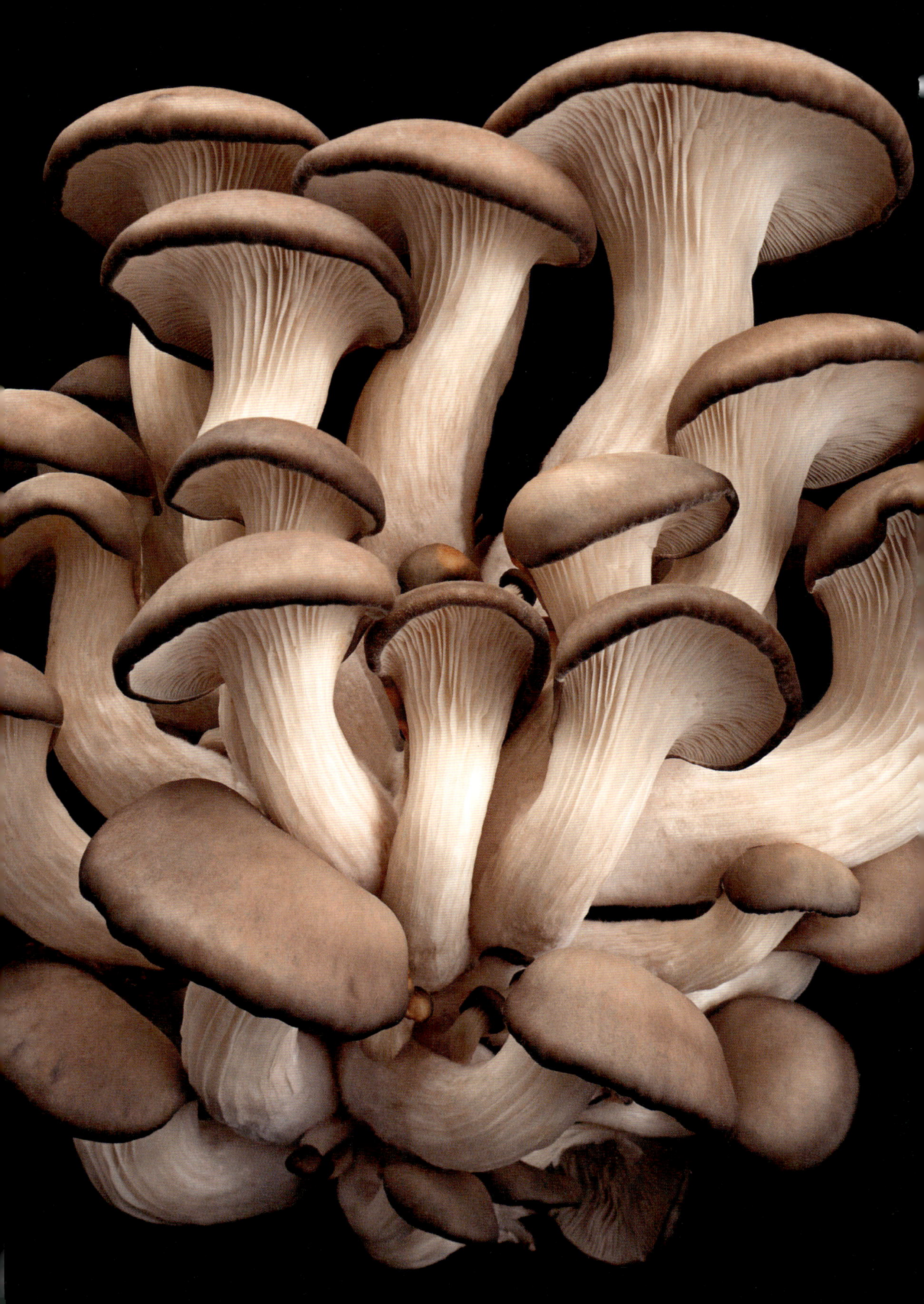

Pilz-Jargon

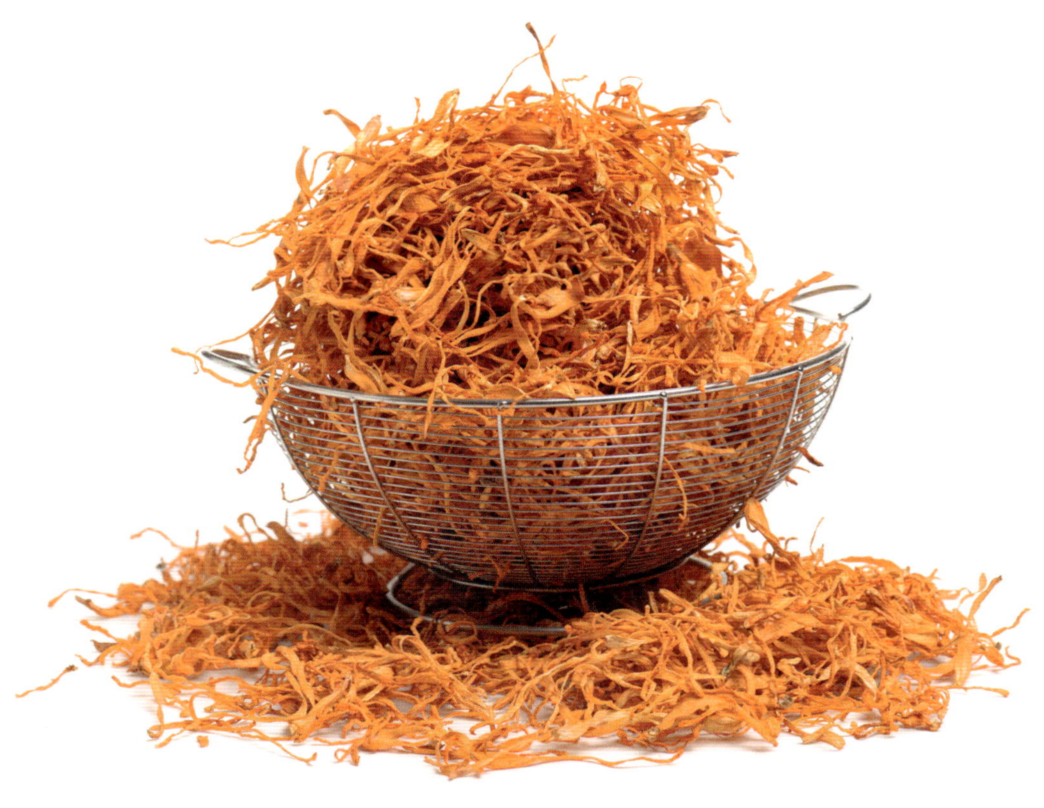

MAN MUSS KEIN CHEMIKER, Mykologe oder Gesundheits- und Wellness-Experte sein, um die unzähligen Vorteile zu verstehen, die durch die Einbeziehung medizinischer Pilze in das alltägliche Leben entstehen. Allerdings liegt es in der Natur der Sache, dass viel von dem, über das wir hier reden werden, in der Chemie und Biologie wurzelt. Aber Sie müssen jetzt keine unangenehmen Flashbacks zu Bunsenbrennern und dem gefürchteten Chemieunterricht bekommen – ich kann Ihnen versichern, dass wir Ihnen im Folgenden nur grundlegende Fachbegriffe erklären. Diese Definitionen sind weder vollständig noch klinisch, enthalten aber die Informationen, die Ihnen beim Nachschlagen am meisten weiterhelfen, wenn Sie die Rezepte aus diesem Buch ausprobieren. Wir haben die Dinge zwar möglichst einfach gehalten, das wissenschaftliche Zeug kann trotzdem kompliziert sein. Wenn Ihnen etwas schwer verständlich erscheint, überfliegen Sie die Definition einfach und kommen dann darauf zurück, wenn der Begriff später wieder auftaucht. Und wissen Sie, was das Beste daran ist? Selbst wenn Sie nie ganz verstehen sollten, was ein Polysaccharid ist, werden die Pilze trotzdem ihre Wirkungskraft entfalten.

Das Reich der Pilze

Je nachdem, wen man fragt und wo man wohnt, erfährt man, dass es aktuell fünf oder sechs anerkannte Reiche lebender Organismen auf der Erde gibt. (In den USA sind dies in der Regel: Animalia, Plantae, Fungi, Protista, Archaebacteria und Eubacteria.) Selbstverständlich können bei fortschreitender Forschung weitere Reiche hinzukommen. Die Wahrscheinlichkeit weiterer Entdeckungen ist gar nicht so gering, wenn man bedenkt, dass Fungi lange Zeit zum Pflanzenreich gezählt wurden. Doch nach genauerem Studium der Fungi wurde offensichtlich, dass diese Organismen es verdienten, als eigenes Reich klassifiziert zu werden und dass sie mehr Gemeinsamkeiten mit Tieren haben als mit Pflanzen (tatsächlich sind Fungi und Tiere Teil der gleichen übergeordneten Gruppe: Opisthokonta). Ebenso wie Menschen oder andere Säugetiere sind Fungi heterotroph, d.h. sie sind in Bezug auf die Nährstoffversorgung von anderen Organismen abhängig. Selbstverständlich haben wir andere Essgewohnheiten, denn Fungi absorbieren Nährstoffe durch die Freisetzung von Enzymen, welche die Nahrungsquelle zersetzen, sodass sie daraus hervorsprießen können.

Es gibt schätzungsweise 1,5 Millionen Arten von Fungi und über 90 Prozent dieser Arten sind bisher noch nicht erkannt oder benannt. Die zehn essbaren medizinischen Pilze, auf die wir uns hier konzentrieren, machen nur einen winzigen Teil des Fungi-Reiches aus.

Was muss man also wirklich wissen? Beginnen wir mit folgenden drei Fakten über das Fungi-Reich. Erstens, nicht alle Fungi sind Pilze, aber alle Pilze sind Fungi. Zu den Fungi gehören auch die Schimmel, die auf Käse wie Camembert und Gorgonzola wachsen und solche, die wegen ihrer antibiotischen Eigenschaften eingesetzt werden, z. B. für Penizillin. Auch die zur Herstellung von Brot und Bier benötigten Hefen gehören dazu. Zweitens darf man nicht vergessen, dass Fungi externe Nahrungsquellen benötigen. Im Gegensatz zu Pflanzen, die durch Photosynthese ihre eigenen Nährstoffe bereitstellen, sind viele Fungi *saprotroph,* d. h. sie nehmen Nährstoffe auf, indem sie abgestorbene und verrottende Organismen konsumieren. Drittens, verglichen mit dem Pflanzen- und Tierreich ist das Reich der Fungi bisher viel weniger erforscht. Das macht es nachvollziehbar, warum in westlichen Kulturen den breiten Massen die erstaunlichen Superkräfte medizinischer Pilze bisher nicht bekannt waren. Es ist daher eine spannende Plattform für Entdeckungen. Während 40 Prozent aller Pharmaka in der einen oder anderen Art Pilze enthalten, kratzen wir immer noch an der Oberfläche des Wissens über die Wirkungskraft, die Pilze uns bieten können. Das Fazit von alledem? Indem Sie dieses Buch lesen, bringen Sie sich auf den neuesten Stand wichtiger wissenschaftlicher und gesundheitlicher Erkenntnisse. Nicht schlecht, oder?

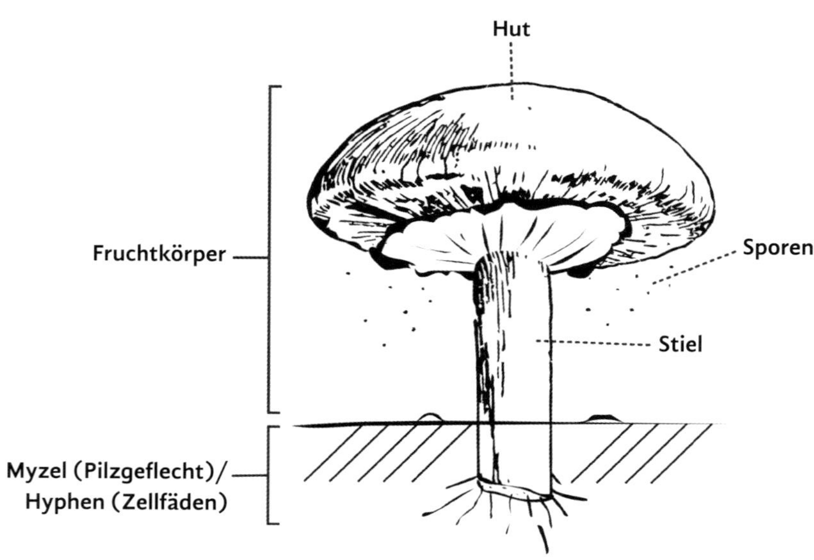

Aufbau eines Shiitake-Pilzes

Myzel/ Pilzgeflecht

Das Myzel (auch Myzelium oder Pilzgeflecht) kann man sich als Wurzelsystem der Pilze vorstellen. Das Myzel entsteht, wenn die Fruchtkörper von Pilzen Sporen abgeben, welche dann zu Hyphen (Zellfäden) keimen, schlauchartigen, zarten Fäden, die zu einem unterirdischen Netzwerk mit häufig enormen Ausmaßen heranwachsen, ähnlich wie bei Baumwurzeln. Immer wenn man über eine Fläche läuft, auf der man die Fruchtkörper von Pilzen sehen kann – und unter Umständen auch in Bereichen, wo man keine Anzeichen von Pilzen sieht – läuft man über ein Fungi-Myzel. Und tief unter der Erde im Osten des US-Bundesstaates Oregon wächst ein Pilzgeflecht, das als größter lebendiger Organismus der Erde gilt. Dieses Honigpilz-Myzel (Armillaria solidipes) dehnt sich etwa 9,7 Quadratkilometer aus (das entspricht grob gesagt der Größe von 1.350 Fußballfeldern), wiegt zwischen 7.500 und 35.000 Tonnen und ist zwischen 2.000 und 8.000 Jahre alt. Ziemlich überwältigend, wenn man darüber nachdenkt.

Aus ökologischer Sicht ist das Myzel der wichtigste Teil von Pilzen. Es wirkt wie ein Fischernetz, umgibt und durchdringt das Wurzelsystem von Pflanzen und Bäumen, absorbiert Wasser und andere Nährstoffe aus der Umgebung und überträgt diese auf die Pflanzen, sodass sie gedeihen können. Insofern könnte man sagen, dass die medizinischen Eigenschaften vieler Pflanzen von den Pilzen abhängen, auf denen sie wachsen. Das Myzel sondert außerdem Enzyme ab, welche abgestorbene oder verrottende Pflanzenteile zersetzen. Dabei absorbiert es die Nährstoffe, die nötig sind, um die Fruchtkörper zu bilden, und kompostiert die Pflanzenreste zu gesundem Erdboden, der wiederum das Wachstum einer neuen Flora ermöglicht.

Zunächst hört es sich zwar etwas abgehoben an, aber das Myzel hilft den Pflanzen tatsächlich, untereinander zu kommunizieren. Dieses Pilzgeflecht ist eine Art unterirdisches Informationsnetz, das aus einem holzartigen Material besteht, dem *Chiton*. Dieses Netzwerk wird manchmal als das „ursprüngliche Internet“ bezeichnet. Hierüber werden Informationen zu möglichen Eindringlingen und Krankheitserregern (Pathogenen) weitergegeben und es kann als fungielles Verteidigungssystem wirken, indem es Toxine abgibt, um diese Eindringlinge zu bekämpfen. Das Myzel teilt Informationen darüber, wo sich Nährstoffe wie Wasser, Phosphor und Stickstoff befinden, sodass Pflanzen in der Nähe besser gedeihen können. Im Gegenzug absorbieren die Fungi Energie in Form von Kohlenhydraten der Pflanzen. Diese gegenseitig nutzbringende Beziehung zwischen Fungi und Pflanzen ist derart wirkungsvoll, dass sogar Pflanzen vollständig unterschiedlicher Spezies über dieses Pilzgeflecht untereinander Nährstoffe austauschen können.

Fruchtkörper

Hierbei handelt es sich um den oberirdisch wachsenden Teil von Fungi, den Teil also, den wir in der Regel „Pilz“ nennen, obwohl es tatsächlich nur ein Teil des Ganzen ist (siehe Abbildung auf Seite 4). Der Fruchtkörper ist häufig essbar und die klassische Form ist Stiel mit Hut (allerdings hängt das Erscheinungsbild von der jeweiligen Pilzart ab – die Fruchtkörper einiger Sorten sehen ganz anders aus als die klassische Pilz-Form, die wir vor Augen haben; mehr darüber in Kapitel 3). Während das Myzel der Teil der Fungi ist, der für das Wohlergehen des Pflanzenreiches am wichtigsten ist, ist der Fruchtkörper der Teil, der für uns Menschen am nützlichsten ist. Mit wenigen Ausnahmen sind die meisten Pilze *Annuelle*, das heißt, das Myzel produziert einmal im Jahr Fruchtkörper. Wichtig ist zu beachten, dass wir alle Pilz-Sorten, die wir Ihnen vorstellen, zwar „Pilze“ nennen, uns dabei aber genau genommen auf die Fruchtkörper beziehen. Während in der Natur jeder Teil des Pilzes eine wichtige Rolle spielt, ist der Fruchtkörper der Teil, der beim Kochen und für Zwecke, die mit Gesundheit und Wohlbefinden zusammenhängen, eingesetzt wird.

NACHHALTIGES SAMMELN

Wenn Sie Pilze sammeln, können Sie dies gerne ausgiebig tun, sollten dabei aber immer versuchen, ein paar Pilze am Fundort stehen zu lassen. Denn obwohl in Studien festgestellt wurde, dass es wenig oder keinen Einfluss auf das Wachstum oder die Gesundheit des Myzels hat, ob man ein paar oder gar keine Pilze stehen lässt, so können doch immerhin Sporen für zukünftiges Wachstum freigesetzt werden, wenn man ein paar Pilze stehen lässt. Beachten Sie, dass dieses Wachstum nicht jedes Jahr zwangsläufig an der gleichen Stelle stattfinden wird – die Sporen werden unvermeidlich von Wind, Wasser, Säugetieren, Vögeln, Insekten und auch von Ihren Schuhsohlen verteilt. Das Gute ist, dass etwas ältere Pilze, die ihre besten Zeiten schon hinter sich haben, ebenfalls Sporen abgeben: Diese zur Regeneration stehen zu lassen ist also eine bewährte und gute Methode des nachhaltigen Sammelns von Pilzen.

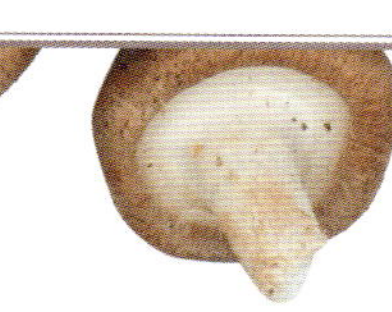

Sporen

Pilzsporen sind die asexuellen reproduktiven Einheiten der Fungi-Fruchtkörper, die aus den Lamellen oder Poren freigesetzt werden (diese Poren werden auch als *Stoma* bezeichnet). Während der Fruchtkörper Tausende – abhängig von der Größe sogar Billionen – Sporen *pro Tag*, produziert, keimt nur eine kleine Anzahl dieser Sporen tatsächlich, um sich dann letztendlich zu Fruchtkörpern zu entwickeln. Pilzsporen sind überall: Sie schweben in der Luft und leben auf unseren Kissenbezügen. Mit jedem Atemzug atmen wir bis zu zehn Sporen ein. Aber keine Sorge, sie sind vollkommen harmlos.

Hier ein unterhaltsames Beispiel, das verdeutlicht, wie viele Sporen von Pilzen abgegeben werden: Laut den Berechnungen des anerkannten Mykologen David Arora könnten die Sporen, die von einem einzigen Riesenbovist (Calvatia gigantea) abgegeben werden, aufgereiht entlang des Äquators einmal um die Erde reichen. Und noch unglaublicher: Wenn jede dieser Sporen tatsächlich zu einem Riesenbovist heranwüchse, würden diese Pilze aufgereiht einmal bis zur Sonne und zurück reichen (das sind fast 300 Millionen Kilometer). Zusammengenommen wäre ihr Gewicht achthundertmal größer als das Gewicht der Erde. Diese Kalkulationen sind vielleicht nicht 100 % akkurat, 100 % sicher ist hingegen, dass die Anzahl an Sporen, die ein Riesenbovist produziert, absolut verblüffend ist.

Es gibt zwei weitere coole Dinge, die man über Pilz-Sporen wissen muss: Erstens bestehen sie aus Chitin, einer der härtesten natürlich vorkommenden Substanzen der Erde. Zweitens sind Sporen die schnellsten lebenden Organismen der Erde. Zugegeben, die Geschwindigkeit, mit der sie sich fortbewegen, bezieht sich immer nur auf sehr kurze Distanzen, und trotzdem sind die Sporen unglaublich schnell. Zum Beispiel gibt der Pilobolus Pilz seine Sporen mit einer Kraft von 20.000 g (Kraft pro Masse) an die Luft ab. Andere Studien weisen darauf hin, dass einige Fruchtkörper ihre Sporen mit mehr als 180.000 g abgeben können. Zum Vergleich: Kampfflieger können 5–9 g standhalten – und das sind die Menschen, die dafür ausgebildet sind, die Besten der Welt zu sein, wenn es darum geht, großen Kräften standzuhalten.

Saprotrophe

Dieser Begriff beschreibt Organismen, die sich von abgestorbener oder verrottender Masse anderer Organismen ernähren. Die meisten Fungi sind saprotroph (die anderen sind Symbionten, die ihre Nährstoffe von lebenden Organismen beziehen). Viele der medizinischen Pilze, die wir Ihnen vorstellen werden, z. B. Reishi, Enoki, Shiitake, Maitake und Austernpilze, wachsen vor allem auf abgestorbenen Bäumen. Die Fruchtkörper dieser Fungi sprießen aus den Bäumen, sobald ihr Myzel die Nährstoffe des Baums absorbiert hat.

Diese Ernährungsform ist bemerkenswert, da die Fungi im Grunde genommen pflanzliches Leben recyceln, indem sie tote Masse absorbieren und die Nährstoffe der Pflanze neu verteilen. Statt einfach zu verrotten, wird der verrottende Baum letztendlich von den Fungi abgebaut und in nährstoffreichen Erdboden verwandelt. Eine beeindruckende symbiotische Beziehung.

LUFT SÄUBERN, EINZELNE PILZE

Saprotrophe können synthetische Umweltgifte abbauen, z. B. das Pestizid DDT, Kunststoffe und die womöglich schlimmsten von Menschen produzierten chemischen Verbindungen: die chemischen Kampfstoffe Venomous Agent X (VX) und Sarin. Da diese üblen, menschengemachten Toxine durch die Kombination von Molekülen entstehen, die so in der Natur nicht vorkommen, geht man oft davon aus, dass sie nicht durch natürliche (oder andere) Mittel zerstört werden können. Da fragt man sich: Wenn Pilze den Auswirkungen von etwas derart Extremem und Gefährlichem wie Verbindungen, die für chemische Kriegsführung verwendet werden, entgegenwirken können, müssten sie doch auch ein unglaubliches Potenzial haben, um uns vor den vielen weniger intensiven Toxinen zu schützen, die uns im Alltag begegnen, z. B. den Abgasen von Kraftfahrzeugen.

DAS LETZTE GEWAND

Nicht nur Pflanzen werden von Fungi abgebaut. Dank ihrer Fähigkeit eine große Bandbreite organischen Materials zu recyceln, werden Pilze inzwischen auch bei der Herstellung von Leichengewändern verwendet. Diese spezielle Totenkleidung soll Giftstoffe filtern, die sich während des Lebens im menschlichen Körper angesammelt haben, und den Zersetzungsprozess des Körpers unterstützen, sodass er sich in gesundes Erdreich verwandelt, das zukünftigem Leben zugutekommt.

Extremophil

Wie der Name vermuten lässt, handelt es sich hierbei um Organismen, die in extremer Umgebung besonders gut gedeihen. Fungi sind Extremophile, eine Klassifikation, die sie dank der Fähigkeit verdient haben, in verschiedensten ungastlichen Umgebungen und schwierigen atmosphärischen Konditionen zu gedeihen. Sie können den geringen Luftdruck im Weltraum aushalten (mehrere Fungi überlebten in der russischen Raumstation Mir während deren fünfzehnjähriger Existenz), die glühende Hitze in der Wüste, Temperaturen unter dem Gefrierpunkt in der Antarktis und selbst die Radioaktivität von Kernreaktoren. Tatsächlich heißt es, dass Pilze, die während der Katastrophe im Atomkraftwerk Tschernobyl 1986 von der Strahlung betroffen waren, das Desaster vollkommen unbeschadet überstanden. Fungi können auch unter Wasser gedeihen (derzeit ein weitgehend vernachlässigter Forschungsbereich auf dem Gebiet des Reiches der Fungi; ich vermute, dass in Zukunft viele neue Entdeckungen im Reich der Fungi aus dieser aquatischen Forschung kommen werden). Als Extremophile mit diesen Eigenschaften existieren Fungi bereits seit schätzungsweise über 1.300 Millionen Jahren auf der Erde. Sie bezogen ihre Nährstoffe zunächst von Steinen, bis Pflanzen auf dem Planeten zu wachsen begannen.

Adaptogene

Hierbei handelt es sich um natürliche nicht-toxische Substanzen, die den Körper vor Stress schützen, indem sie physiologische Funktionen stabilisieren und optimieren. Adaptogene unterstützen das Immunsystem, schützen vor Erkrankungen und fördern allgemein die Gesundheit und das Wohlbefinden. Viele Pflanzen und Pilze – z. B. Ginseng, Indischer Basilikum, Cordyceps und Reishi – sind bekannt für ihre adaptogenen Eigenschaften. Um als Adaptogen zu gelten, muss ein Pilz den Körper auf nicht-spezifische Art und Weise unterstützen. Diese Tatsache ist bedeutsam, da adaptogene Pilze ihre heilsamen Eigenschaften den körperlichen Bedürfnissen anpassen, sodass der Körper optimal funktionieren kann, und sie nicht nur in einem spezifischen Bereich wirksam sind. Adaptogene kann man sich wie eine gute Freundin vorstellen, die nach einem anstrengenden Tag vorbeikommt, um bei dir ihren Frust abzulassen, die ihre Stimmung aber sofort ändert, wenn sie merkt, dass du dich gerade riesig über irgendwelche Neuigkeiten freust, und diese dann mit dir feiert. Ungefähr so wirkt ein Adaptogen im menschlichen Körper – es spürt, was der Körper braucht, und passt sein Verhalten entsprechend an, um den Gesundheitszustand optimal zu fördern.

Immunmodulatoren

Immunmodulatoren wirken ähnlich wie Adaptogene, jedoch nur in Hinblick auf das Immunsystem. Wenn das körperliche Verteidigungssystem außer Kraft ist, läuft man Gefahr sich zu erkälten oder eine ernsthaftere Erkrankung zu bekommen. Wenn der Körper sich hingegen mit Problemen auseinandersetzt, die nicht wirklich existieren, und sich selbst angreift, kann es zu Entzündungen oder einer Autoimmunerkrankung kommen. Der Körper wendet sich gegen sich selbst – indem entweder eine hypoaktive oder hyperaktive Verteidigungsreaktion ausgelöst wird. Immunmodulatoren spielen dabei eine bedeutende Rolle, um das Immunsystem stabil und konsistent zu halten. Alle in Kapitel 3 präsentierten medizinischen Pilze haben immunmodulatorische Eigenschaften.

Wie genau funktioniert dieser immunmodulatorische Prozess also? Hier ist eine einfache Analogie: Sagen wir, Sie haben eine lange Fahrt auf der Autobahn vor sich und den Geschwindigkeitsregler auf 100 km/h eingestellt. Immer, wenn es bergauf geht und etwas mehr Kraft benötigt wird, passt sich der Motor entsprechend an, um die eingestellte Geschwindigkeit beizubehalten. Wenn es abwärts geht, passt sich der Motor automatisch umgekehrt an, um sicherzugehen, dass das Auto weiterhin 100 km/h fährt. Was der Geschwindigkeitsregler für das Autofahren ist, sind Immunmodulatoren für das Immunsystem – sie passen alles an, damit die Reise glatt und stabil verläuft.

Polysaccharide

Es ist an der Zeit, etwas wissenschaftlicher zu werden. Polysaccharide sind wasserlösliche chemische Verbindungen, die aus Ketten von komplexen (*poly*) Kohlenhydraten (*saccharide*) bestehen. Drei bekannte Polysaccharide sind Stärke, Glykogen und Zellulose. Sie alle bestehen aus Glucose, bzw. Zucker. Stärke und Glykogen wirken als kurzzeitige Energiespeicher für Pflanzen und Tiere, während Zellulose der Hauptbestandteil pflanzlicher Zellwände ist und außerdem das am häufigsten vorkommende organische Molekül der Erde. Sie sind zwar die am besten erforschten und am weitesten verbreiteten Polysaccharide, bieten für die menschliche Gesundheit aber keine besonderen Vorteile.

Das könnte der Grund dafür sein, dass Sie Polysaccharide bisher vielleicht nicht als besonders positiv für Ihre allgemeine Gesundheit und Ihr Wohlbefinden angesehen haben. Das sind sie aber, vor allem wenn man die einzigartigen und extrem komplexen Polysaccharide in Betracht zieht, die in Fungi vorkommen. Die Verbindungen wirken wie Immunmodulatoren und die unterschiedlichen Stämme haben spezifische positive Auswirkungen auf die Gesundheit. Maitake-Pilze enthalten z. B. ein Polysaccharid, das den Blutdruck senkt, den Blutzuckerspiegel stabilisiert und die Cholesterinwerte senkt, während der Shiitake-Pilz ein Polysaccharid enthält, bei dem man herausgefunden hat, dass es HIV-infizierte Zellen aggressiver angreift als die am häufigsten für die Behandlung von HIV eingesetzten, auf dem Markt befindlichen Pharmaka. Außerdem stimuliert es effektiv die Antikörper, welche den Auswirkungen von Hepatitis B entgegenwirken. Alle Polysaccharide, die in den in diesem Buch behandelten medizinischen Pilzen vorkommen, aktivieren die Bildung von Zellen, die fremde Krankheitserreger abtöten. Zwar gibt es viele unterschiedliche Arten von Polysacchariden, wir konzentrieren uns jedoch auf *Beta-Glucane* wegen ihrer immunmodulatorischen Vorteile.

FÜR KOHLENHYDRAT-BEWUSSTE

Über die positiven Eigenschaften von Polysacchariden bei Pilzen zu lesen, lässt bei manchem wegen der Kohlenhydrat-feindlichen Ernährungstrends der letzten Jahre eventuell die Alarmglocken schrillen. Dabei darf man jedoch nicht vergessen, dass nicht alle Kohlenhydrate gleich sind. Während einfache Kohlenhydrate wie in Zucker, Pasta und Weißmehl schnell abgebaut werden und dabei den rasanten Anstieg und darauf folgenden Absturz von Energie auslösen, versorgen die komplexeren Polysaccharid-Ketten, die z. B. in Vollkorngetreide, Hülsenfrüchten und Pilzen vorkommen, den Körper länger anhaltend mit Energie, sodass er optimal funktionieren kann. Tatsächlich brauchen unsere Zellen diese guten „Mehrfachzucker", um effektiv untereinander kommunizieren zu können. Es gibt Studien, die aufzeigen, dass Aminosäuren unseren Zellen dabei helfen, über chemische Signale untereinander zu kommunizieren, doch aktuellere Forschungsergebnisse haben gezeigt, dass für diese Kommunikation auch Polysaccharide benötigt werden. Wie auch immer, man muss sich keine Sorgen machen, denn trotz der wichtigen Polysaccharide und der berechtigten Aufmerksamkeit, die wir diesen Kohlenhydrat-Verbindungen zollen, enthalten Pilze weniger Kohlenhydrate (und Kalorien) als fast alle anderen Gemüsesorten. Seien Sie versichert, dass Pilze auch für diejenigen, die eine Low-Carb, Glyx- oder Keto-Diät machen, absolut geeignet sind.

Beta-Glucane

Beta-Glucane sind Polysaccharide, die so klassifiziert werden, weil die Zuckermoleküle auf bestimmte Art und Weise in der Polysaccharid-Kette verbunden sind. Ebenso wie alle Pilze Fungi sind, aber nicht alle Fungi Pilze, sind alle Beta-Glucane Polysaccharide, aber nicht alle Polysaccharide Beta-Glucane. Das Beste an Beta-Glucanen ist wahrscheinlich ihr Potenzial, Krebszellen zu reduzieren, die sich im Körper ausgebreitet haben. Die Verbreitung von Krebszellen führt unter anderem häufig zu einer überaktiven Immunantwort. Die immunmodulatorischen Eigenschaften der Beta-Glucane können bei der Regulierung des Immunsystems helfen, sodass die Erkrankung besser abgewehrt werden kann. Zum Teil geschieht das, indem die Beta-Glucane Makrophage, natürliche Killerzellen (NK-Zellen) und andere weiße Blutzellen im Körper binden, um eine angemessene Immunreaktion der Zellen auszulösen, welche die Krebszellen gezielt bekämpft. Beta-Glucane stimulieren außerdem die Bildung von Immunstammzellen im Knochenmark und stimulieren andere weiße Blutzellen (z. B. die NK-Zellen), Antikrebs-Moleküle im ganzen Körper freizusetzen, sodass das Immunsystem ausgerüstet ist, die Invasion der Krebszellen abzuwenden und die Nebenwirkungen von Chemotherapie und Bestrahlung zu lindern. Aus diesen Gründen haben Wissenschaftler Beta-Glucane als „biological response modifiers" klassifiziert und gerühmt, da sie vermutlich die einzigen identifizierten Substanzen sind, welche die Immunität stärken, ohne dass das Immunsystem überreagiert.

Allerdings steckt die Forschung zu Beta-Glucanen und deren Wirksamkeit bei Krebs – wenngleich sie umfangreich ist – immer noch in den Kinderschuhen. Zweifellos wird man noch viel mehr dazu erfahren, wie diese Verbindungen bei der Reduktion und Beseitigung von Krebs wirken, sowohl als Alternative als auch als Ergänzung zu den Behandlungsmethoden der westlichen Medizin.

Der Körper kann Beta-Glucane nicht alleine produzieren, also müssen wir sie über Lebensmittel aufnehmen. Viele Lebensmittel (z. B. Hafer und Gerste) enthalten Beta-Glucane, am besten aber kann der Körper Beta-Glucane über Pilze aufnehmen (als Extrakt), da es darin in hoher Konzentration enthalten ist und zu ihrer Bioverfügbarkeit viel geforscht wurde. Die Ausformung von Beta-Glucan ist von Pilz zu Pilz unterschiedlich. Zum Beispiel enthalten die Pilze, die wir in diesem Buch besprechen, jeweils einzigartige Beta-Glucan-Stämme und jeder dieser Stämme hat spezifische heilende Eigenschaften – einige können die Symptome von Asthma erheblich reduzieren, andere wirken Wunder bei der Linderung der Auswirkung von Herzerkrankungen – aber abgesehen davon sorgen sie alle für den Wiederaufbau und die Unterstützung der Immunfunktion. Mehr über Beta-Glucane erfahren Sie im folgenden Kapitel.

Terpenoide

Die auch als Terpene bekannten Terpenoide sind verbreitete Beispiele für fettlösliche chemische Verbindungen, deren antivirale und antibakterielle Eigenschaften bewiesen sind. Es gibt andere fettlösliche Verbindungen, diese sind aber am bekanntesten.

Terpenoide wirken Infektionen entgegen, indem sie die Zerstörung von Bakterien und Viren stimulieren, welche in den Körper eindringen, und indem sie verhindern, dass das Immunsystem überreagiert. Terpenoide spielen auch eine wirkungsvolle Rolle beim Ausgleich des Hormonspiegels. Am wichtigsten sind jedoch ihre entzündungshemmenden Eigenschaften.

DAS GEHEIMNIS VON EUKALYPTUS

Die entzündungshemmenden Eigenschaften von Terpenoiden sind nachweislich wirksam, die Ansammlung von Cholesterin in den Arterien zu verhindern, die Histamin-Reaktion auf saisonale Allergien zu hemmen und chronische Entzündungen auf Zellebene zu reduzieren. Trotzdem gibt es einen Grund, warum wir hier die geläufige Erkältung als Beispiel nutzen. Denn Terpenoide sind eine Form der „ursprünglichen Medizin", denken wir nur daran, wie lange Eukalyptus schon zum Inhalieren verwendet wird, um Erkältungen abzuwenden oder ihre Symptome zu erleichtern. Und wissen Sie was? Eukalyptus-Blätter enthalten Terpenoide!

Entzündungen gehören zum natürlichen Heilungsprozess des Körpers, zu viel Entzündung kann jedoch schädlich sein. Bei einer Erkältung sind gerötete Nase und Hals die entzündliche Antwort des Körpers auf den Virus. Die Röte weist auf einen gesteigerten Blutfluss und durchlässigere Blutgefäße hin, die es den heilenden weißen Blutzellen ermöglichen, in die entzündeten Bereiche vorzudringen und so den Virus zu attackieren. Manchmal wird eine größere Anzahl dieser heilenden Zellen ausgesandt als nötig, sodass die umgebenden Bereiche ebenfalls attackiert werden, was wiederum dazu führt, dass neue, potenziell schädliche Entzündungen um den Bereich herum entstehen, der ursprünglich das Ziel war. Wenn zu viele Zellen den Invasor bekämpfen, wird die Immunantwort kontraproduktiv und diese zusätzliche

Entzündung in den Atemwegen (Nase und Hals) schränkt das Atmen ein. Ein großes Problem mit nicht-verschreibungspflichtigen Medikamenten ist, dass sie zwar gegen ungewünschte zusätzliche Entzündungen wirken, gleichzeitig aber auch verhindern, dass die Blutzellen in den ursprünglich von der Entzündung betroffenen Bereichen ihre Arbeit tun. Das Tolle an Terpenoiden hingegen ist, dass sie es den weißen Blutzellen ermöglichen fremde Invasoren anzugreifen, ohne es ihnen zu erlauben, sich zu stark und unnötig zu vermehren.

Duale Extraktion

Die unter dem Begriff „doppelter Aufguss" bekannte Methode wird verwendet, um die gesunden Stoffe aus den Pilzen zu gewinnen und ihr gesundheitliches Potenzial so optimal zu nutzen. Diese Methode wird vor allem bei Pilzsorten wie Chaga, Reishi, Schmetterlingstramete und anderen Sorten eingesetzt, die nicht einfach sautiert (bei großer Hitze kurz gebraten) oder zu einem Pulver vermahlen werden können. Der Vorgang besteht aus zwei Schritten: Zuerst werden die fettlöslichen Verbindungen mit einer Alkohol-Extraktion entzogen (es entsteht eine Tinktur), dann werden die wasserlöslichen Verbindungen aus den Fungi mit heißem Wasser extrahiert (es entsteht ein Dekokt/Absud).

Während der Alkohol-Extraktion werden die Pilze in Alkohol eingeweicht, häufig für mehrere Wochen, um fettlösliche Verbindungen (wie Terpenoide) freizusetzen. Fettlösliche Verbindungen können durch Wasser nicht gelöst werden, daher ist Alkohol nötig um sie zu entziehen. Die Pilze werden dann in heißes Wasser gegeben, um die wasserlöslichen Polysaccharide zu entziehen. Das Wasser muss heiß sein, da es sich bei Polysacchariden im Grunde um Zucker handelt – und wenn man daran denkt, dass sich Zucker in heißem Wasser viel besser auflöst als in kaltem, macht das Sinn. Diese beiden Extraktionen können kombiniert und individuell konsumiert werden. Den Alkohol aus der Tinktur können Sie ganz einfach verdampfen lassen, wenn Sie ihn nicht konsumieren möchten. Alternativ können auch Essig oder Glycerol als Lösungsmittel verwendet werden. Unabhängig davon, welches Lösungsmittel verwendet wird, ist die duale Extraktion die Schlüsselmethode, um die gesunden Eigenschaften von Pilzen optimal zu nutzen.

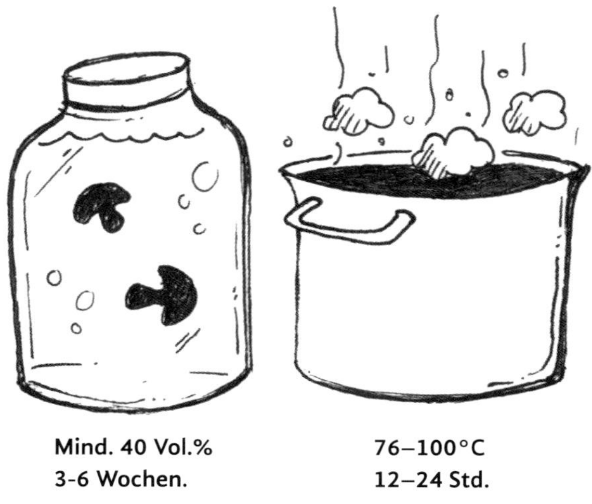

Die Duale Extraktion ist ein langwieriger Prozess

Fermentation

Die Fermentation oder Gärung ist ein chemischer Vorgang, bei dem Bakterien, Hefe oder andere fungielle Mikroorganismen Substanzen abbauen. Der Hefestamm Saccharomyces ist zum Beispiel nötig, um Wein und Bier zu produzieren, beides fermentierte Getränke. Sauerkraut ist ebenfalls ein Beispiel für fermentierte Lebensmittel. Der Prozess, der bei der Zubereitung von Sauerkraut abläuft, ist die Milchsäuregärung, bei der Milchsäurebakterien (Probioten) beteiligt sind. Diese Bakterien arbeiten mit Hefe oder anderen Fungi zusammen, um rohe Lebensmittel in eine besser verdauliche Form umzuwandeln. Dabei werden die Nährstoffe des entsprechenden Lebensmittels freigesetzt und stabilisiert sowie das Wachstum schädlicher Bakterien verhindert.

Im Fall von Sauerkraut wird Kohl mit einer Mischung aus Wasser und Salz (Lake) vermengt, in ein steriles Glas gefüllt und dann luftdicht verschlossen in warmer Umgebung ein paar Tage stehen gelassen. Während dieser Zeit können die Bakterien, die natürlicher Weise auf dem Kohl vorkommen, die natürlichen Zucker des Kohls in Milchsäure umwandeln, die dann als natürliches Konservierungsmittel fungiert. Weitere fermentierte Lebensmittel sind z. B. Kombucha, Sauerteigbrot, Kimchi, Miso und einige Joghurts.

Mycotoxin

Myco bezieht sich hier auf Pilze (oder alles, was mit Fungi zusammenhängt) und toxin bezieht sich auf Substanzen, die zwar natürlich, für Menschen aber giftig sind. Meistens handelt es sich bei Mycotoxinen um ungesunde Schimmel, mit denen wir über Lebensmittel und unser Umfeld in Berührung kommen. Zu diesen unerwünschten Fungi gehören Schwarzer Schimmel (Stachybotrys), der Horror aller Hausbesitzer, und Aflatoxine, bei denen es sich um chemische Verbindungen handelt, die von dem Schimmel-Stamm Aspergillus produziert werden und auf vielen gewöhnlichen Lebensmitteln vorkommen können, z. B. auf Getreide, Nüssen, Samen, Hülsenfrüchten, Kaffee und Kakao. Eine weit verbreitete Theorie unter Pilzkundlern besagt, dass es sich bei Mycotoxinen um Fungi handelt, die existieren, um die Auswirkungen anderer, „rivalisierender" Fungi zu lindern. Diese Auffassung lässt sich besser verstehen, wenn wir uns einen Pilz wie Candida ansehen, eine Hefe-Infektion, die durch schlechte Schimmel verursacht wird und am besten durch gute Bakterien, z. B. die Milchsäurebakterien, die in Kimchi und Sauerkraut vorkommen, beseitigt werden kann. Kurz gesagt, es ist wichtig daran zu denken, dass nicht alle Fungi automatisch gut sind, und dass schlechte Fungi allgegenwärtig und normal vorkommen. Es ist wichtig, die beiden nicht zu verwechseln.

Es gibt noch eine weitere Bezeichnung, der wir jedoch keine eigene Überschrift widmen möchten, weil wir in dieser Hinsicht einfach nicht objektiv sind. Aber es gibt sie: *Mycophobie*. Dieses Misstrauen, diese Angst und sogar Abscheu gegenüber Pilzen ist Realität, ein Thema, über das wir anderen, die sich ebenfalls mit Pilzen beschäftigen, recht oft reden. Zugegeben, wir machen Witze darüber, weil es uns einfach absurd erscheint. Die meisten Menschen, die unter Mycophobie leiden, haben eine gesellschaftlich ausgelöste, angelernte Aversion gegenüber Pilzen. Und das ist ein relativ weit verbreiteter Zustand, da einige Mitglieder aus dem Reich der Pilze schon lange fälschlicherweise als verdorben, giftig und unrein abgestempelt werden. Es ist wirklich schade, dass diese Vorurteile uns einen Bärendienst erwiesen haben, da sie letztendlich dazu führten, dass die medizinischen Eigenschaften und das heilende Potenzial der Pilze in westlichen Kulturen weitgehend übersehen wurde. Wie so oft geht es darum richtig informiert zu sein. Zum Glück hilft die aktuell wachsende Popularität von Pilzen in den Bereichen Kulinarik und Gesundheit/ Wohlbefinden unserer Sache. Und an all die Mycophobiker da draußen: Wir sind hier um zu helfen – ein medizinischer Pilz nach dem anderen.

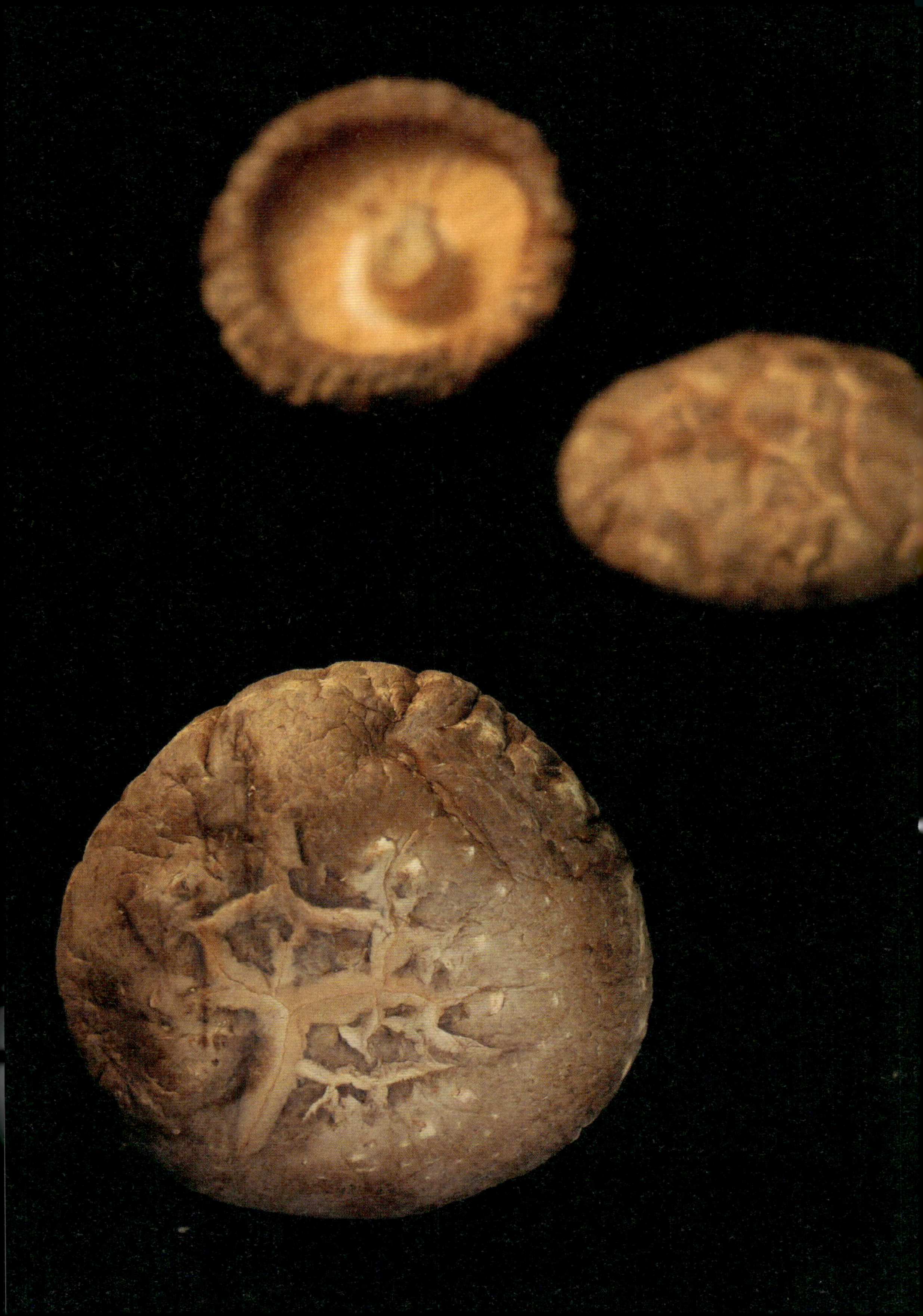

Pilze im Trend

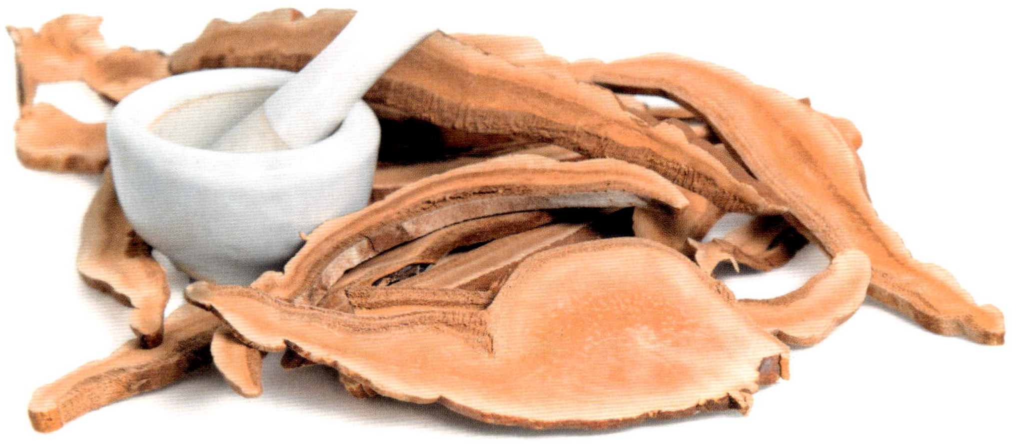

VIELLEICHT INTERESSIEREN SIE SICH für alternative Heilmethoden, halten sich über Gesundheitstrends genau auf dem Laufenden oder haben einen Freund, der seit neuestem die Wunder von Chaga-Tee anpreist, – so wissen Sie sicher, dass Pilze zur Zeit eine Menge Aufmerksamkeit bekommen. Das riesige Potenzial von Pilzen wird inzwischen nicht nur in den Bereichen Wellness und Gesundheit genauer unter die Lupe genommen, sondern dringt in den gesellschaftlichen Mainstream vor. Mit ziemlicher Regelmäßigkeit sehe ich mich mit der Frage konfrontiert *„Warum jetzt?“*. Es ist eine gute Frage, vor allem wenn man daran denkt, dass es Pilze seit etwa 1,3 Milliarden Jahren auf diesem Planeten gibt (wahrscheinlich sind sie die ersten Organismen, die auf trockenem Land existierten) und daher im Grunde genommen immer Teil des Lebens waren. Warum haben wir die Vorteile ihrer wirkungsvollen Gesundheitsvorteile bisher also nicht genutzt?

Kurz gesagt, einige Kulturen *haben* Fungi durchgehend für Gesundheit, Heilung, allgemeines Wohlbefinden und noch viel mehr eingesetzt. Asiatische und slawische Kulturen verlassen sich schon seit Jahrhunderten auf Pilze wegen ihrer unzähligen nutzbringenden Verwendungsmöglichkeiten. Allerdings kamen Pilze in einigen Ländern und Regionen außer Mode, zumindest im Mainstream, und das Wissen darüber blieb nur bei denen, die leidenschaftlich oder neugierig genug waren, sich über die unterschiedlichen Sorten zu informieren und sie zu suchen. Selbstverständlich wurde das Reich der Fungi nicht vollkommen gemieden – einige Sorten wie Champignons und Morcheln blieben in der Kulinarik relativ konstant populär. Andere Fungi erwiesen sich als essentiell für die Zubereitung von Wein, Bier, Brot und anderen „Grundnahrungsmitteln“, doch im Allgemeinen hörten die Menschen auf, Pilze im medizinischen Sinn als Heilmittel zu verwenden. Es scheint, als hätten wir kollektiv vergessen, dass Pilze ein „Superfood“ sind. Und so vernachlässigte man es in der westlichen Welt über Jahrhunderte hinweg diese Kräfte zu nutzen, um Krankheiten, geistigen Verfall, Belastungen durch Umwelteinflüsse und noch viel mehr zu verringern, zu beseitigen und abzuwenden.

Es gibt viele Theorien, die zu erklären versuchen, warum Pilze vom Radar der Öffentlichkeit verschwanden. Einige dieser Erklärungen scheinen zumindest teilweise plausibel, doch wie mit so vielen anderen Dingen war es wahrscheinlich eine Kombination von Vorkommnissen, die zu der anhaltenden Mycophobie in westlichen Kulturkreisen geführt hat.

Eine Theorie bezieht sich darauf, dass früher meistens Frauen die Rolle als Heilerin in der Gemeinschaft übernahmen und Pilze (sowie andere Zutaten aus der Natur) im Zusammenhang ganzheitlicher Heilmethoden einsetzten. Es ist möglich, dass einige dieser Heilerinnen auch die halluzinogenen Eigenschaften psychedelischer Pilze nutzten, sodass der Eindruck entstehen konnte, sie hätten Superkräfte. In ganz Europa und in den USA wurden diese Frauen als Hexen gebrandmarkt und aus der Gesellschaft verbannt – oder, noch schlimmer, gehängt oder auf andere Art und Weise hingerichtet. Vielleicht waren es diese Hexenjagden, die dazu führten, dass Frauen in vielen westlichen Kulturen das Wissen über Pilze und ihre medizinischen Eigenschaften in Vergessenheit geraten ließen.

Ein weiterer Erklärungsversuch, warum Pilze unpopulär wurden, beginnt bei der verbreiteten und verständlichen Angst vor toxischen Schimmeln. Wir alle haben erschreckende Berichte über „Schwarzen Schimmel" gehört oder Horrorgeschichten von Renovierungsarbeiten, bei denen ein gesundheitsschädlicher Schimmel entdeckt wurde, der sowohl zu einem erheblichen Anstieg der Baukosten führte, als auch eine ganze Reihe gesundheitlicher Sorgen mit sich brachte. Da Schimmel und Pilze beide zum Reich der Fungi gehören, ist es möglich, dass sich Menschen entschieden, die Fungi-Familie komplett zu meiden, ohne zu realisieren, dass einige Schimmel vollkommen harmlos sind und nur sehr wenige Pilze tatsächlich giftig.

Doch ist es wohl ein weit verbreiteter Mythos, der wahrscheinlich die größte Rolle dabei gespielt hat, Pilze aus dem Bereich des Akzeptablen zu verbannen. Denn obwohl nur ein winziger Prozentsatz von wild wachsenden Pilzen beim Verzehr tödlich ist (wir sprechen hier von fünf oder vielleicht sechs Sorten unter mehr als tausend bekannten Arten), ist es möglich, dass irgendwann irgendwer einen giftigen Fruchtkörper im Wald sammelte, in den Mund steckte und daraufhin krank wurde oder starb. Eine schreckliche Vorstellung! Und da es unwahrscheinlich ist, dass – wer auch immer Zeuge eines solchen Vorfalls war –, bekannt wurde, welcher Pilz der Schuldige war, war es einfacher gleich alle Pilze schlechtzumachen. Es heißt, ein räudiges Schaf steckt die ganze Herde an, und genauso könnte eine Vergiftungsgeschichte die allgemeine Wahrnehmung von Pilzen beschädigt haben. Es ist diese Art von Geschichte, die mit der Zeit eine Eigendynamik entwickelt und die Möglichkeit der Pilz-Akzeptanz weiter schmälert.

Dann ist da noch die offensichtliche Tatsache, dass Pilze ein bisschen exzentrisch aussehen und an allen möglichen seltsamen, sogar unappetitlichen Orten wachsen, sodass es keine Überraschung ist, dass Menschen seit Langem eine inhärente Angst davor haben. Pilze sprießen aus Kuhfladen, verunzieren den schönen grünen Rasen nach einem starken Regenguss und gedeihen in den feuchtesten, dunkelsten Ecken. Pilze werden häufig ungeputzt verkauft, werden ziemlich schnell sehr schleimig und haben manchmal eine unangenehm schwammige Textur. Es stimmt, dass nicht alle

Pilze, Bakterien, Hefen oder Schimmel sicher verzehrt werden können und leider sind es die negativen, traurigen Geschichten, die im Fall der Fungi im Gedächtnis blieben.

Pilze sind einfach geheimnisvoll. Sie werden wie Gemüse behandelt, aber im Gegensatz zu Gemüse können einige Sorten uns zum Halluzinieren bringen, in extremen Fällen sogar töten. Nach dem Verzehr von einer Portion Brokkoli bekommt niemand einen Trip, und wenn ein Nachbar einen Korb Zucchini vorbeibringt, fragt sich niemand, ob diese Zucchini einen womöglich unter die Erde bringen könnten. Wenn etwas nicht in eine bekannte, klar definierte Kategorie passt, wirkt es unter Umständen beängstigend. Viele Menschen vermeiden das, was sie nicht verstehen. Vielleicht denken einige: „Klar, dieser Pilz könnte meinen Brustkrebs heilen, könnte er aber auch Halluzinationen hervorrufen? Was, wenn ich an eine ‚schlechte' Charge gerate?" Falsche Informationen zu Pilzen wurden mit willkürlichen Fakten zusammengeworfen, sodass ein verwirrendes Patchwork oft widersprüchlicher Ideen entstanden ist.

Aus verschiedenen Gründen – einige traditionell, einige historisch, manche gesellschaftlich und wieder andere einfach geschlussfolgert – haben Pilze in östlichen Kulturen weiterhin eine wichtige Rolle gespielt, während sie im Westen vernachlässigt wurden. Wir können den Zeitpunkt des Aufkommens der Mycophobie zwar nicht mehr genau bestimmen, aber sobald sie einmal da war, blieb sie.

Doch die Zeiten ändern sich. Der Hauptgrund für diese neue Einstellung ist, dass unser kollektiver Gesundheitszustand so schlecht ist wie nie zuvor. Die Menschen sind so krank wie nie. Mit dem vermehrten Vorkommen von Krebs, Autoimmunerkrankungen, Adipositas und Typ-2-Diabetes sowie von Allergien und verschiedenen Hautproblemen suchen die Menschen vermehrt nach alternativen Methoden um ihre Gesundheit zurückzuerlangen. Auch wird klar, dass die Einnahme von immer mehr Medikamenten Kosten verursacht – nicht nur finanzieller Natur. Ermutigend ist, dass der Markt für medizinische Pilze einen Preisanstieg von etwa 5 Milliarden Euro (1999) auf über 13 Milliarden Euro im Jahr 2014 erlebt hat – offensichtlich ist den Menschen ein Licht aufgegangen.

Man sollte auch bedenken, dass die meisten Food-Trends zyklisch sind. In den USA gehört es derzeit zu den größten „Trends", regionale, saisonale Lebensmittel zu essen. Pilze sind auf mehrere Arten im „Trend" – sie haben natürlich einen geringen Zuckergehalt, sind glutenfrei, nährstoffreich und ein exzellenter Fleischersatz für Vegetarier und Veganer. Was die Zubereitung angeht, sind sie absolut vielseitig, und aus diesem Grund spielen sie auch eine wichtige Rolle im Rahmen der Paleo-Ernährung und anderer urzeitlicher Ernährungsformen auf pflanzlicher Basis. Andere Trends, wie zuletzt die Begeisterung für Kombucha, haben zu einem gesteigerten Interesse an fermentierten Lebensmitteln (z. B. Sauerkraut oder Kimchi) geführt, die alle von Fungi abhängig sind. Und da sie auf dem ganzen Planeten reichlich wachsen, kann man – egal, wo man lebt – mit Pilzen kochen.

Als ich im Jahr 2012 mit der Gründung von Four Sigmatic meine ganze Energie in die Recherche zu medizinischen Pilzen steckte, waren nur ein paar Pilzliebhaber und eine Handvoll Hardcore-Pilzfans an dem interessiert, was wir taten. Selbst 2014, als wir das Unternehmen in die USA brachten, waren wir auf einem sehr kleinen, spezialisierten Markt tätig. Wir hatten zwar ein stetiges, aber sehr langsames Wachstum. Während wir unser neues Unternehmen vorstellten, bekamen wir bestimmt alle Pilz-Witze zu hören, die es gibt. Einige davon waren zwar lustig, zeigten aber, dass die meisten Menschen keinerlei Vorstellung davon hatten, auf welche Weise Pilze ihnen Gutes tun können. Pilz-Pulver als gesundes Superfood zu verkaufen bedeutete, dass wir uns in einer Nischen-Kategorie im Rahmen eines Nischen-Marktes befanden. Es war nicht einfach.

Welch einen Unterschied ein paar wenige Jahre machen können! Seit unserer Markteinführung in den USA ist die Popularität unserer Produkte gewachsen. Unsere Kunden sind Menschen mit unterschiedlichsten Lebensumständen – von Mycophilen, Gesundheitsfanatikern über professionelle Sportler bis hin zu Hollywood-Schauspielern. Riesige Lebensmittelfirmen zeigen zunehmend Interesse, die Eigenschaften medizinischer Pilze zu nutzen. Diese Verschiebung ist bemerkenswert und sie ist erst der Anfang. Um die anfängliche Frage zu beantworten: *Warum gerade jetzt?* Weil Pilze unsere Zukunft sind und die Menschheit endlich soweit ist sich darauf einzulassen.

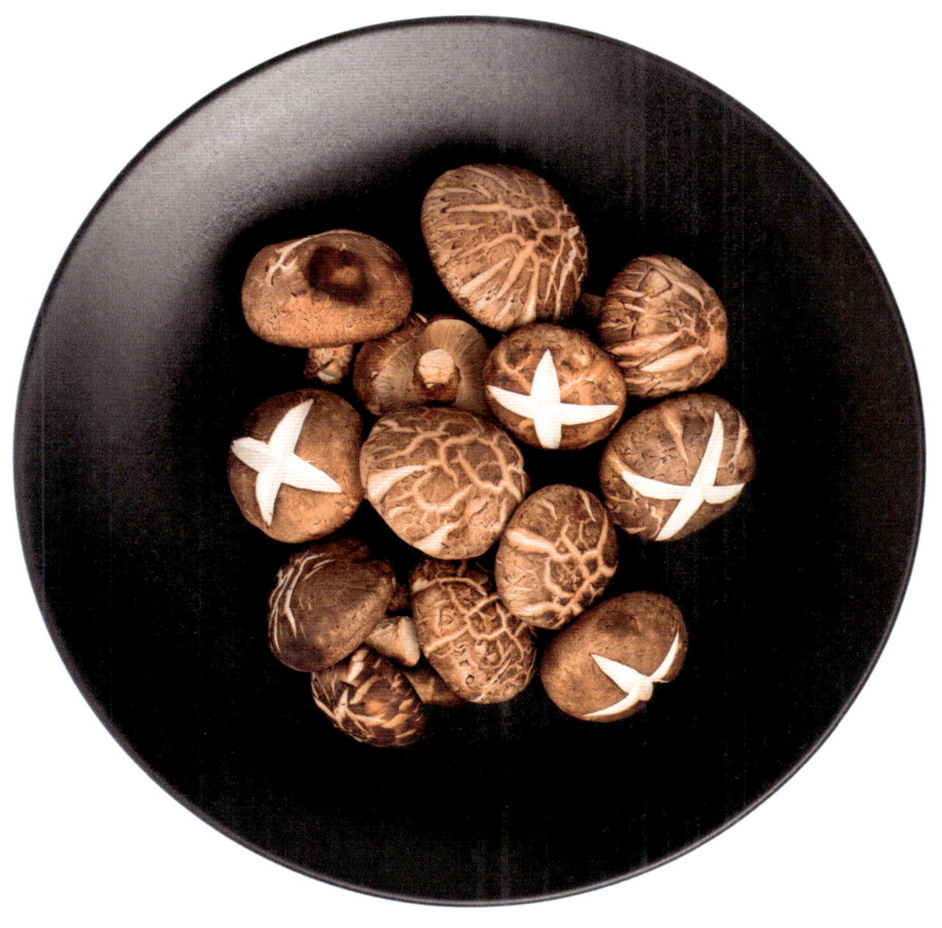

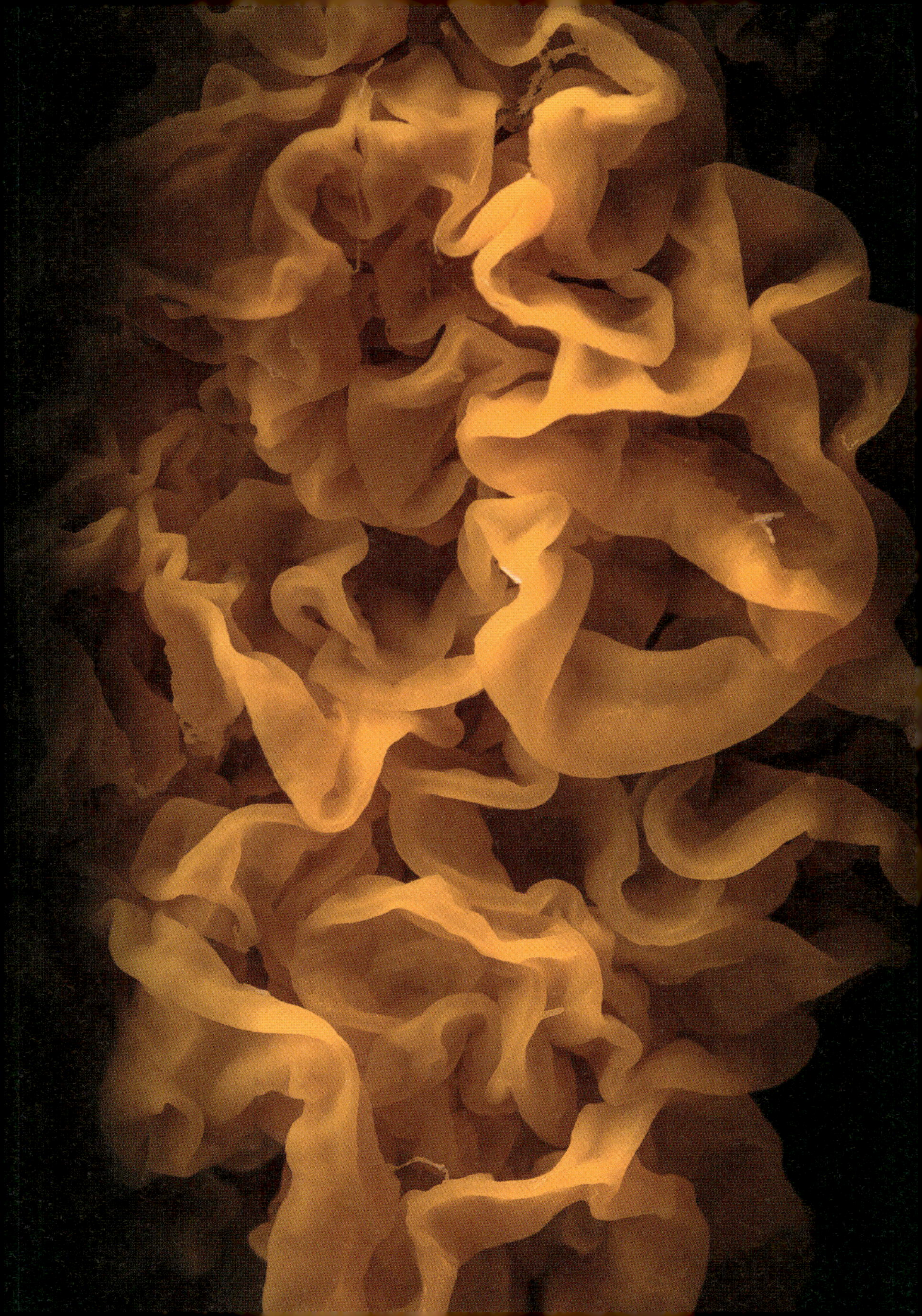

Pilze stellen sich vor

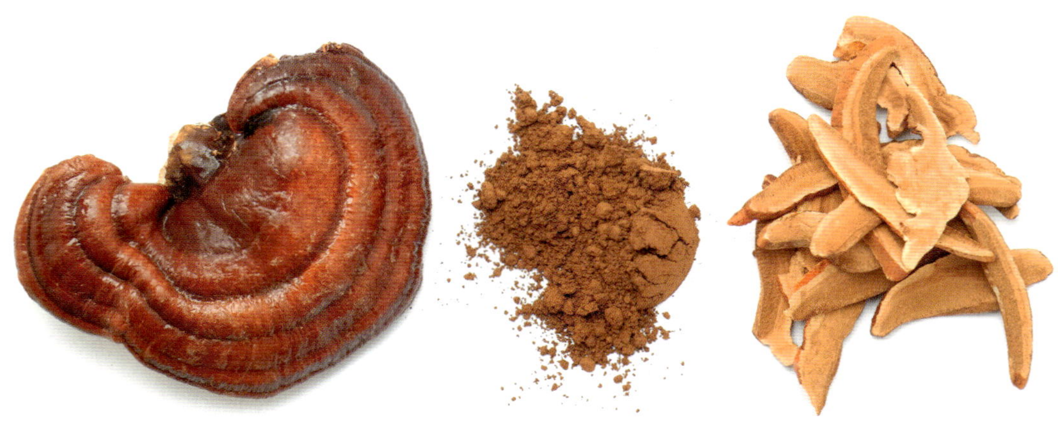

ETWA 1,5 MILLIONEN SPEZIES, viele von ihnen immer noch nicht klassifiziert, machen das Reich der Fungi aus (das sind etwa sechsmal so viel wie die Anzahl der Pflanzenspezies auf der Erde) und mehr als zehntausend dieser Spezies sind Pilze. Diese Information wirklich zu begreifen ist keine einfache Sache. Die gute Nachricht ist, dass man bereits in den Genuss zahlreicher lebensverändernder Vorteile kommt, wenn man sich nur mit unseren Top Ten der medizinischen Pilze beschäftigt.

Diese zehn Pilze gehören zu einigen der unerklärlicherweise wenig genutzten Superfoods der Welt. Alle, ob jung oder alt, können sie ohne Probleme genießen und ihre fantastischen Vorteile nutzen (die hier besprochenen Pilze sind nicht-halluzinogen und außerdem ungiftig). Kein Buch der Welt könnte die unzähligen Wirkungskräfte der einzelnen Pilze komplett beschreiben, die Informationen zu den folgenden zehn werden aber eine nützliche Quelle zum Nachschlagen und ein Spickzettel für diejenigen sein, die sich auf die Entdeckungsreise ins Reich der medizinischen Pilze begeben möchten. Später werden wir in unseren gut ausführbaren Rezepten darauf eingehen, wie man diese Pilze jeweils zubereiten kann. Ob Pilz-Tee oder Pilz-Käsekuchen – in der Küche werden Sie bald den „Fun", also den Spaß, mit Fungi erleben.

Warum gerade diese zehn Sorten? Weil sie absolute Kraftpakete sind, was erhältliche Pilze im Reich der Fungi angeht. Wenn und falls Sie sich entscheiden, tiefer in die Welt der Pilze vorzudringen, wird das Wissen über die zehn hier vorgestellten Sorten eine gute Grundlage sein. Und selbst wenn Sie sich entscheiden sollten, sich nur auf einen oder zwei Pilze zu konzentrieren, wird das in Ihrem Körper Wunder wirken, was die Optimierung des Immunsystems, das Erreichen hormoneller Ausgeglichenheit, die Reduktion von Stress und die Aufnahme antiviraler, antibakterieller und entzündungshemmender Stoffe in das Immunsystem angeht. Die Verwendung dieser Pilze wird sich schnell darin bemerkbar machen, dass Sie sich besser fühlen und besser aussehen.

Jetzt, da wir Ihre Aufmerksamkeit haben, lassen Sie uns Ihnen die Pilze vorstellen.

WISSENSWERTES NEBENBEI

In Ländern wie Frankreich und der Schweiz ist Pilzkunde ein Teil der Ausbildung von Pharmazeuten. Das besagt viel, oder?

Hinweis zu Nebenwirkungen und Dosierungen

Wir empfehlen, dass diejenigen, die Antibiotika, gerinnungshemmende Mittel und bestimmte Diabetes-Medikamente einnehmen oder intravenös Glucose bekommen, medizinische Pilze nur unter ärztlicher Betreuung verwenden. Da es sich bei medizinischen Pilzen um sehr wirkungsvolle vollwertige Lebensmittel handelt, welche den Körper bei Problemen mit dem Blutkreislauf und Blutzuckerspiegel unterstützen, kann es zu unerwarteten Ergebnissen oder zu ungewollter „Verdopplung" bei der Behandlung kommen, wenn sie zusätzlich zu bestimmten Medikamenten eingenommen werden, die den gleichen Zweck haben. Pilze können bei diesen Leiden zwar sehr hilfreich sein, es ist aber wichtig, die Verwendung medizinischer Pilze zuerst mit dem behandelnden Arzt zu besprechen, dann langsam zu beginnen und die Dosierung allmählich zu steigern. Auch wenn diese Pilze von Fachleuten aus dem Gesundheitswesen im Allgemeinen als sicher eingestuft werden, sollte man, wenn man schwanger ist oder regelmäßig verschreibungspflichtige Medikamente einnimmt, vor dem Konsum auf jeden Fall einen Arzt konsultieren. Eine Überdosis sollte mit kommerziell erhältlichen Pilz-Produkten oder selbst zubereiteten medizinischen Pilzen zwar nicht möglich sein, trotzdem ist es wichtig, daran zu denken, dass die hier dargelegten Informationen eine professionelle medizinische Beratung, Diagnose oder Behandlung in keiner Weise ersetzen sollen und können.

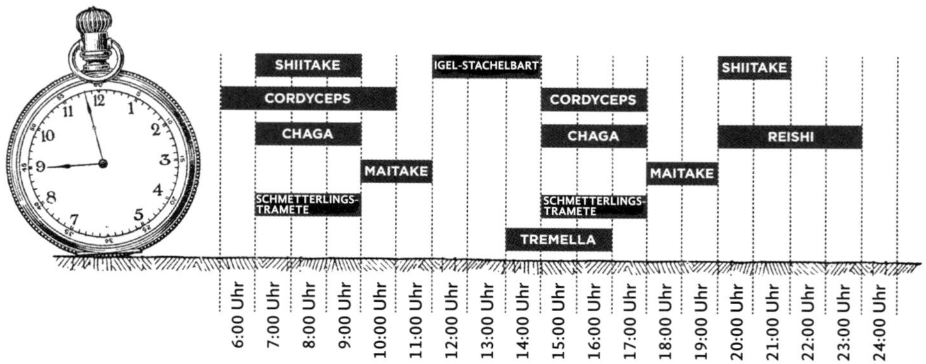

Empfehlung für die auf den Tag verteilte Einnahme bestimmter Pilze

	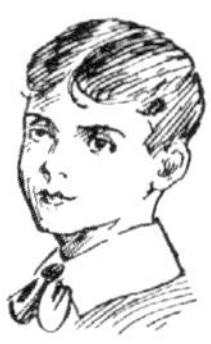 GUT	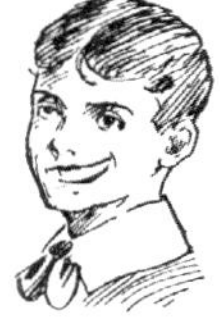 BESSER	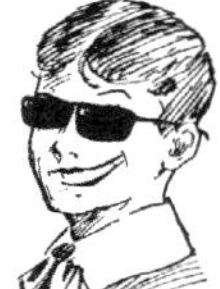 AM BESTEN
	DOSIERUNG		
Duale Extraktion	**0,5 g**	**1 g**	**1,5 g**
Absud (Verhältnis heißes Wasser zu Pilzen 9:1)	**1 g**	**2 g**	**3 g**
Getrocknete Pilze	**10 g**	**20 g**	**30 g**
Frische Pilze	**90 g**	**180 g**	**270 g**

Dies sind grobe Schätzungen, die je nach Sorte variieren können. Z. B. hat Reishi weniger Wasser als Shiitake, und wild wachsender Chaga ist stärker als aus Chaga-Kulturen.

PILZE SAMMELN

Um an diese Pilze zu kommen, muss man kein Meistersammler sein. Wir nennen eine Anzahl verlässlicher Quellen in unserem Einkaufsführer (Seite 213). Doch wenn Sie sich auch für das Pilzesammeln interessieren, wenden Sie sich an anerkannte Pilzkundler oder an das Gesundheitsamt vor Ort, damit diese Sie beraten können. Heutzutage gibt es in fast jeder größeren Stadt entsprechende Vereinigungen. Oder gehen Sie auf den Bauernmarkt und sprechen Sie mit den Händlern, die Pilze verkaufen – in der Regel können Ihnen diese lokale Pilzkundler nennen, die Sie dann unter ihre Fittiche nehmen können. Wir haben uns entschieden, hier nicht zu sehr auf das Sammeln von Pilzen einzugehen, da das Vorkommen von Pilzen von Ort zu Ort unterschiedlich ist und weil giftige Pilze genügend Doppelgänger haben, dass man beim Sammeln immer auf den Rat erfahrener Pilzkundler vor Ort hören sollte. Wenn Sie dann lossammeln, sollten Sie keine Schwierigkeiten haben, die Pilze zu identifizieren, die wir hier beschreiben. Beachten Sie, dass die meisten Pilze, die wir hier besprechen, an Bäumen wachsen und nur sehr, sehr wenige Baumpilze giftig sind.

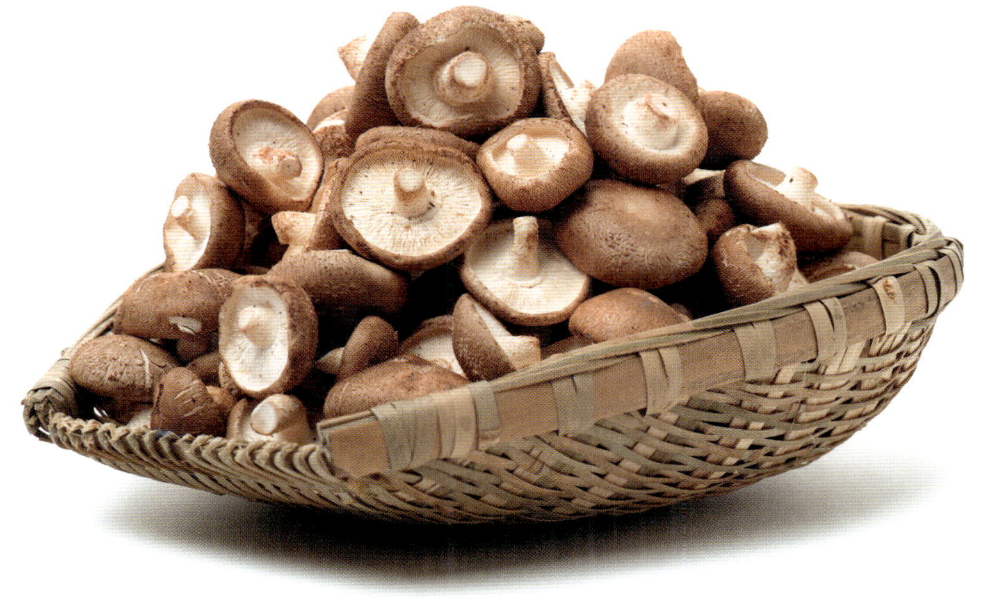

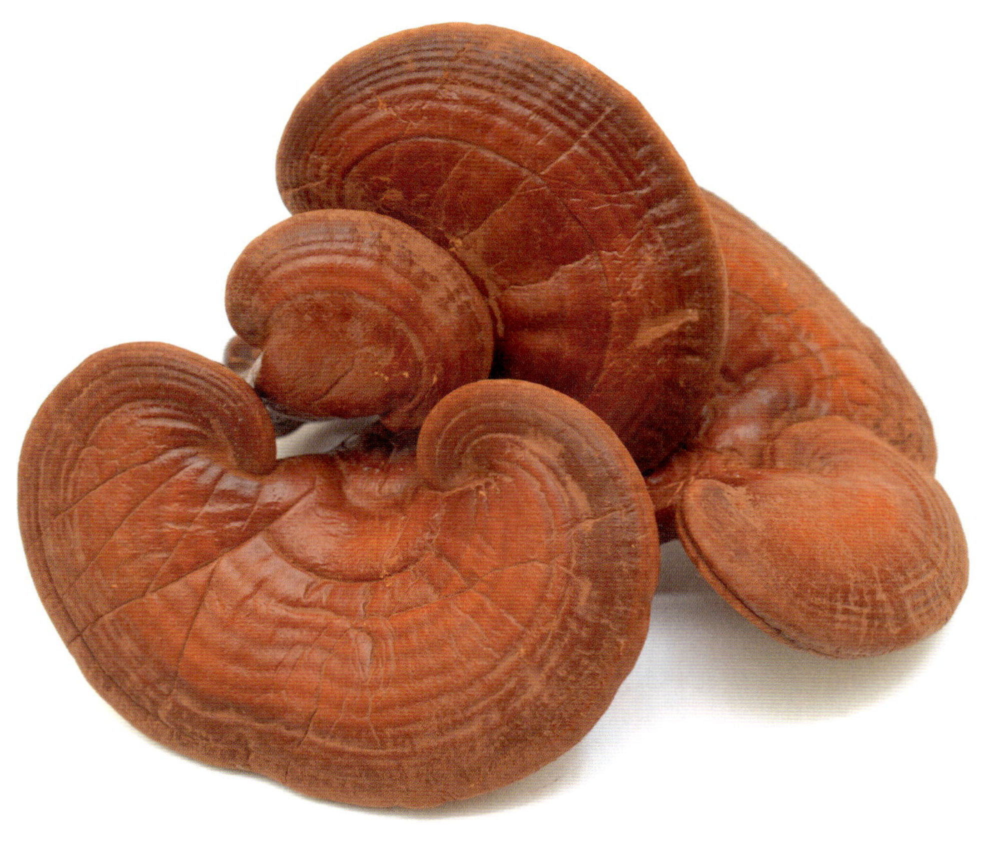

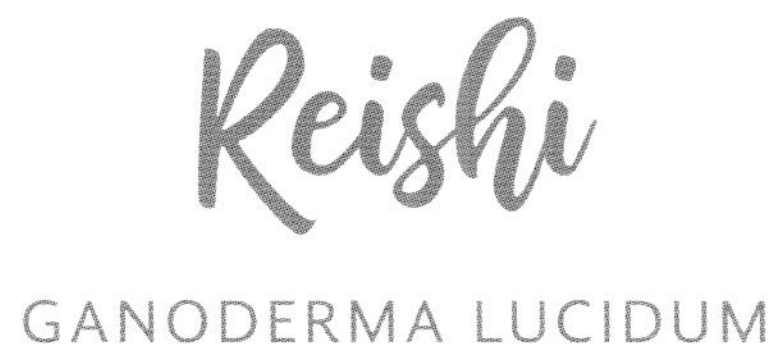

Reishi

GANODERMA LUCIDUM

Reishi verwenden, um

- *besser zu schlafen*
- *sich weniger zu stressen*
- *saisonale Allergien zu heilen*

VIELE GESPRÄCHE ÜBER PILZE beginne ich damit, über Reishi zu sprechen, bzw. *Lingzhi* – das ist der Name, unter dem diese Pilze in der chinesischen Medizin bekannt sind. Unter Mykologen und anderen Pilz-Enthusiasten (mich selbst einbezogen) gelten Reishi als „Königinnen der Pilze". Diesen Titel haben sie sich für die Art und Weise verdient, in der sie den kompletten Körper revitalisieren (etwas, das alle Pilze in gewissem Maß machen, doch Reishi haben in dieser Hinsicht eine besondere Wirksamkeit). Reishi werden schon sehr lange als Wunderelixier geschätzt – seit dem alten China, wo sie dem Kaiser und Mitgliedern der kaiserlichen Familie vorbehalten waren. Tatsächlich wurden sie so sehr geschätzt, dass sie in alten Bildrollen als „Brücke zwischen Erde und Himmel" dargestellt wurden. Andere Spitznamen für diesen kaiserlichen Fungus sind „Pilz der Unsterblichkeit", „Pilz der spirituellen Macht" und „Herrscher der Kräuter".

Reishi werden in der Traditionellen Chinesischen Medizin seit mindestens 2000 Jahren verwendet, die ersten schriftlichen Aufzeichnungen dazu stammen aus der Han-Dynastie (206 v. Chr. bis 220 n. Chr.). In der Originalfassung des Textbuches der Traditionellen Chinesischen Medizin vom ehrwürdigen Shennong (dem „Göttlichen Landmann", der weitgehend als Begründer der Traditionellen Chinesischen Medizin anerkannt ist), belegen Reishi den höchsten Rang der 365 heilsamen Pflanzen und Fungi. Historisch als Quelle langen Lebens und von von Vitalität eingesetzt, gehören Reishi zu den am besten und am ausführlichsten erforschten Pilzen, die wir hier präsentieren.

Reishi haben die Fähigkeit, das Immunsystem zu fördern und den Körper so gegen Pathogene wie Viren, Bakterien und Parasiten zu schützen. Selbst wenn keine Pathogene präsent sind, steigert ein gut funktionierendes Immunsystem die Gesundheit und das allgemeine Wohlbefinden erheblich – so sehr, dass sowohl physische als auch kognitive Alterserscheinungen zurückgehen.

Wie also machen Reishi *all* das und noch so viel mehr? Werfen wir zunächst einen Blick auf „Langlebigkeit". Die natürlichen chemischen Verbindungen in Reishi wirken sowohl extern als auch intern und lassen uns jünger aussehen, indem sie die dermale Oxidation reduzieren (diese vollzieht sich, wenn Proteine auf der Haut beschädigt sind und dadurch Falten sowie andere Alterserscheinungen entstehen). Außerdem schützen sie unsere zelluläre DNA und Mitochondrien ebenso vor oxidativen Schäden, sodass wir energetisch und rege bleiben können und uns erfrischt fühlen. Die in Reishi enthaltenen Triterpene (eine Sorte Terpenoide) unterstützen außerdem den Blutkreislauf, was sich wiederum förderlich auf alle anderen Körperfunktionen auswirkt, von der geistigen Leistungsfähigkeit bis hin zur physischen Erscheinung.

Neben verschiedenen Makro- und Mikronährstoffen bestehen Reishi aus Polysacchariden und Triterpenen. Die Polysaccharide (insbesondere die Beta-Glucane) fungieren als Immunmodulatoren. Die adaptogenen Eigenschaften von Reishi helfen dabei das Immunsystem zu stabilisieren, damit es mit voller Kraft arbeiten kann. Den Polysacchariden der Reishi wird schon lange die Fähigkeit zugeschrieben den Blutdruck zu senken, den Blutzucker zu stabilisieren, die Cholesterinwerte zu senken und das Tumorwachstum bei einigen Krebserkrankungen zu hemmen.

Ein weiterer großer Nutzen von Reishi ist ihre positive Auswirkung zugunsten eines ausgeglichenen Hormonspiegels, das macht sie wirklich einzigartig. Die spezifischen Triterpen-Verbindungen in den Fruchtkörpern von Reishi unterstützen das endokrine System und gleichen es aus. Wenn man ein optimal ausgeglichenes hormonelles System hat (und das haben überraschend wenige Menschen – aus einer ganzen Reihe von Gründen, z. B. dem Einfluss von Umweltgiften und der übertriebenen Einnahme verschreibungspflichtiger Medikamente), kann der Körper entspannen und sich in der Nacht erholen, wie es von der Natur eigentlich vorgesehen ist. Der Verzehr von Reishi wird also nicht nur die Qualität und die Dauer des

Schlafes verbessern, ihn tiefer und erholsamer machen, sondern ermöglicht auch, dass wir in unseren wachen Stunden Spitzenleistungen erbringen.

Zwei der vorherrschenden Triterpene in Reishi sind Sterole und Ganodersäuren. Sterole senken erwiesenermaßen die Cholesterinwerte, indem sie die Absorption von Cholesterin im Körper hemmen, und unterstützen so den Blutkreislauf und die Gesundheit des Herzens. Außerdem hat sich in medizinischen Studien herausgestellt, dass sie die Lebenserwartung um 10 Prozent erhöhen. Ganodersäuren verbessern den Sauerstofffluss, fördern die Leberfunktion und hemmen die Histamin-Reaktion, sodass sie eine große Hilfe für diejenigen sind, die unter saisonalen Allergien leiden (siehe folgender Kasten).

REISHI IN AKTION

Ein besonders beeindruckendes Beispiel für die Wirkung von Reishi habe ich bei einem meiner Kollegen erlebt, der jeden Frühling unter sehr starkem Heuschnupfen litt. Wenn der menschliche Körper Allergenen ausgesetzt ist, setzt er Histamine frei, die sich an Zellen hängen und sie zum Anschwellen und Absondern von Flüssigkeit bringen – daher das Niesen und die laufende Nase bei verstärktem Pollenflug. Mein Kollege fing mit der täglichen Einnahme von 1000 mg Reishi an (in Form eines dual-extrahierten Pulvers, das in Flüssigkeit aufgelöst wurde), und die Symptome seiner Allergie verschwanden fast sofort. Außergewöhnlich, dass er innerhalb von wenigen Tagen nach dem Beginn der Einnahme des Äquivalents von 2 TL dieser Pilz-Medizin wieder wie ein normaler Mensch funktionierte und vollkommen immun gegenüber dem lähmenden Einfluss der Pollen war. Das ist jetzt fast vier Jahre her und dank Reishi kann er nun buchstäblich jeden Frühling aufwachen und den Duft der Rosen genießen.

Reishi können über ihren glänzenden Fruchtkörper identifiziert werden, der ein bisschen an Plastik erinnert. Sie sehen beinahe künstlich aus, als wären sie Teil eines Bühnenbildes. So haben sie auch einen ihrer anderen Namen bekommen, „Glänzender Lackporling". Sie wachsen auf abgestorbenen oder verrottenden Laubhölzern und sind schwarz, violett oder rot. Für medizinische Zwecke werden in der Regel rote Reishi verwendet, da sie mehr Polysaccharide enthalten (allerdings könnten im Zuge der fortlaufenden intensiven Forschungen zu den roten und schwarzen Sorten neue Informationen zu Tage treten). Reishi werden häufig mit einem ihrer (weniger wirkungsvollen) Cousins verwechselt, dem Flachen Lackporling (Ganoderma applanatum), der weiter verbreitet ist. Er hat zwar viele Eigenschaften mit dem Glänzenden Lackporling gemeinsam, seine medizinischen Vorteile sind aber längst nicht so wirkungsvoll wie die von Reishi. Allerdings scheint er das Unterbewusstsein in einer Art und Weise zu beeinflussen, die man von Reishi nicht kennt: Nach dem Konsum haben viele Menschen über verrückte Träume berichtet! Flacher Lackporling unterscheidet sich von Reishi durch die matte braun-graue Farbe und dadurch, dass der Fruchtkörper keinen Stiel hat.

Faszinierende Fakten

Die entsprechenden Studien sind zwar relativ neu, aber es ist durchaus möglich, dass Reishi in den Mainstream-Medien bald als nächste Waffe im Kampf gegen Adipositas angepriesen werden. Wenn bei einer Ernährung mit hohem Fettgehalt Reishi-Extrakte konsumiert werden, scheint dies dabei zu helfen Entzündungen des Magen-Darm-Traktes, die Ausbreitung von Fettgewebe und die Ansammlung schädlicher Bakterien im Blut zu verhindern – alles Zustände, die zu Verdauungsproblemen und Gewichtszunahme führen können. Da Reishi offenbar das Mengenverhältnis verschiedener Darmbakterien beeinflussen können, könnten sie unterstützend wirken, wenn man das Gewicht halten möchte. Doch bevor Sie sich jetzt ein Reishi-Elixier anmischen und die Skinny-Jeans herausholen, muss noch gesagt werden, dass diese Vorteile nur bei Menschen beobachtet wurden, die übergewichtig waren und sich sehr fettreich ernährten. Es scheint nicht so, als würden diejenigen, die sich relativ normal und ausgewogen ernähren, signifikante Ergebnisse erzielen. Achten Sie auf weitere Informationen, sobald neue wissenschaftliche Ergebnisse veröffentlicht werden.

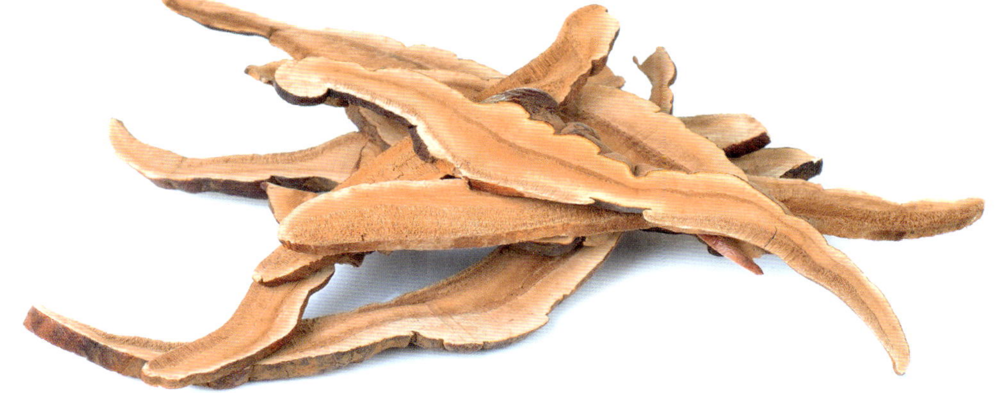

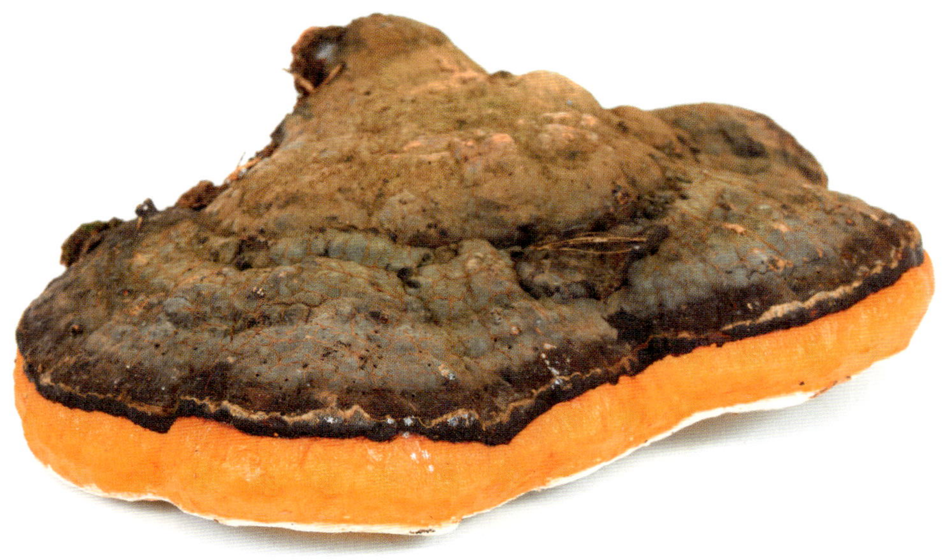

Chaga

INONOTUS OBLIQUUS

Chaga verwenden, um

- *Erkältungen abzuwehren*
- *glänzendes, kräftiges Haar und strahlende Haut zu bekommen*
- *Entzündungswerte zu reduzieren, die durch ein geschäftiges, stressiges Leben verursacht werden*

WENN REISHI DIE KÖNIGIN der Pilze ist, dann ist Chaga der Big Daddy, der unerbittliche und respektierte Vater im Reich der Pilze. Die erste schriftlich festgehaltene Verwendung von Chaga stammt aus dem Russland des 17. Jahrhunderts, wo die Pilze in der Volksmedizin verbreitet eingesetzt wurden um alles Mögliche zu heilen, von Krebserkrankungen bis zu Problemen mit dem Magen-Darm-Trakt. Einige historische Anekdoten weisen sogar auf eine noch längere Geschichte hin. Es heißt, dass der Zar Vladimir Monomakh, der im 12. Jahrhundert Herrscher der Kiewer Rus war, Chaga zur Heilung seines Lippen-Krebses verwendete.

Ebenso wie Reishi haben Chaga erstaunliche immunmodulatorische Eigenschaften. Die Polysaccharide in Chaga-Pilzen, vor allem die Beta-Glucane, fördern die Produktion von Lymphozyten (eine Art weißer Blutkörperchen, welche die Immunreaktion auf infektiöse Mikroorganismen und andere fremde Substanzen regulieren). Chaga gehören außerdem zu einer der reichhaltigsten natürlichen Quellen für Antioxidantien und enthalten eine beeindruckend vielseitige Palette dieser zellschützenden Verbindungen. Tatsächlich enthält eine Dosis dual-extrahierter Chaga (die Menge, die in der Regel in einer Tasse starkem Chaga-Tee enthalten ist) ebenso viele Antioxidantien wie etwa 13 kg Karotten. Warum das wichtig ist? Antioxidantien schützen unseren Körper vor freien Radikalen, auch bekannt als Oxidantien. Ist man zu vielen freien Radikalen ausgesetzt, führt das zu Zelldegeneration, die sich in Form chronischer Erschöpfung, chronischer Schmerzen, chronischer Erkrankungen und Krebs bemerkbar macht. (Auf Norwegisch heißt Chaga kreftkjuke, was sich als „Krebs-Pilz" übersetzen lässt)

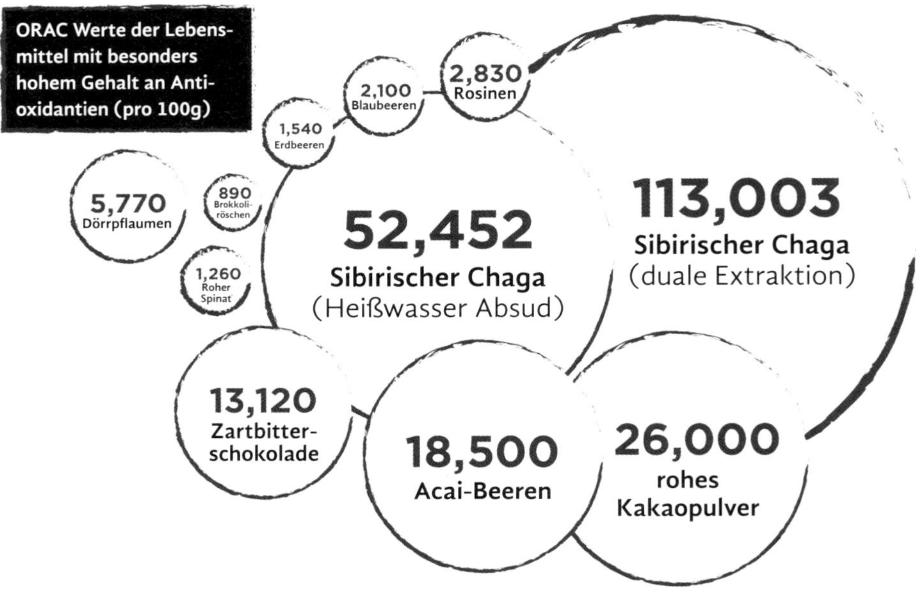

Dual-extrahiertes Chaga ist eine der reichhaltigsten Quellen für Antioxidantien

Die Triterpene in Chaga spielen ebenso eine bedeutende Rolle für die heilsamen Eigenschaften dieser Pilze. Betulin ist ein Triterpen, das in Chaga besonders reichlich enthalten ist und gegen Tumore und Krebs wirken kann. Unter Umständen noch wichtiger ist, dass Betulin ein Derivat produziert, die Betulinsäure, das antibakteriell, antiviral und entzündungshemmend wirkt, ein Antioxidans ist und darüber hinaus adaptogene Eigenschaften hat. Wir könnten viele spezifische Leiden nennen, welche Betulinsäure gezielt reguliert, doch das wäre eine fast unendliche Liste (das ist das Tolle daran), sodass man im Grunde genommen einfach sagen kann, Betulinsäure heilt fast alle Beschwerden. Dank der Betulinsäure können Chaga verwendet werden, um wieder körperliches Gleichgewicht zu erlangen und das ganze Potenzial unserer Gesundheit und unseres Wohlbefindens nutzen zu können.

Es mag unwahrscheinlich klingen, aber Chaga *sind* eben einfach unglaublich gut für uns. Fangen wir einmal mit den Aspekten an, die gut für die Haut sind. Chaga enthalten mehr antioxidative *Superoxid-Dismutase* (SOD), Zink und Melanin als jede andere natürliche Quelle. Sie wissen vielleicht, dass Melanin für die Pigmentierung unserer Haut zuständig ist, es spielt aber auch für die allgemeine Gesundheit der Haut eine wichtige Rolle und ist essentiell für gesunde Augen und Haare. Je mehr Melanin man hat, umso weniger empfindlich reagiert die Haut auf Sonne und Wind, freie Radikale, Sonnenstrahlung und Toxine in der Luft. Außerdem sorgt es für bessere Sehkraft und kräftiges, volles Haar.

CHAGA IN AKTION

Zwei der weltweit bekanntesten Snowboarder, Terje Håkonsen and Nicolas Müller, benutzten Chaga wegen ihrer entzündungshemmenden und hautschützenden Eigenschaften. Weil sie als Sportler so viel Zeit hoch in den Bergen mit wenig bis nahezu keinem Schatten verbringen und ihre Gesichter dabei der Sonne ausgesetzt sind, wirkt Chaga wie eine zusätzliche innere Schicht Sunblocker.

Für mich hat sich Chaga als Wundermittel für die Gesundheit bestätigt. Ich bin fast ständig geschäftlich auf Achse und daher in Flugzeugen, Taxis und Hotels andauernd allen möglichen unterschiedlichen Keimen ausgesetzt, nicht zu vergessen die unzähligen Toxine, die sich an den verschiedenen Orten in der Luft befinden. Immer wenn ich auch nur die kleinsten Anzeichen verspüre, dass eine Erkältung im Anmarsch sein könnte – dieses Kratzen im Hals und diese körperliche Erschöpfung, die mich im Stillen aufhorchen lässt – verdoppele ich meine tägliche Dosis Chaga (das sind 1.000 bis 2.000 mg starkes Chaga-Extrakt in Form von Tee oder Pulver, aufgelöst in Flüssigkeit), mit dem Ergebnis, dass ich in den letzten 10 Jahren nicht einen Tag krank war. Ich behaupte nicht übermenschlich zu sein, aber Chaga hat sich als bemerkenswert effektiver Schutz vor der typischen Erkältung erwiesen.

Chaga hat nicht die typische Pilz-Erscheinungsform von Stiel und Hut, die Pilze sehen eher aus wie eine klumpige Masse (manche nennen es Sclerotium oder Knolle). Man kann sie als harte, raue, fast schwarze „Wucherung" erkennen, die verkokelter Holzkohle ähnelt. Chaga wächst auf Laubbäumen in der ganzen nördlichen Hemisphäre – vor allem auf Birken, ist aber auch auf Eschen und Ahornbäumen zu finden. Wir bevorzugen vor allem an Birken wachsende Chaga, da es zumindest teilweise diesem heiligen und kraftvollen Baum zu verdanken ist, dass diese Pilze eine hohe Konzentration nutzbringender chemischer Stoffe absorbieren können. Es ist gut möglich, dass weitere Studien ergeben, dass Esche und Ahorn einzigartige Zusammensetzungen bieten, die Chaga auf andere Art und Weise noch wirksamer machen, bis dahin ziehen wir jedoch an Birken gewachsene Chaga vor. Seriöse Bezugsquellen sollten angeben, an welchen Bäumen der Chaga gewachsen ist.

Faszinierende Fakten

Während des Zweiten Weltkriegs trank man in Finnland Chaga statt Kaffee, da echter Kaffee sehr schwer zu bekommen war, Chaga in den finnischen Wäldern hingegen im Übermaß wuchs. Heutzutage wachsen schätzungsweise zwischen zwei und vier Millionen Kilogramm Chaga in finnischen Waldgebieten, was einer der Gründe dafür sein könnte, dass einige der angesehensten Chaga-Forscher der Welt aus Finnland stammen. Dr. Kirsti Kahlos von der Universität Helsinki ist ein bemerkenswertes Beispiel. Er hat mit seinem Forschungsteam mehrere Studien zu den immunmodulatorischen Auswirkungen von Chaga durchgeführt, insbesondere zu der potenziellen Verwendung von Chaga in Grippe-Impfstoffen und bei Anwendungen gegen Krebs. Ich vermute, die Forscher fördern ihr Denkvermögen mit einer Menge Chaga-Kaffee!

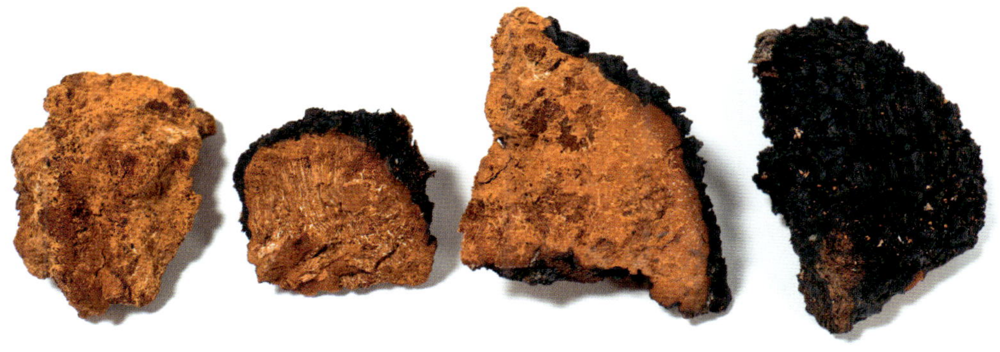

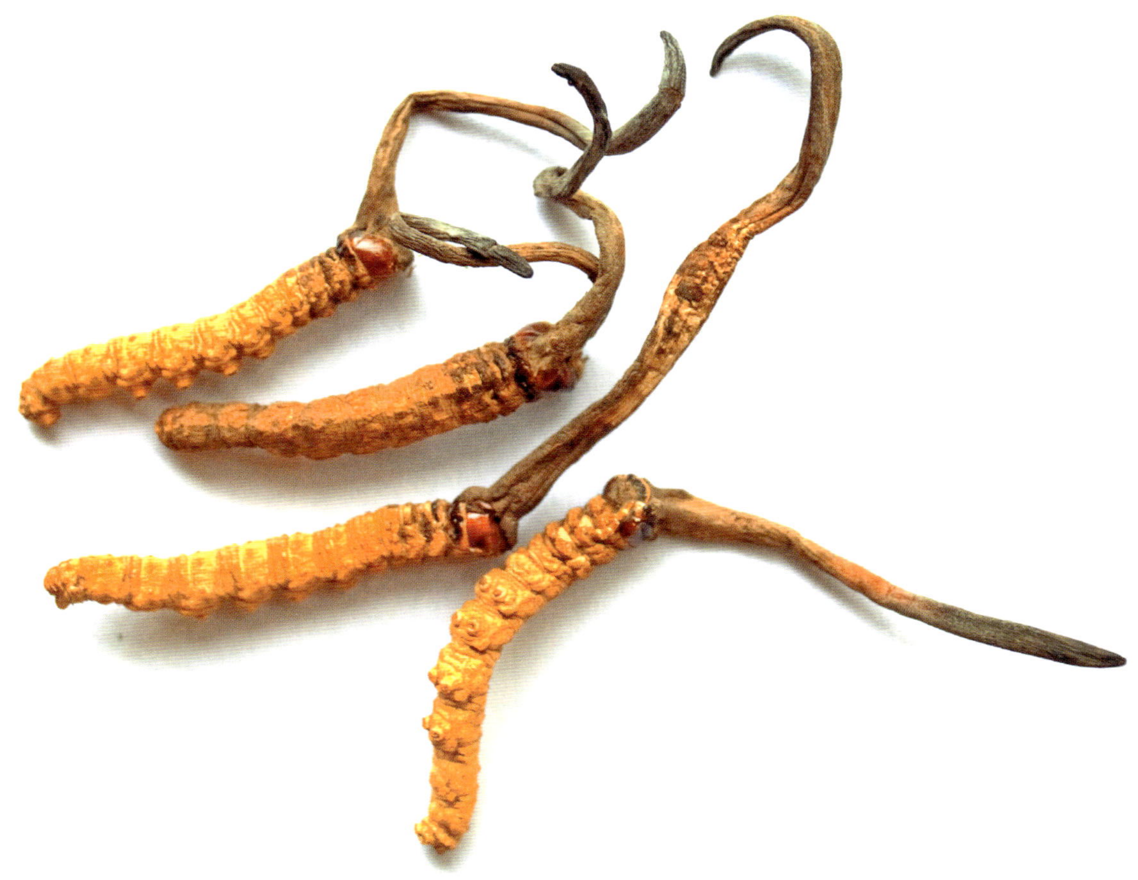

Cordyceps

OPHIOCORDYCEPS SINENSIS

Cordyceps verwenden, um

- *bessere Leistungen zu erbringen (sowohl beim Sport als auch im Schlafzimmer)*
- *mehr Energie zu haben*
- *Asthma und Bronchitis zu lindern*

CORDYCEPS WERDEN VOR ALLEM für ihre außergewöhnliche energiesteigernde und erschöpfungsmindernde Wirkung geschätzt. Seit mehr als 1.300 Jahren nehmen sie in der Traditionellen Chinesischen Medizin einen wichtigen Platz ein. Die erste bekannte schriftliche Quelle zu ihrer Verwendung stammt aus der Tang-Dynastie (620 n. Chr). Wenn man historischen Überlieferungen glauben kann, wurden Yak-Hirten im Himalaya-Gebirge im alten Tibet und in Nepal als erste auf die Wirkung von Cordyceps aufmerksam, als ihre Tiere nämlich nach dem Grasen in Gebieten, in denen diese Pilze wuchsen, deutlich munterer waren. Was genau die Yaks da verspeisten, ist ein anderer interessanter Punkt: Stomata und Fruchtkörper von Cordyceps wachsen auf mumifizierten Larven und Puppen von Insekten, in der Regel Raupen – daher der Spitzname „Raupen-Pilz".

In der Wildnis bewohnen und töten Cordyceps-Sporen ihre Wirtsinsekten und stehlen ihnen alle Nährstoffe um selbst zu überleben. Einige Cordyceps-Stämme wachsen inzwischen zwar an anderen Orten (z. B. den Bergregionen Perus), der ursprüngliche, hoch geschätzte Cordyceps-Stamm gedeiht aber nur auf der Hochebene des Himalaya, ungefähr 3.650 m über dem Meeresspiegel. Diese Pilze in der Natur zu ernten ist also sowohl eine große Herausforderung als auch unerschwinglich teuer. Das erklärt zum Teil, warum Cordyceps im alten China so wertvoll waren – sie waren ebenso selten wie wirkungsvoll. Heutzutage ist ein Cordyceps-Sammler im Himalaya in der Lage pro Tag schätzungsweise zehn kleine Exemplare finden. Diese Schätze könnten dann im Regal einer lokalen Apotheke landen und zwischen 370 bis 950 Euro erzielen. Ein Kilogramm wilder Cordyceps kann bis zu 30.000 Euro kosten! Das heißt, eine gute Jahresernte hat für das Leben eines Landarbeiters enorme Auswirkungen. Tatsächlich schätzen einige Experten, dass das Sammeln wilder Cordyceps bis zu 90 Prozent der Bareinnahmen in den Gebieten Tibets ausmacht, in denen Cordyceps wachsen, und etwa 40 Prozent der gesamten landwirtschaftlichen Bareinnahmen Tibets. Es ist ein riesiges Geschäft, wenn auch nicht sehr nachhaltig. Aber keine Sorge – die Cordyceps, die Sie für die Zubereitung unserer Rezepte verwenden werden, wurden mit nahezu 100%iger Wahrscheinlichkeit auf vegan-freundliche Art und Weise durch flüssige Fermentation kultiviert (das Myzel wird passiert und dual-extrahiert, um ein medizinisches Produkt herzustellen, das ebenso wirkungsvoll ist wie die wilde Variante).

DIE IRRSINNIGE MACHT DER PILZE

Cordyceps gehören zu der Fungi-Familie der Ascomycetes, zu der auch Trüffel und Morcheln gehören, sowie Penicillium, der Schimmelpilz, der auf natürliche Art und Weise Penicillin produziert, sowie Mutterkornpilze, die Quelle des weltweit wirkungsstärksten Halluzinogens, dem Lysergsäurediethylamid (LSD). Die Tatsache, dass Angehörige der gleichen Familie auf so unterschiedliche Art und Weise verwendet werden können – als exquisiter kulinarischer Pilz, als eines der am weitesten verbreiteten und am häufigsten verschriebenen Antibiotika in der Geschichte der westlichen Medizin sowie als wirkungsvolle bewusstseinserweiternde illegale Substanz –, illustriert die unglaubliche Dichotomie des Fungi-Reiches perfekt.

Cordyceps sind besonders erwähnenswert in Hinblick auf ihre energiespendende Wirkung, dank der darin enthaltenen Beta-Glucane. Wie alle anderen Beta-Glucane liefern sie dem Körper Sauerstoff auf Zellebene, was nicht nur das Auftreten von Erkrankungen verringert, sondern auch Energie und Ausdauer steigert. Cordyceps erhöhen im Körper außerdem deutlich die Werte von Adenosintriphosphat (ATP). ATP ist für die Energie-Hauptversorgung des Körpers zuständig und wird für alle zellulären Prozesse benötigt. Zellen benötigen Energie, um unsere Muskeln zu aktivieren und uns in Bewegung zu halten. Die Wirkung von ATP auf unseren Körper kann man sich so vorstellen wie die Wirkung der Batterien in einer Taschenlampe. Wenn unsere ATP-Werte abfallen, sinken auch unsere Energiewerte. Wenn der Körper wieder ATP auflädt, z. B. über Cordyceps, strahlen wir wieder mehr und bewegen uns mit Leichtigkeit und Elan. Da Cordyceps auf so wirkungsvolle Weise die Energie steigern und Erschöpfungserscheinungen mindern, sind sie ein beliebtes und effektives Nahrungsergänzungsmittel für ältere Menschen, die etwas gegen die im Alter häufiger auftretende Lethargie tun möchten, und für Sportler, um bestmögliche Leistungen zu erbringen. Dazu gebe ich Ihnen ein bemerkenswertes Beispiel: Cordyceps gerieten 1993 erstmals ins Rampenlicht der breiten Öffentlichkeit, als das chinesische Leichtathletik-Team der Frauen bei den Olympischen Spielen drei Weltrekorde innerhalb einer Woche brach. Die Sportlerinnen wurden einem Doping-Test unterzogen, doch es wurden keine illegalen Substanzen nachgewiesen. Ma Junren, der legendäre Trainer des Läuferinnen-Teams, verriet schließlich, dass das Erfolgsgeheimnis der Athletinnen in einem „geheimen Elixier aus dem Pilz *Cordyceps sinensis*“ bestand. Die Resultate, die bei den Sportlerinnen erzielt wurden, sind wahrscheinlich etwas extremer, als diejenigen, die Sie und ich erleben werden, doch es ist eine Tatsache, dass wir alle von Cordyceps als generelle Verjüngungskur profitieren können, vor allem wenn sich der Körper von einer Erkrankung erholt.

Dank der einzigartigen Fähigkeit von Cordyceps den Sauerstofffluss zu verbessern und die ATP-Werte zu erhöhen können diese Pilze auch bei Problemen mit dem Atemsystem, z. B. Asthma oder Bronchitis, sehr hilfreich sein. Ich hatte einen Freund, der unter Asthma litt, seit er ein kleiner Junge war, und im Erwachsenenalter begann, Cordyceps täglich in Form einer 1.000- bis 2.000-mg-Kapsel einzunehmen. Nach etwa einem Monat regelmäßiger Anwendung benötigte er seinen Inhalator nicht mehr, ebensowenig die verschreibungspflichtigen Asthma-Medikamente.

Die entzündungshemmenden Eigenschaften von Cordyceps bedeuten, dass sie für besseren Blutfluss und die allgemeine Gesundheit des Herzens zuträglich sind und das Potenzial haben den Cholesterinspiegel zu senken. Die Beta-Glucane und andere chemische Verbindungen, unter anderem Cordycepin, sind dafür bekannt, Tumore schrumpfen zu lassen und die Produktion von Lymphozyten, die Fremdkörper im Immunsystem abtöten, unmittelbar anzuregen. Und dann ist da noch die interessante Tatsache, dass Cordyceps die Libido fördern. Diese positive Nebenwirkung wird sowohl der Cordyceps-Säure als auch der Säure Deoxyadenosin zugeschrieben. Beide helfen bei Erektionsstörungen, indem sie die Testosteronwerte steigern und für besseren Blutfluss sorgen, sodass die Dinge an den richtigen Stellen in Bewegung kommen. Genauso wie die Cordyceps diese munteren Tiere im Himalaya beeinflusst haben, können sie auch uns Menschen im Schlafzimmer weiterhelfen. Kein Wunder, dass die Pilze diesen nicht besonders einfallsreichen, aber dennoch passenden Spitznamen haben: „Cordysex".

Wer während der Erntezeit im Himalaya ist, kann Cordyceps an dem dunkelbraunen „Schwanz" (Fruchtkörper) erkennen, der aus den Kadavern toter Raupen wächst. Doch sollte man vorsichtig sein, denn die Konkurrenz beim Sammeln dieser wertvollen Pilze ist groß – Streitereien über Sammelberechtigungen können ziemlich unangenehm werden. Wer zuhause bleibt, kann sich einfach an unserem Ratgeber (Seite 213) orientieren um eine Bezugsquelle für hochwertige kultivierte Cordyceps zu finden.

Faszinierende Fakten

Im Jahr 2013 standen Cordyceps im Mittelpunkt des sehr beliebten Computerspiels *The Last of Us*. Die Entwickler dieses Horror-Überlebens-Spiels hatten sich auf Basis wissenschaftlicher Forschung davon inspirieren lassen, wie Cordyceps die Körper der Insekten einnehmen, auf denen sie wachsen, und diese Idee auf ihre virtuellen Menschen übertragen. In dem Spiel werden Menschen von parasitischen Cordyceps befallen, die sich in deren Gehirne graben um Nährstoffe und dadurch die Kontrolle über den menschlichen Körper zu gewinnen. In der Realität ist es unmöglich, dass sich Cordyceps jemals in unser Gehirn (oder in einen anderen Teil unserer Körper) eingraben könnten, also seien Sie versichert, dass Sie, wenn Sie diesen Pilz in Ihr Leben treten lassen, mehr Energie haben werden, Ihren freien Willen aber behalten.

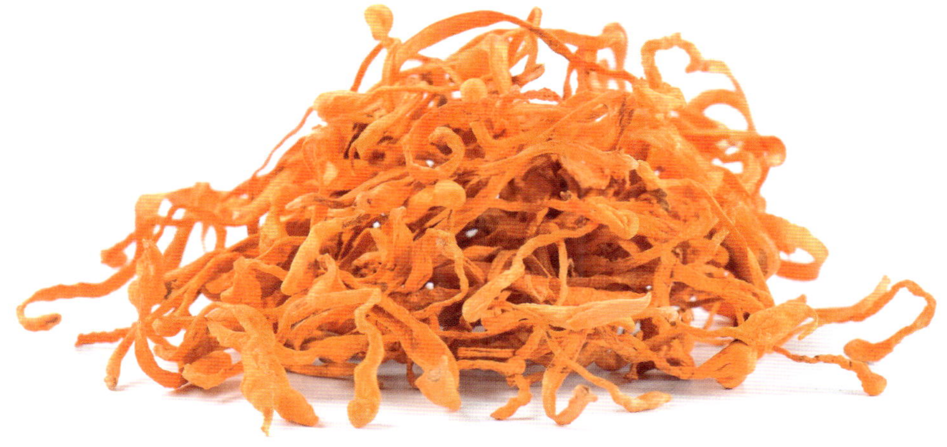

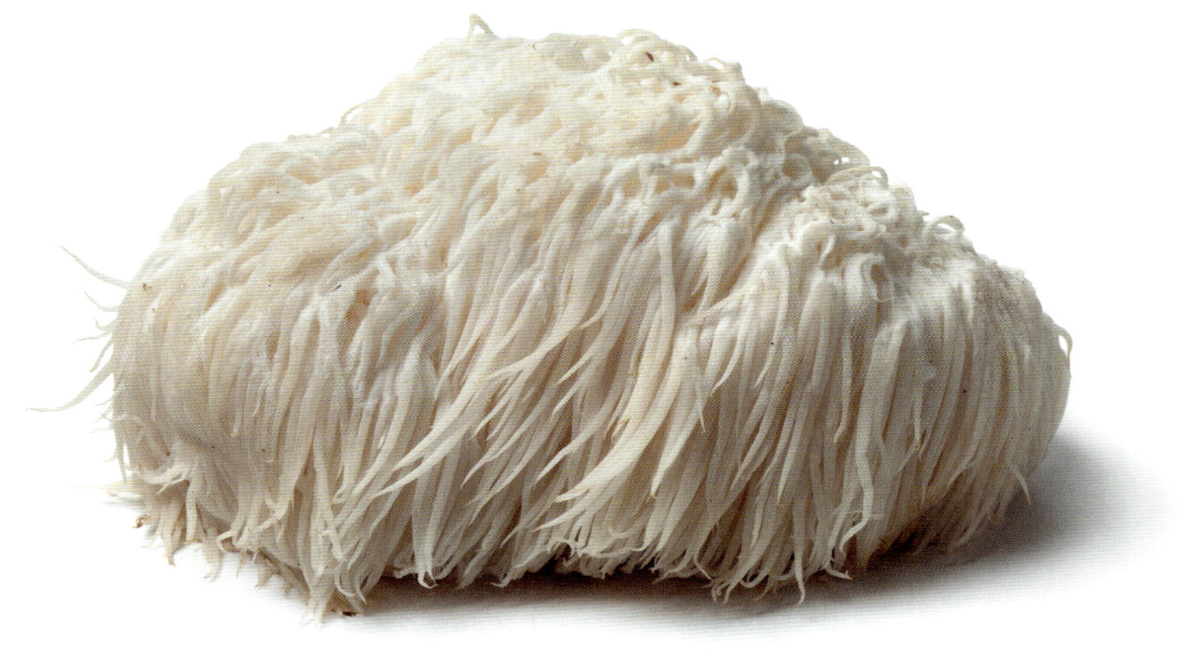

Igel-Stachelbart

HERICIUM ERINACEUS

Igel-Stachelbart verwenden, um

- *das Gedächtnis zu verbessern*
- *die Konzentration zu fördern*
- *das Nervensystem zu schützen*

IGEL-STACHELBART (ODER: LÖWENMÄHNE) wird wegen seines einzigartigen Aussehens so genannt. Im Gegensatz zur Fruchtkörper-Form der meisten anderen Pilz-Sorten (glatter Hut und Stiel) sehen die Fruchtkörper der Löwenmähne aus wie eine Kaskade weißer Fasern. Diese „wasserfallartige" Mähne hat zu allen möglichen anderen Spitznamen für diesen Pilz gesorgt, z. B. „Pom-Pom-Pilz" oder „Affenkopf".

Überlieferungen weisen darauf hin, dass Igel-Stachelbart in der Traditionellen Chinesischen Medizin gezielt für die Behandlung von Magen- und Verdauungsproblemen eingesetzt wurde sowie für Krebserkrankungen in dieser Körperregion. Die Pilze wurden auch als allgemeines Stärkungsmittel eingesetzt, dank ihrer antibakteriellen und immunmodulatorischen Eigenschaften. Doch es sind seine Wirkungskräfte auf das Gehirn, die Igel-Stachelbart in der Tat von anderen medizinischen Pilzen unterscheiden und zu einem äußerst faszinierenden Thema machen. Igel-Stachelbart ist in der Lage Neuronen in unserem Körper zu reparieren und zu regenerieren, was zu einer allgemeinen Verbesserung der kognitiven Funktionen führt. Er ist bekannt dafür in der Lage zu sein, die Auswirkungen von neurologischen Erkrankungen wie z. B. Parkinson oder Alzheimer rückgängig zu machen oder zu lindern.

Wie geht das vor sich? Unser Körper enthält Nervenwachstumsfaktor-Proteine (NGF), welche existierende Neuronen schützen und das Wachstum neuer Neuronen fördern. Diese Proteine spielen eine ausschlaggebende Rolle dabei, die Funktionsfähigkeit der Neuronen aufrechtzuerhalten, damit das Nervensystem richtig funktioniert. Allerdings gibt es ein Problem, wenn wir die Blut-Hirn-Schranke in Betracht ziehen, ein internes Filtersystem mit der Aufgabe, das zentrale Nervensystem zu schützen, indem es fremdartige Verbindungen aussortiert, bevor diese in das Gehirn vordringen. Diese Blut-Hirn-Schranke ist nicht durchlässig für NGF-Proteine, weil diese zu groß sind. Wenn unser Gehirn ausreichend NGF produziert, ist alles schön und gut. Wenn es das allerdings nicht tut, werden die Neuronen im Gehirn nicht überleben und es können keine neuen Neuronen dazukommen. Wenn das Gehirn keine NGF-Proteine produziert, kann das zu degenerativen neurologischen Erkrankungen wie Parkinson, Alzheimer und Demenz führen.

Das Wunderbare an Igel-Stachelbart ist, dass diese Pilze die Synthese von NGF stimulieren. Wie? Schauen wir uns die lateinische Bezeichnung dieser Pilze genauer an: *Hericium erinaceus. Hericenones* sind molekulare Verbindungen, die das Gehirn stimulieren mehr NGF zu produzieren. *Erinacines* sind noch wirkungsvollere Verbindungen, die klein genug sind, um die Blut-Hirn-Schranke durchdringen zu können. Gemeinsam können diese Verbindungen die NGF-Produktion vom *Inneren* des Gehirns aus fördern. Das ist außerordentlich verblüffend. Igel-Stachelbart hat nicht nur das Potenzial denjenigen zu helfen, die unter neurologischen Erkrankungen leiden. Durch die NGF-Stimulation haben diese Pilze auch das Potenzial, die kognitive Degeneration rückgängig zu machen, die sich bei uns einschleicht, wenn wir älter werden. Im Gegensatz zu allen anderen Medikamenten, die für die kognitiven Funktionen eingesetzt werden – verschreibungspflichtig oder naturheilkundlich –, hat Igel-Stachelbart keine bekannten Nebenwirkungen. Er kann täglich eingenommen werden (in Form von Kapseln oder als in Flüssigkeit aufgelöstes Pulver – Dosierung siehe Seite 31), ohne das Risiko nachteiliger Konsequenzen.

Abgesehen von den einzigartigen medizinischen Eigenschaften ist Igel-Stachelbart auch einfach sehr lecker. Die Pilze müssen zur Verwendung nicht extrahiert oder zu Pulver verarbeitet werden – man kann sie einfach in Butter braten und genießen. Wenn die Pilze in ihrer ursprünglichen Form verzehrt werden, ist ihre medizinische Potenz nicht so konzentriert, wie wenn sie als Extrakt zu sich genommen werden, trotzdem kommt man auch in den Genuss einiger Vorteile. Wegen ihrer fleischigen Textur sind diese Pilze schon lange ein beliebter Fleisch-Ersatz in asiatischen Gerichten. Wie Sie sehen werden, kann man Igel-Stachelbart auch leicht in viele verschiedene Gerichte schmuggeln (sogar Desserts), um dem Gehirn etwas Gutes zu tun (wie genau, zeigen wir Ihnen auf den Seiten 183 bis 191)!

Vollkommen überzeugt bin ich von den neurologischen Kräften von Igel-Stachelbart, seit eine gute Freundin von mir vor ein paar Jahren einen schweren Surf-Unfall hatte. Ein Surfboard traf sie mit einem heftigen Schlag am Kopf, was einige Hirnschäden zur Folge hatte. Sie konnte noch ‚funktionieren', doch beim Unfall waren die Nerven in ihrem Gehirn so stark beschädigt worden, dass sie sich oft nicht konzentrieren konnte und unter Schwindelanfällen litt. Sie begann täglich zwischen 1500 mg und 3000 mg einzunehmen und nach 6 bis 8 Wochen traten die Schwindelanfälle viel seltener auf und sie konnte sich wieder über längere Zeit hinweg konzentrieren. Sie ist zwar nicht geheilt, doch ihr Zustand hat sich seitdem deutlich verbessert, was sie der Einnahme von Igel-Stachelbart zuschreibt.

Igel-Stachelbart ist an seiner üppigen weißen Fasermähne zu erkennen, die wie eine Kaskade nach unten hängt. Es gibt zwar keine andere Pilz-Sorte mit der gleichen „Frisur", Bärenkopf-Zahn-Pilz und Ästiger Stachelbart können allerdings ähnlich aussehen. Igel-Stachelbart wächst auf abgestorbenen oder verfaulenden Harthölzern weltweit, ist aber in Nordamerika, China, Japan und Europa besonders verbreitet.

Faszinierende Fakten

Die italienische Wissenschaftlerin Rita Levi-Montalcini entdeckte die NGF-Proteine und wurde dafür (zusammen mit ihrem Kollegen Stanley Cohen) im Jahre 1986 mit dem Nobelpreis für Physiologie und Medizin ausgezeichnet. Als erste Nobelpreisträgerin, die über 100 Jahre alt wurde, starb Rita im Alter von 103 und es heißt, sie habe täglich NGF-Augentropfen verwendet. Sie selbst schrieb ihre Langlebigkeit und ihren Scharfsinn bis zu ihrem Tod diesen Tropfen zu. Da Igel-Stachelbart die am reichlisten vorhandene natürliche Quelle für NGF-Proteine ist, muss man nicht unbedingt die Augentropfen verwenden, um diese Pilze in das tägliche Gesundheitsprogramms mit aufzunehmen. Außerdem kommt man auch in den Genuss einer Reihe anderer Vorteile, welche die Augentropfen von Levi-Montalcini nicht hatten ... Stellen Sie sich einmal vor, wie lange Sie leben könnten!

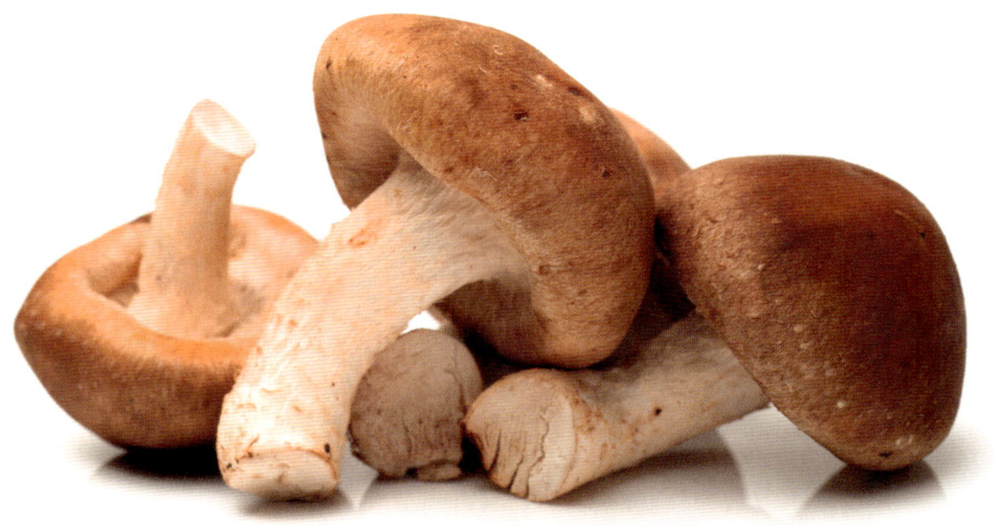

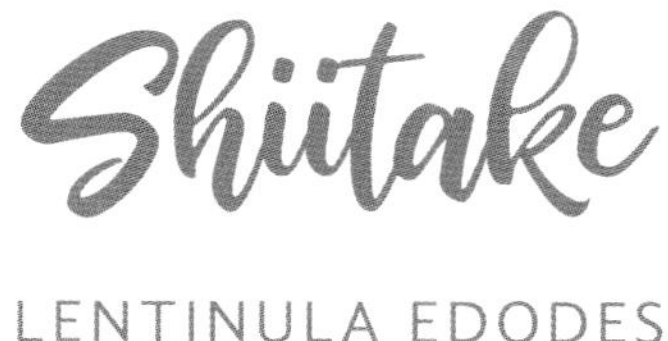

Shiitake

LENTINULA EDODES

Shiitake verwenden, um

- *klare, strahlende Haut zu bekommen*
- *der Leber Gutes zu tun*
- *den Cholesterinspiegel zu senken*

SHIITAKE GEHÖREN ZU DEN PILZEN, die weltweit am häufigsten kultiviert werden (übertroffen nur von Zucht-Champignons) und sind daher die am besten zugänglichen medizinischen Pilze. Während sie in der asiatischen Küche schon seit Jahrhunderten eine anerkannte Delikatesse sind, erfreuen sich Shiitake in Amerika seit etwa einem Jahrzehnt immer größerer Beliebtheit. Frisch zubereitet schmecken sie köstlich, aber auch getrocknet sind Shiitake bei Profi- und Hobbyköchen, die einen konzentrierteren Geschmack anstreben, sehr beliebt. Wem es nur um die medizinischen Zwecke geht, kann Shiitake als Nahrungsergänzungsmittel in Form von Kapseln oder als Extrakt einnehmen. Jede Zubereitung bietet eine Reihe von Vorteilen und die Entscheidung, wie man Shiitake konsumiert, hängt von den jeweiligen Bedürfnissen ab. Die medizinische Verwendung von Shiitake geht auf mindestens 100 n. Chr. in China zurück, wo die Pilze zur Behandlung und Vorbeugung von Erkrankungen der oberen Atemwege eingesetzt wurden, um den Kreislauf anzuregen, Energie zu spenden, Erschöpfungserscheinungen zu reduzieren und um das „Chi" im Allgemeinen zu fördern. Es ist wenig überraschend, dass die Pilze auch verwendet wurden um Alterserscheinungen zu verhindern.

Heutzutage wissen wir, dass Shiitake ein wirklich außergewöhnliches Superfood sind, da die Pilze sieben der neun essentiellen Aminosäuren enthalten (Aminosäuren sind die Bausteine von Proteinen, die über externe Quellen konsumiert werden müssen, da der menschliche Körper sie nicht produzieren kann). Shiitake enthalten außerdem eine Reihe essentieller Enzyme (z. B. Amylase und Cellulase, beide verdauungsfördernd), sind eine gute Quelle vitaler Mineralstoffe (darunter Magnesium und Kalium, die antioxidative Eigenschaften haben) und essentieller Vitamine (z. B. Vitamin B und D – Näheres im Abschnitt „Faszinierende Fakten“).

Der größte gesundheitliche Nutzen von Shiitake liegt in ihren immunmodulatorischen Eigenschaften und ihrem Einfluss auf das Herzkreislaufsystem. Und was das Immunsystem betrifft – eines der Polysaccharide in Shiitake ist Lentinan, das die unterschiedlichen weißen Blutzellen stimuliert und aktiviert, welche Infektionen abwehren. Lentinan hat sich beim Bekämpfen der Auswirkungen von HIV und Lebererkrankungen als hilfreich gezeigt, sodass es effektiv für jegliche Entgiftung des Körpers eingesetzt werden kann. Es mag überraschen, dass es auch zu einem besseren Erscheinungsbild der Haut beiträgt. Chronische Akne oder häufiges Aufblühen der Haut wird oft nicht mit dem in Verbindung gebracht, was sich in unseren inneren Organen abspielt, doch tatsächlich spiegelt unsere Haut wider, was in unserer Leber geschieht. Eine gut funktionierende Leber bedeutet häufig auch lupenreine Haut.

Shiitake können auch enorme Auswirkungen auf das Herzkreislaufsystem haben, da sie verhindern können, dass sich Substanzen an die Innenwände von Blutgefäßen binden. So hat sich zum Beispiel wiederholt gezeigt, dass Eritadenin, eine der bioaktiven Verbindungen in Shiitake, dabei hilft, den Cholesterinspiegel zu senken, indem es die Absorption von Cholesterin in die Blutlaufbahn hemmt. Dies geschieht zum Teil dadurch, dass die Ansammlung von Lipiden im Lebergewebe unterdrückt wird. Außerdem hilft das Eritadenin, Cholesterin in den Blutkörpern zu eliminieren, statt zuzulassen, dass sich Fettsäuren ansammeln. Neben zahlreichen entzündungshemmenden und antiviralen Eigenschaften könnte die Fähigkeit von Shiitake, den Blutkreislauf zu verbessern, für Arthritis-Kranke große Linderung bedeuten. Die Wirkungskräfte von Shiitake in diesem Bereich werden weiter erforscht.

Shiitake erkennt man an ihrem mittelgroßen braunen Hut. Der Rand des Hutes ist rundherum nach innen gerollt, Unterseite und Stiel sind weiß. In der Wildnis wachsen Shiitake auf Harthölzern, vor allem in den Bergregionen von China, Japan, Indonesien und Taiwan. Kommerziell werden Shiitake in der Regel auf Sägespänen und Holzfasern angebaut (Holzstämme sind teurer, schwerer und oft auch nicht so leicht erhältlich). Aus Holzstämmen gewachsene Shiitake sind wirkungsvoller als die, die auf Sägespänen gewachsen sind. Dies ist ein weiterer Grund dafür, warum man sich gut über die Bezugsquellen informieren sollte. Wenn der Händler nicht angibt, woher die Shiitake kommen, ist die Wahrscheinlichkeit groß, dass sie auf Sägespänen oder Holzfasern gewachsen sind.

SHIITAKE IN AKTION

Es gibt eine beeindruckende Anekdote, die die heilenden Eigenschaften von Shiitake illustriert. Sie betrifft einen Teenie-Star, den ich persönlich kenne, der unter starker und hartnäckiger Akne litt. Er verwendete aggressive Hautprodukte und nahm Medikamente ein, doch seine Haut wurde zum immer größeren Stressfaktor in seinem beruflichen Leben als Person des öffentlichen Lebens. Der junge Mann begann mit der Einnahme von täglich 1500 mg Shiitake-Extrakt und setzte die Medikamente ab. Innerhalb eines Monats war seine Haut deutlich klarer und wurde zunehmend besser, bis die Akne schließlich komplett verschwand.

Faszinierende Fakten

Viele Köche ziehen die Verwendung von sonnengetrockneten Shiitake vor, da der Geschmack der Pilze durch das Trocknen intensiviert wird. Ein weiteres Plus ist, dass die ultravioletten Strahlen der Sonne Ergosterol (ein Derivat eines Triterpen-Sterols, welches in Shiitake und weiteren Fungi vorkommt) in Vitamin D_2 umwandeln. Mit einem bis zu hundertfachem Anstieg des Vitamin-D-Gehalts können Shiitake eine wichtige Ernährungsquelle für dieses Vitamin sein. Wegen des Medienhypes um den weit verbreiteten Vitamin-D-Mangel in den USA vor ein paar Jahren beschlossen viele Firmen daraus Profit zu machen, und so war der Markt schnell mit Vitamin-D-Nahrungsergänzungsmitteln gesättigt. Nehmen Sie sich vor diesen Ergänzungsmitteln in Acht, da viele von ihnen fragwürdig sind. Shiitake hingegen liefern direkt reines Vitamin D.

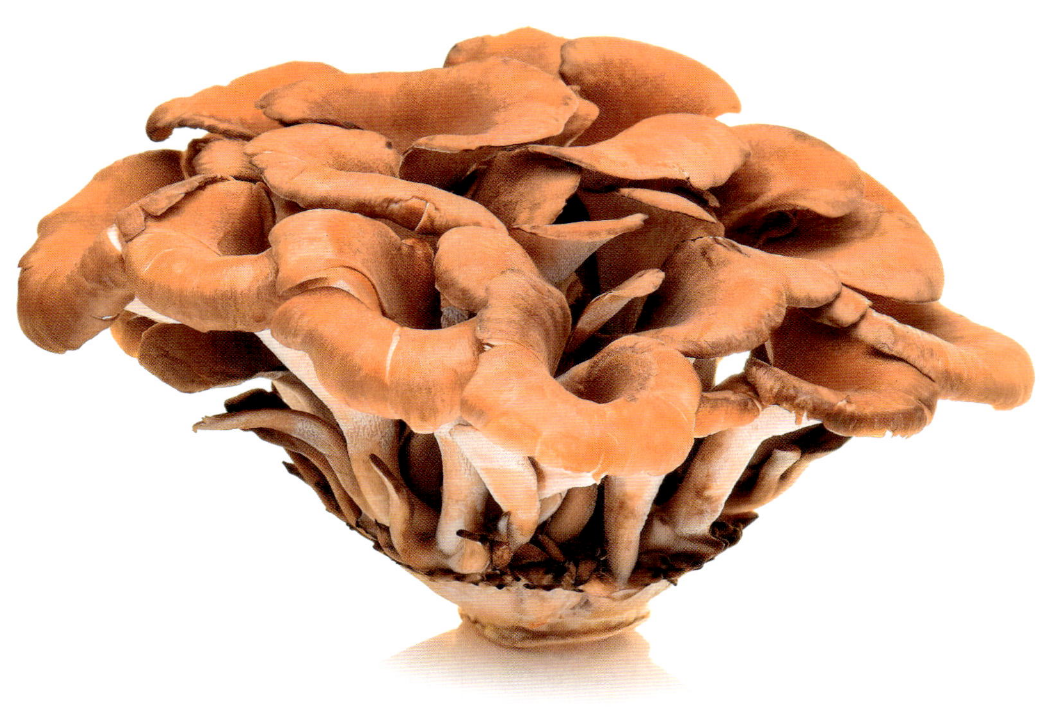

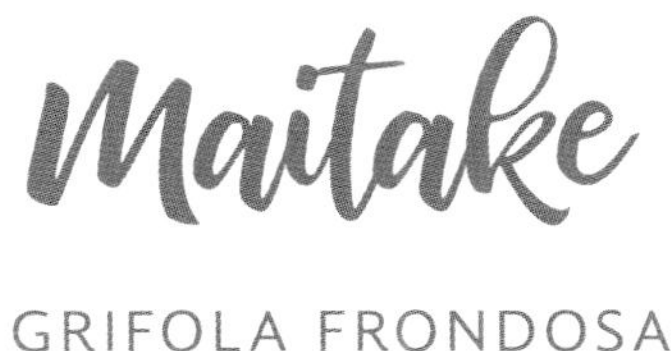

Maitake

GRIFOLA FRONDOSA

Maitake verwenden, um

- *das Gewicht natürlich zu kontrollieren*
- *die Blutzuckerwerte zu stabilisieren*
- *die Verdauung zu verbessern*

AUF JAPANISCH BEDEUTET MAITAKE „tanzender Pilz“ – ein Name, der der Überlieferung nach von den Samurai stammt. Das Sammeln dieser wertvollen Pilze bedeutete häufig lange und anstrengende Ausflüge tief in die Berge und Wälder Japans und es heißt, dass die Samurai vor Freude tanzten, wenn sie diese essbaren Schätze entdeckten. Weitere Namen, unter denen dieses Superfood bekannt ist, sind z. B. Gemeiner Klapperschwamm und Laubporling.

Wie viele andere unserer Top Ten der medizinischen Pilze haben Maitake wirkungsvolle immunmodulatorische Eigenschaften, vor allem dank ihrer Beta-Glucan-Polysaccharide. Was Maitake von anderen medizinischen Pilzen unterscheidet, ist ihre SX-Fraktion, eine wasserlösliche Verbindung, die so genannt wird, weil sie den Auswirkungen des Syndroms X entgegenwirken kann. Das auch als metabolisches Syndrom bekannte Syndrom X ist keine Erkrankung an sich, sondern bezieht sich auf eine Reihe von Risikofaktoren (darunter hohe Blutzuckerwerte, hohe Cholesterinwerte, hoher Blutdruck und überschüssiges Fett), die sich gegenseitig begünstigen und sich negativ auf Gesundheit und Wohlbefinden auswirken. Die SX-Fraktion hat das Potenzial die Blutzuckerwerte und den Blutdruck zu senken sowie das Körpergewicht zu reduzieren, sodass sie unter Umständen bei Diabetes oder Adipositas Wunder wirken kann. SX-Fraktion wirkt außerdem als Adaptogen, d.h. sie ist nicht nur gut für diejenigen, die unter Hyperglykämie leiden, sondern kann auch die Blutzuckerwerte von denjenigen stabilisieren, die hypoglykämisch sind. Wie bei so vielen gesundheitlichen Beschwerden löst die Beseitigung der Ursache des Problems häufig einen positiven Dominoeffekt für Gesundheit und allgemeines Wohlbefinden aus. Für Diabetes kann das bedeuten, dass, wenn der Blutzucker reguliert und die Insulinresistenz eliminiert wird, Nieren- und Leberfunktionen, die als Resultat von Diabetes häufig in Mitleidenschaft gezogen werden, stabilisiert und bereits existierende Schäden eventuell sogar rückgängig gemacht werden können. Verrückt, oder?

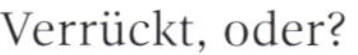

MAITAKE IN AKTION

Eine Frau, mit der ich vor einigen Jahren zusammenarbeitete, litt unter Kandidose (auch: Darmpilz, ein hefeähnlicher schädlicher Fungus, der sich wegen eines unausgewogenen Bakterienhaushalts ihres Körpers in ihrem Magen-Darm-Trakt ausgebreitet hatte). Da es sich bei Candida um einen Hefe-Stamm handelt, hatte sie Zweifel daran Pilze zu essen, da sie befürchtete, die Fungi würden das Problem buchstäblich füttern. Allerdings ist es ein Mythos, dass diejenigen, die unter Kandidose leiden, keine Pilze essen können. Im Gegenteil: Viele medizinische Pilze wie Maitake und Reishi haben antifungielle Eigenschaften, die schädlichen Fungi wie Candida entgegenwirken können. Sobald ihr klar wurde, dass Pilze ihr eventuell weiterhelfen könnten, begann sie mit der Einnahme von 3000 mg Maitake-Extrakt pro Tag und innerhalb weniger Monate war die Kandidose vollständig verschwunden und ihr Verdauungssystem funktionierte wieder normal.

Maitake sind an ihrer büschelähnlichen Form zu erkennen und ähneln dem Federkleid eines aufgeplusterten Hühnchens – daher der in den USA für diese Pilze verbreitete Name „Hen-of-the-Woods" (Huhn des Waldes). Maitake wachsen vor allem am Fuß von Eichen oder Ulmen in den nordöstlichen Teilen Japans und Nordamerikas. Maitake können frisch oder getrocknet verzehrt werden und sind beliebte kulinarische Pilze, die von Köchen weltweit verwendet werden. Häufig werden sie auch in Form von Pulver oder Extrakt konsumiert.

Faszinierende Fakten

Wenn Sie nach einem besonderen Geschmack suchen, sind Sie bei Maitake richtig. Die Pilze enthalten l-Glutamat, die Aminosäure, die für den hoch-gepriesenen und meist flüchtigen „Umami"-Geschmack verantwortlich ist. Umami ist als „fünfte Geschmacksrichtung" bekannt, die man erleben kann, wenn man Speck, Parmesan und Lebensmittel isst, die den Geschmacksverstärker Mononatriumglutamat (MNG, englisch MSG) enthalten. Keine dieser Optionen ist jedoch annähernd so gesund wie Maitake, also halten Sie für Ihre nächsten kulinarischen Höhepunkte nach diesen Pilzen Ausschau.

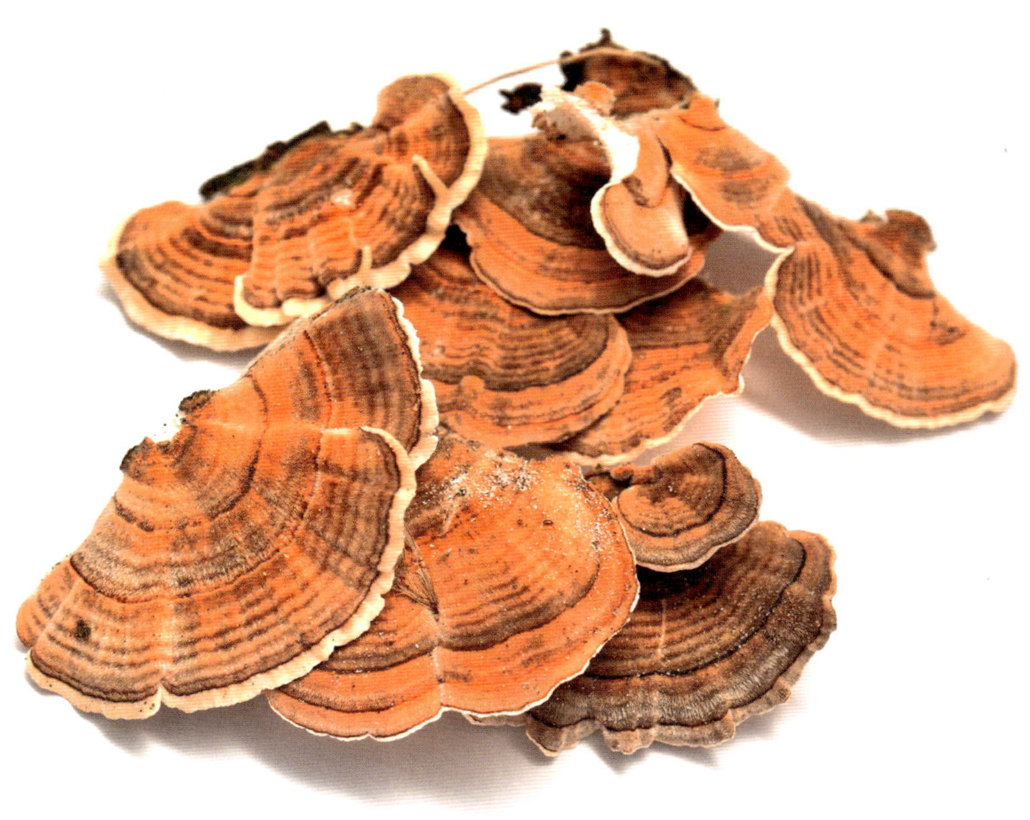

Schmetterlingstramete

CORIOLUS VERSICOLOR ODER TRAMETES VERSICOLOR

Schmetterlingstramete verwenden, um

- *Schnupfen und Erkältung zu behandeln*
- *die Verdauung zu fördern*
- *den Heilungsprozess bei Infektionen zu unterstützen*

DIE SCHMETTERLINGSTRAMETE wird auch Bunte Tramete genannt, analog zum lateinischen Namen, der „von mehreren Farben" bedeutet. Das passt, weil dieser Pilz an den konzentrischen Kreisen unterschiedlicher Farben auf dem Fruchtkörper zu erkennen ist. Die Schmetterlingstramete wächst weit verbreitet und gehört daher zu den medizinischen Pilzen, die am einfachsten zu sammeln sind – man findet sie fast überall, auf abgestorbenen oder umgestürzten Harthölzern, Baumstümpfen oder Ästen. Das ist wahrscheinlich auch der Grund, der zu ihrer Verwendung in der Traditionellen Chinesischen Medizin geführt hat – es heißt, dass die alten Taoisten erstaunt waren, wie einfach dieser bunte Pilz an Pinien wuchs, die gemeinhin als antifungiell galten. Sie schlossen daraus, dass ein derartig zäher und starker Pilz unglaubliche medizinische Eigenschaften haben müsste.

Und so ist es auch. Wie viele andere medizinische Pilze enthalten Schmetterlingstramete viele Polysaccharide und Triterpene, die den Pilzen ihre immunmodulatorischen Eigenschaften verleihen, das Immunsystem insgesamt unterstützen und regulieren, sodass sie uns auf den Weg zu einer umfassenden Gesundheit bringen. Was Schmetterlingstramete vom Rest der medizinischen Pilze unterscheidet, sind zwei Beta-Glucane: Polysaccharid Krestin (PSK) und Polysaccharid Peptid (PSP).

PSK erhielt wegen seiner Krebs bekämpfenden Eigenschaften in den US-Medien große Aufmerksamkeit. In der westlichen Medizin ist die Zielsetzung bei Krebsbehandlungen (wie Chemotherapie und Bestrahlung) das Abtöten der Krebszellen. Diese Behandlungsmethoden führen jedoch zu ernsthaften Konsequenzen. Das Immunsystem leidet häufig darunter, da man schädliche Zellen nicht abtöten kann, ohne gleichzeitig viele gute Zellen in Mitleidenschaft zu ziehen. Das Fantastische an PSK und PSP in Schmetterlingstrameten ist, dass sie in der Lage sind, weiße Blutkörperchen (die gebraucht werden um Infektionen abzuwenden) zu regenerieren und die Aktivität und Bildung von T-Zellen, Makrophagen und natürlichen Killerzellen (NK) zu stimulieren. Dadurch wird das Immunsystem erneut in die Lage versetzt, Pathogene abzuwehren und zu zerstören. Als dieses Buch 2017 zum ersten Mal in den Druck ging, war mehr zu PSK geforscht worden als zu PSP, vor allem in Japan, wo die Regierung schon seit den 1980ern die Behandlung einer Reihe unterschiedlicher Krebsarten mit PSK erlaubt. Heute ist es das am häufigsten verkaufte Anti-Krebs-Mittel auf dem japanischen Markt und wird in Kombination mit Operationen, Chemotherapie und Radiotherapie eingesetzt. PSP ist zwar eine neue Entdeckung, Studien weisen jedoch darauf hin, dass es deutlich wirkungsvoller ist als PSK – ein spannender Aspekt für die Entwicklung neuartiger Krebsbehandlungen. Schmetterlingstramete haben sich als ebenfalls erfolgreich dabei erwiesen, die Regeneration von durch Krebsbehandlungen beschädigtem Knochenmark anzuregen, und waren ebenso wirkungsvoll bei der Behandlung des Humanen Papillomavirus (HPV) und Hepatitis C.

Schmetterlingstramete sind an ihrer fächerartigen Form zu erkennen. Sie wachsen häufig in abgestuften Anhäufungen auf abgestorbenen oder umgestürzten Harthölzern. Die bunten, konzentrischen Ringe auf den Hüten können unterschiedliche Schattierungen haben: braun, schwarz und dunkelrot, aber auch blau oder grün. Die Pilze fühlen sich dick und ledrig an und haben keine Stiele. Auf der Unterseite befinden sich kleine Poren, statt Lamellen wie bei vielen anderen Pilzen.

SCHMETTERLINGSTRAMETE IN AKTION

Das großartige Heil-Potenzial von Schmetterlingstrameten habe ich begriffen, als ich im Internet einen Video-Vortrag (TED Talk) des weltweit anerkannten Pilzkundlers Paul Stamets erlebte, bei dem er die breite Öffentlichkeit auf Schmetterlingstramete aufmerksam machte. Er erzählte die Geschichte seiner Mutter, bei der im Alter von 84 Jahren Brustkrebs im Stadium IV festgestellt worden war. Für den sie behandelnden Arzt am Swedish Cancer Institute in Seattle, Washington, war das der zweitaggressivste Krebs dieser Art, den er in den 20 Jahren seines Praktizierens erlebt hatte. Der Arzt schlug seiner Mutter vor, ergänzend zu ihrer Behandlung Schmetterlingstramete einzunehmen, da damals eine klinische Studie dazu durchgeführt wurde (bemerkenswerter Weise lieferte Stamets die Schmetterlingstramete für diese Studie). Seine Mutter begann, täglich acht Kapseln Schmetterlingstramete einzunehmen. Zwei Jahre nach der Diagnose, bei der es geheißen hatte, sie hätte nur noch wenige Monate zu leben, betrat Frau Stamets während dieses im Jahr 2011 gehaltenen Video-Vortrages die Bühne und berichtete unter Tränen gemeinsam mit ihrem Sohn, dass sie komplett vom Krebs geheilt war.

Faszinierende Fakten

Schmetterlingstramete sind ideal für Pilzeinsteiger, denn wenn es einen Pilz gibt, den man mal eben während der Mittagspause finden kann, dann ist es dieser. Sobald man einen gefunden hat, entdeckt man ihn überall – ernsthaft! Wichtig ist zu wissen, dass Schmetterlingstramete roh ungenießbar sind, also seien Sie nicht versucht, Ihren Fund aus dem Wald gleich zu verspeisen. Am häufigsten werden diese Pilze in Form von Pulver oder flüssigem Extrakt konsumiert (Bezugsquellen Seite 217).

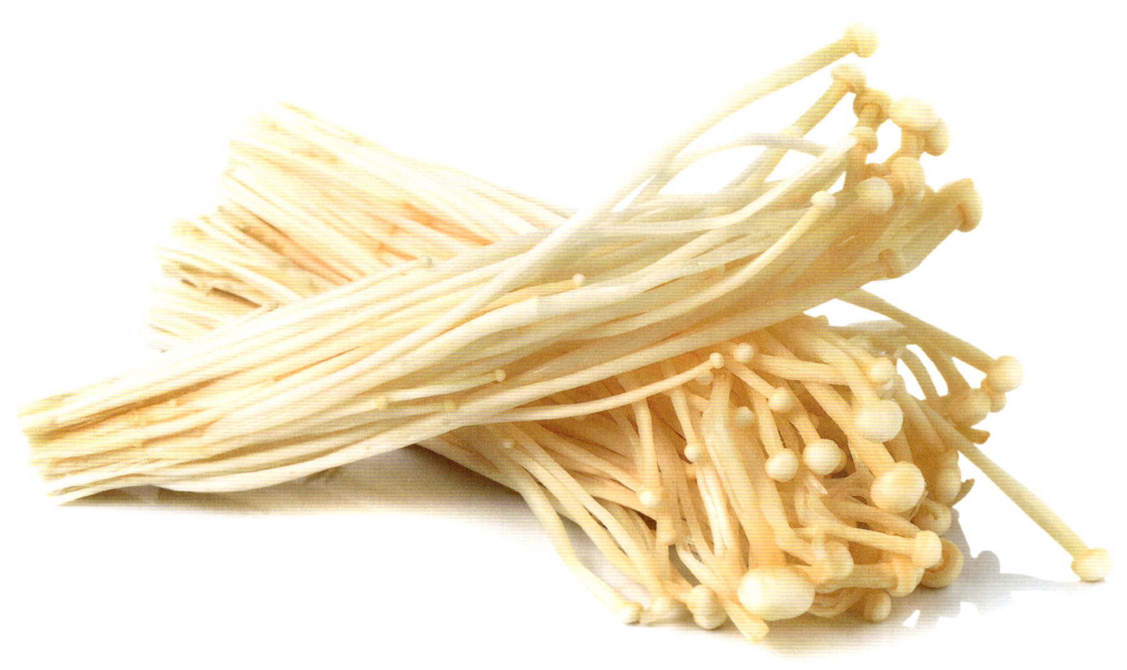

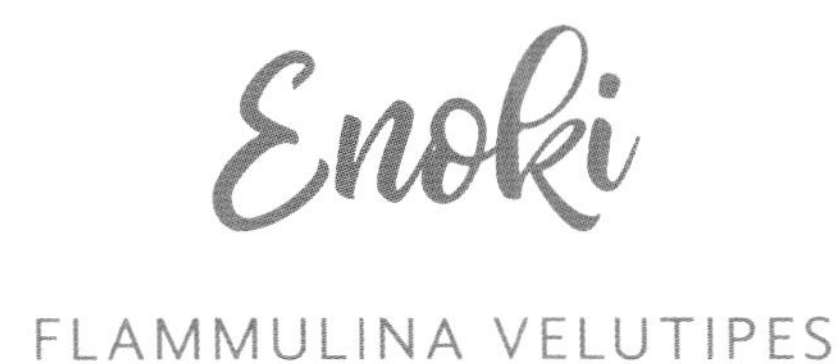

Enoki

FLAMMULINA VELUTIPES

Enoki verwenden, um

- *für eine bessere Haut zu sorgen/ jünger auszusehen*
- *die Immunfunktion zu optimieren*
- *Gelenkschmerzen zu lindern*

ENOKI WERDEN ZWAR auch in der Traditionellen Chinesischen Medizin verwendet, doch es ist die kulinarische Vielseitigkeit dieses Pilzes, die ihn von vielen anderen Pilzen unterscheidet und ihn schon lange zu einer geschätzten Grundzutat der asiatischen Küche gemacht hat. Außerdem gehören sie mit ihrer einzigartigen, zarten Form optisch zu den ansprechendsten Pilzen. Enoki wachsen in Büscheln reinweißer Stiele, auf denen jeweils ein kleiner runder Hut sitzt. Die Pilze sind auch als „Gemeiner Samtfußrübling" und „Winterpilz" bekannt. Der vollständige Name von Enoki lautet eigentlich Enokitake (take bedeutet „Pilz" auf Japanisch), doch er wurde offiziell auf Enoki (das bedeutet „Zürgelbaum" auf Japanisch) abgekürzt, den Namen des Baumes also, an dem diese Pilze häufig wachsen. Allerdings sind in der Wildnis an Zürgelbäumen oder anderen Harthölzern gewachsene Enoki niemals so weiß wie die Exemplare, die beim Gemüsehändler oder Bauernmarkt erhältlich sind und die in der Regel in Innenräumen kultiviert werden. Denn der Bedarf überschreitet häufig die Mengen, die gesammelt werden können. Der Mangel an Sonnenlicht während des Anbaus führt zu der reinweißen Farbe der Enoki, wie wir sie kennen.

Abgesehen vom milden, köstlichen Geschmack und dem eleganten Aussehen sind Enoki wirkungsvolle medizinische Pilze, dank der vielen Antioxidantien, die sie enthalten. Besonders das Antioxidans Ergothionein befreit den Körper nicht nur von freien Radikalen, es hat sich auch gezeigt, dass es bei der Reduktion von Lichtschäden der Haut besonders wirkungsvoll ist. Aus diesem Grund sind Enoki in vielen Anti-Aging-Hautprodukten enthalten. Da Ergothionein für die interzellulare Stimulation der Produktion von ATP sorgt, haben Enoki auch unzählige Möglichkeiten als Anti-Krebs-Mittel zu wirken. In besonders erfolgreichen Studien konnten positive Auswirkungen bei der Behandlung von Lymphoma und Prostatakrebs nachgewiesen werden. Darüber hinaus hat sich gezeigt, dass Proflanin und Flammulin, zwei der Polysaccharide von Enoki, bemerkenswerte Auswirkungen auf die Förderung des Immunsystems und die Eliminierung von Krebszellen haben. Da Proflanin ein ungewöhnlich hohes Vorkommen von Proteinen im Vergleich zu Kohlenhydraten hat (10:1), ist es deutlich leichter als viele der Beta-Glucane in anderen medizinischen Pilzen. Das bedeutet einfach, dass es schneller und effektiver gegen fremdartige Pathogene vorgeht. Flammulin hat seine eigenen besonderen Eigenschaften und hat sich vor allem effektiv bei der Bekämpfung von Melanomen erwiesen. Darüber hinaus fördert das Protein Lectin, das natürlich in Enoki vorkommt, die Produktion der Antioxidantien, was die Pilze zu einem antiviralen, antibakteriellen und insgesamt regenerativen Immunregulator für optimales Wohlbefinden macht, sowohl innerlich als auch äußerlich.

Diese weiße Schönheit hat außerdem hohe Vitamin B3-Werte. Tatsächlich enthält bereits 1 Cup rohe Enoki 23 Prozent unseres täglichen Vitamin B3-Bedarfs. Die entzündungshemmenden Eigenschaften von Niacinamid, einer spezifischen Form von Vitamin B3, das in Enoki zu finden ist, können Gelenkschmerzen und Steifheit reduzieren und bei Arthritis für Linderung sorgen. Enoki haben – verglichen z. B. mit Kohl – doppelt so viel Ballaststoffanteile, sind also wirksam für die Kontrolle des Blutzuckerspiegels und unterstützen die Verdauung. Außerdem enthalten sie die Mineralstoffe Thiamin, Folat und Riboflavin, sind also ein gutes Nahrungsergänzungsmittel für all diejenigen, die Unterstützung für ihre Schilddrüse brauchen.

Enoki wachsen in Büscheln oder Bündeln an abgestorbenen Harthölzern bei kühleren Temperaturen vom Spätherbst bis in den Winter. Denken Sie daran, dass wilde Enoki nicht die reinen, weißen Pilze sind, die wir aus dem Handel kennen. Sie haben eher eine dunkel-orange bis braune Farbe und der Hut fühlt sich leicht klebrig an, wenn man ihn berührt. Wild gewachsene Enoki sind wahrscheinlich ein klein wenig besser für die Gesundheit, aber auch kultivierte Enoki haben immer noch einen deutlichen medizinischen Wert.

Faszinierende Fakten

Dr. Tetsuro Ikewawa, ehemaliger Epidemiologe am Research Institute of the National Cancer Center in Tokyo, führte eine Studie durch, nachdem er festgestellt hatte, dass in Nagano deutlich weniger Krebserkrankungen auftraten als in den Gegenden der unmittelbaren Umgebung. Bald fand er heraus, dass Nagano das Epizentrum des Enoki-Anbaus war und dass bei denjenigen, welche die Pilze kultivierten und ernteten – und deren Familien –, am seltensten Krebs auftrat. Diese Gruppe war fast immun gegen die Entstehung von Krebs, vermutlich weil sie mehr Enoki konsumierten als alle anderen – irgendjemand muss ja all die nicht ganz so perfekten Pilze essen, welche Einzelhändler und Verkäufer nicht abnehmen möchten!

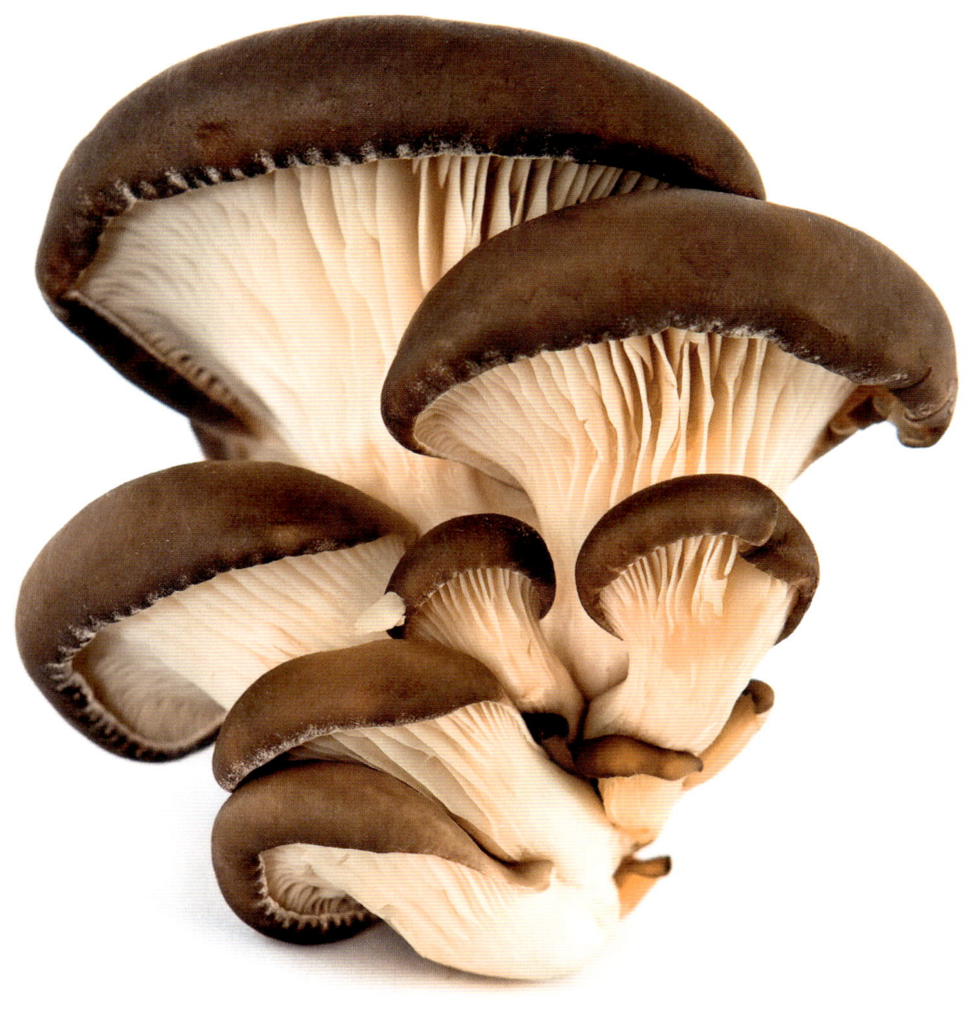

Austernpilz

PLEUROTUS OSTREATUS ODER PLEUROTUS POPULINUS

Austernpilze verwenden, um

- *zu entspannen und die Laune zu verbessern*
- *für eine bessere Haut zu sorgen / jünger auszusehen*
- *die Cholesterinwerte zu senken*

EBENSO WIE SHIITAKE UND MAITAKE sind Austernpilze eine wahrhaft kulinarische Delikatesse. Sie werden schon seit langer Zeit in der asiatischen Küche als Fleischersatz verwendet, dank ihres hohen Proteingehalts und ihrer fleischigen Textur. Austernpilze sind ein köstlicher Speisepilz, *müssen* vor dem Verzehr aber gegart werden, damit die Hitze ein in den Pilzen vorkommendes giftiges Protein zerstört. In Japan heißen Austernpilze „Hiratake" – flacher Pilz. Dieser Name weist auf das flach abgestufte, büschelartige Wachstum dieser Pilze hin.

Austernpilze enthalten ebenfalls wirkungsvolle Beta-Glucane mit enormen immunmodulatorischen Eigenschaften. Es hat sich gezeigt, dass sie besonders effektiv im Kampf gegen Darm- und Brustkrebs sind. Austernpilze enthalten außerdem Lovastatin, eine natürlich vorkommende chemische Substanz, welche die Cholesterinwerte senkt. Abgesehen von der Fähigkeit Cholesterin zu senken, gegen Krebs zu wirken und als köstlicher Fleischersatz zu dienen enthalten Austernpilze außerdem große Mengen Zink und Eisen sowie viele B-Vitamine. Insbesondere enthalten sie Vitamin B6, das entspannend auf den Körper wirkt und die Stimmung hebt (B6 regt den Körper an, Serotonin zu produzieren, einen Neurotransmitter, der unseren

Schlaf und unsere Laune beeinflusst). Aus diesem Grund empfehlen wir häufig, Austernpilze abends zu essen, statt ein Glas Rotwein zu trinken, da ihre besänftigenden Eigenschaften den Stress des Arbeitstages wegschmelzen lassen (oder, wenn es ein richtig stressiger Tag war, ein Glas Wein zu den Pilzen zu trinken). Und legen Sie dabei die Füße hoch – in der Traditionellen Chinesischen Medizin werden Austernpilze häufig zum Entspannen von Gelenken und Muskeln eingesetzt.

Austernpilze erkennt man an ihren flachen Hüten, die in abgestuften, weißlichen Bündeln wachsen. An der Unterseite des Huts haben sie Lamellen und einen kaum erkennbaren Stiel. Sie wachsen in warmem und gemäßigtem Klima an Espen. Beachten Sie, dass es in der Pleurotus-Familie viele Pilze gibt und es daher schnell vorkommen kann, dass man aus Versehen einen anderen Pilz erwischt (selbst mit all meiner Erfahrung beim Pilzesammeln, ist mir das einige Male passiert). Es ist unwahrscheinlich, dass das, was man fälschlich für einen Austernpilz hält, giftig ist, vermutlich wird es aber nicht die gleichen medizinischen Eigenschaften oder den Geschmack haben wie das Original.

AUSTERNPILZE

Austernpilze bewirken nicht nur medizinische Wunder sondern haben auch ein signifikantes Potenzial für den Umweltschutz. Diese Pilze haben die Fähigkeit Kohlenwasserstoff-Moleküle abzubauen, die in Toxinen und Schadstoffen wie Diesel, Benzin, Schweröl, Kunststoff und polychlorierten Biphenylen (welche in den Vereinigen Staaten bis in die 1970er Jahre unter anderem in Kühlmitteln und Isolationsmaterial verwendet wurden, bevor sie verboten wurden) vorhanden sind. Wenn das Myzel von Austernpilzen über verunreinigten Flächen verteilt wird, absorbiert es die Giftstoffe, baut sie ab und setzt sie dann in Form von Gas frei. So wird der verunreinigte Erdboden gesäubert. Es versteht sich von selbst, dass man die Pilze, die auf diesem verunreinigten Erdboden gewachsen sind, nicht essen möchte, aber denken Sie mal an die Hilfe, die solche Pilze z. B. bei einer Ölpest leisten können. Wir können wirklich was für den Planeten tun – ein Pilz nach dem anderen.

Faszinierende Fakten

Wenn Sie möchten, dass Sommersprossen oder Sonnenflecken verblassen, vergessen Sie Zitronensaft und wenden sich stattdessen Austernpilzen zu. Diese enthalten Kojisäure, einen natürlichen Hautaufheller, was bedeutet, dass die tägliche Einnahme von hohen Dosen Austernpilz-Extrakt es Ihnen ermöglichen sollte, sich in ein paar Monaten oder sogar Wochen von Sommersprossen zu verabschieden (siehe Tabelle zur Dosierung auf Seite 31).

WISSENSWERTES NEBENBEI

Sie möchten Austernpilze selbst anbauen? Diese Pilze gehören im Reich der Pilze zu denjenigen, die sich am einfachsten anbauen lassen. Werden Sie also zum Pilz-Bauern, indem Sie sich ein Anfangs-Set kaufen (wir mögen die „Starter-Kits" von Back to the Roots und Fungi Perfecti). Auch Kinder werden ihren Spaß haben!

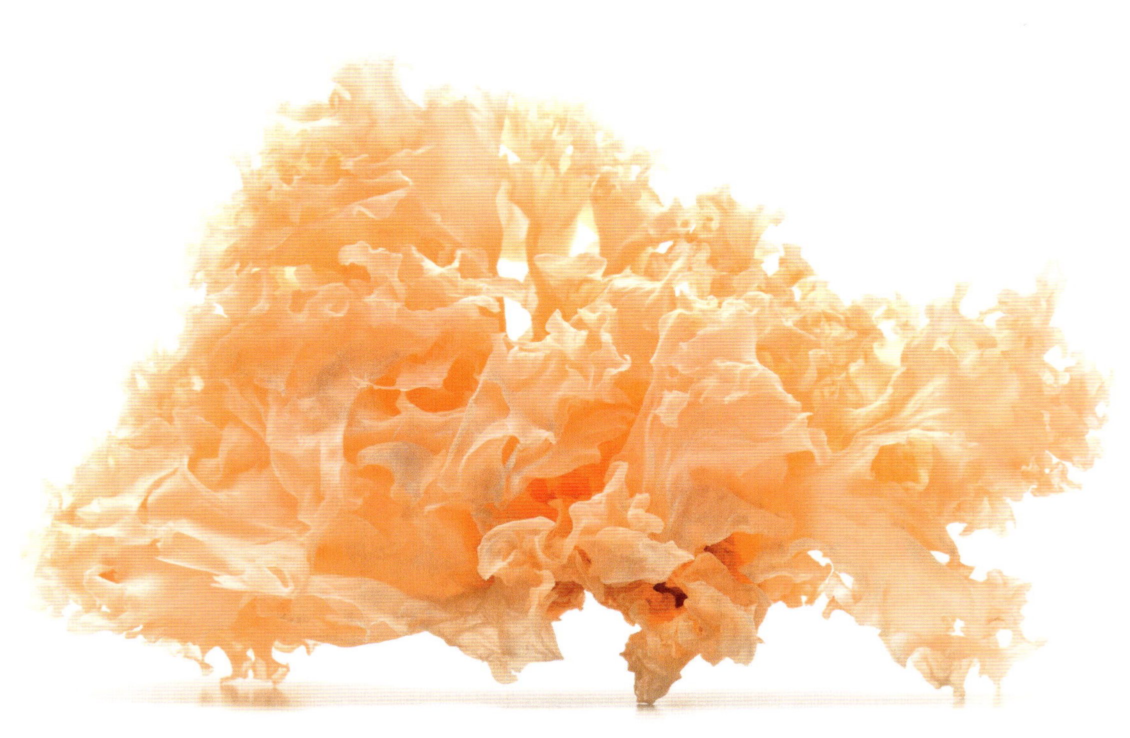

Tremella / Silberohr

TREMELLA FUCIFORMIS

Tremella verwenden, um

- *für eine bessere Haut zu sorgen / jünger auszusehen*
- *den Körper vor Pathogenen zu schützen*
- *die Symptome von Asthma und verschleimten Bronchien zu lindern*

TREMELLA IST EIN WEITERER medizinischer Pilz mit einer sehr ausgeprägten Erscheinungsform. Er gehört zur Familie der Zitterlingsverwandten und hat eine einzigartige gelatineartige Textur. Den Beinamen Zitterling hat er wohl seiner wackeligen Struktur zu verdanken. Tremella sieht Luffa-Duschschwämmen ähnlich und dieser Vergleich ist hier sehr passend, denn der Hauptgrund, warum Tremella so geschätzt wird, ist seine Wirksamkeit als „Schönheitspilz" – er spielt eine erstaunliche Rolle, weil er Alterungsprozesse rückgängig machen bzw. ihnen entgegenwirken kann.

In der Traditionellen Chinesischen Medizin wurde Tremella als Mittel gegen den Alterungsprozess geschätzt. Eines der Polysaccharide von Tremella hat beeindruckende wasserspeichernde Eigenschaften: Es kann das bis zu Fünfhundertfache seines Gewichtes an Wasser speichern, deutlich mehr als Hyaluronsäure und Glycerin, zwei typische Bestandteile von Haut-Kosmetika zur „Verjüngung" und Feuchtigkeitsversorgung. Diese wasserspeichernde Eigenschaft ist der Hauptgrund dafür, dass Tremella in der Lage ist, ein jugendliches Erscheinungsbild der Haut wiederherzustellen. Gezielt angewendet (z. B. in Form einer Hautcreme, in der

Tremella-Extrakt mit Fett wie Sheabutter oder Kokosfett kombiniert ist) kann Tremella die Haut nicht nur verbessern, indem sie weicher und geschmeidiger wird, sondern der Pilz stimuliert auch die Produktion von Superoxid-Dismutase (SOD), eines natürlich in der Dermis und Epidermis vorkommenden Enzyms. Wie Sie vielleicht vom Abschnitt zu Chaga noch in Erinnerung haben, ist SOD ein Antioxidans, welches die Haut vor freien Radikalen schützt. Indem die SOD-Produktion angeregt wird, wirkt Tremella schützend, regenerativ und entzündungshemmend auf die Haut. Ebenso wie Austernpilze enthält Tremella zudem Kojisäure, die dazu beitragen kann, dass Sommersprossen und dunkle Flecken auf der Haut verblassen.

TREMELLA IN AKTION

Ich kann den Ruf von Tremella als Schönheitspilz bestätigen, da ich selbst gesehen habe, welch unglaubliches Strahlen diese Pilze bewirken. Eine gute Freundin arbeitet seit mehr als 10 Jahren als Model, was an sich bereits bemerkenswert ist, denn in der Regel ist das Modeln eine ziemlich kurze Karriere. Sie schreibt ihre perfekte Haut der regelmäßigen Verwendung medizinischer Pilze zu – Tremella ist ihr Liebling – sowie einer Infrarot-Sauna (ein unglaubliches Wellness-Gerät, das den Körper von innen aufwärmt um Toxine zu eliminieren). Bei Foto-Shootings ist Makeup-Artists aufgefallen, dass ihre strahlende Haut deutlich weniger Make-Up benötigt als die anderer Models, die mindestens zehn Jahre jünger waren. Das sind großartige Neuigkeiten für uns alle – auch wir können perfekte Haut haben, ohne aggressive Hautbehandlungen, teure Cremes oder Saftkuren.

Tremella wurde in der Traditionellen Chinesischen Medizin in Hustensirup verwendet, um Probleme mit den Bronchien und Asthma zu behandeln. Die feuchtigkeitsspendenden Eigenschaften dieser Pilze vermehren die Körperflüssigkeiten und machen sie zu einem geschätzten Heilmittel bei vielen Leiden. Dieser Fungus hat alle immunmodulatorischen Eigenschaften, die wir inzwischen von medizinischen

Pilzen erwarten und hat außerdem das Potenzial den Blutzuckerspiegel zu regulieren und die Cholesterinwerte zu senken. Tremella hat sich außerdem effektiv bei der Regeneration von durch Bestrahlungsbehandlungen zerstörtem oder beschädigtem Knochenmark gezeigt, indem es darin die Mechanismen zur Blutbildung wiederherstellt. Tremella enthält mehr Vitamin D als jedes andere einzelne Nahrungsmittel, ist vollgepackt mit Antioxidantien und enthält eine große Menge Ballaststoffe.

Tremella sind zwar genießbar, haben aber kaum Eigengeschmack, sodass man sie leicht in die verschiedensten Gerichte schmuggeln kann. Dank der gelatineartigen Textur lassen sie sich gut in Desserts verarbeiten und werden häufig in asiatischen Gerichten wie Lok Mei verwendet, dem chinesischen Äquivalent zu Hühner-Nudelsuppe.

Tremella wachsen auf Harthölzern in ganz Europa, in Teilen der USA (besonders in Nordkalifornien) und in den Bergen Taiwans. Bei den weißen bis gelben zittrigen Büscheln werden Sie vermutlich zweimal hinschauen: Wachsen da Quallen im Wald?

Faszinierende Fakten

Es heißt, dass Yang Guifei, eine der vier Schönheiten des Alten Chinas und die bevorzugte Konkubine des Tang-Kaisers Xuanzong (685–762 v. Chr.) Tremella verwendete, um ein Gesicht zu erhalten, das „Blumen in den Schatten stellte". Vielleicht war es ihre strahlende Haut – dank der feuchtigkeitsspendenden und stärkenden Eigenschaften von Tremella –, in die sich der mächtige Herrscher so sehr verliebte, dass Guifei auch für ihre Familie hohe Ämter und Stellungen erhielt.

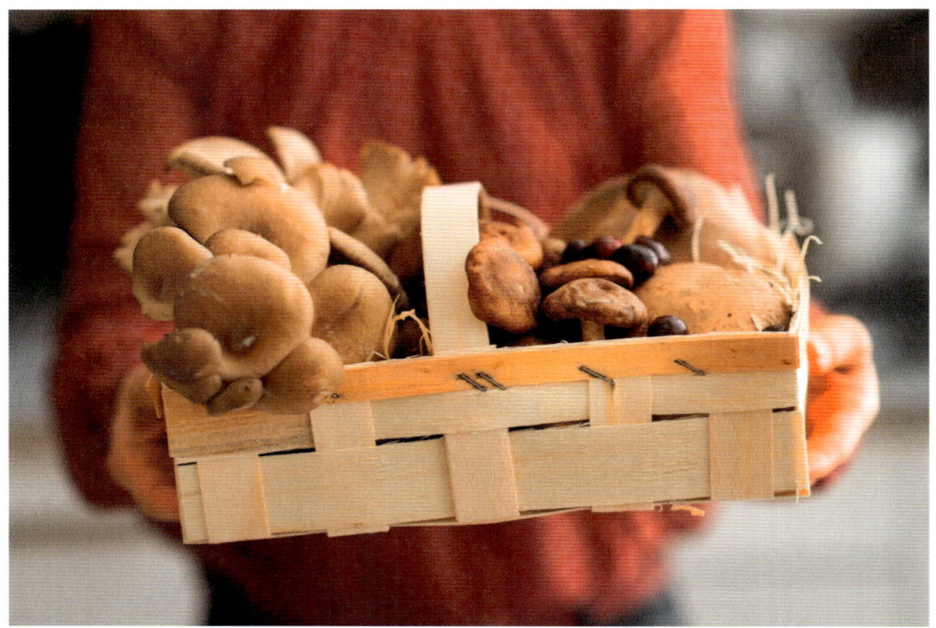

NACHDEM ICH IHNEN DIESE ZEHN PILZE vorgestellt habe und Sie damit gerade mal die Spitze des Eisbergs kennen, was deren Potenzial als gesunde Kraftpakete angeht, sind Sie vielleicht verwundert, dass nicht mehr Menschen Fungi verwenden um Erkrankungen zu heilen, Krankheiten abzuwehren, Toxine und Schadstoffe zu eliminieren, gesunde und strahlende Haut zu erhalten und ganz allgemein optimales Wohlbefinden zu erlangen. Möglicherweise liegt das daran, dass das riesige Potenzial des Reiches der Fungi in den Mainstream-Medien bisher nur geringe Beachtung gefunden hat und dass Pharmakonzerne keinen Profit aus natürlichen Heilmitteln schlagen können, da sich diese nicht patentieren lassen. Die gute Nachricht ist, dass wir inzwischen mehr Informationen haben und sie nutzen, um möglichst gesund, gutaussehend und ausgeglichen zu sein. Das wünschen wir uns auch für Sie und haben Ihnen daher diese zehn Pilze vorgestellt – damit wir alle Funguys sein können. Und jetzt lassen Sie uns essen!

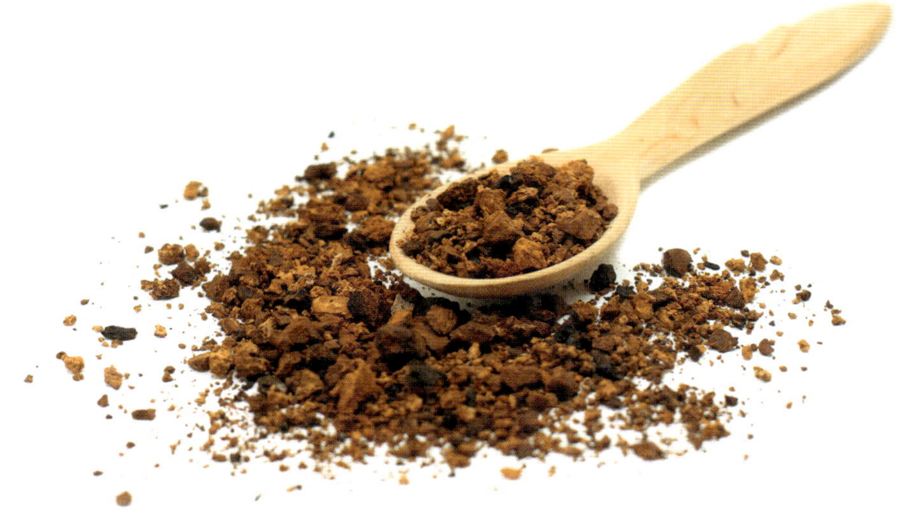

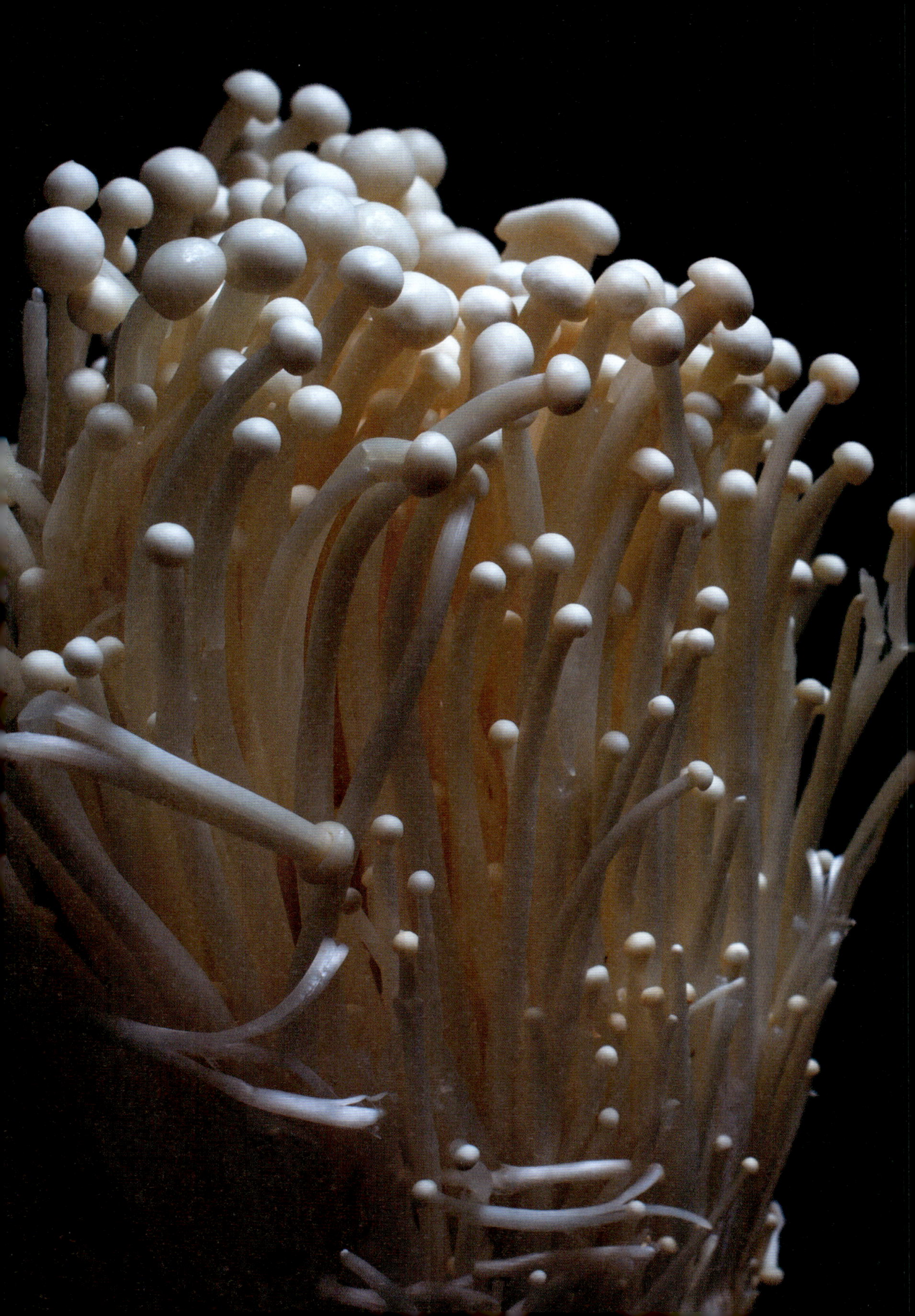

Pilz-Magie in der Küche

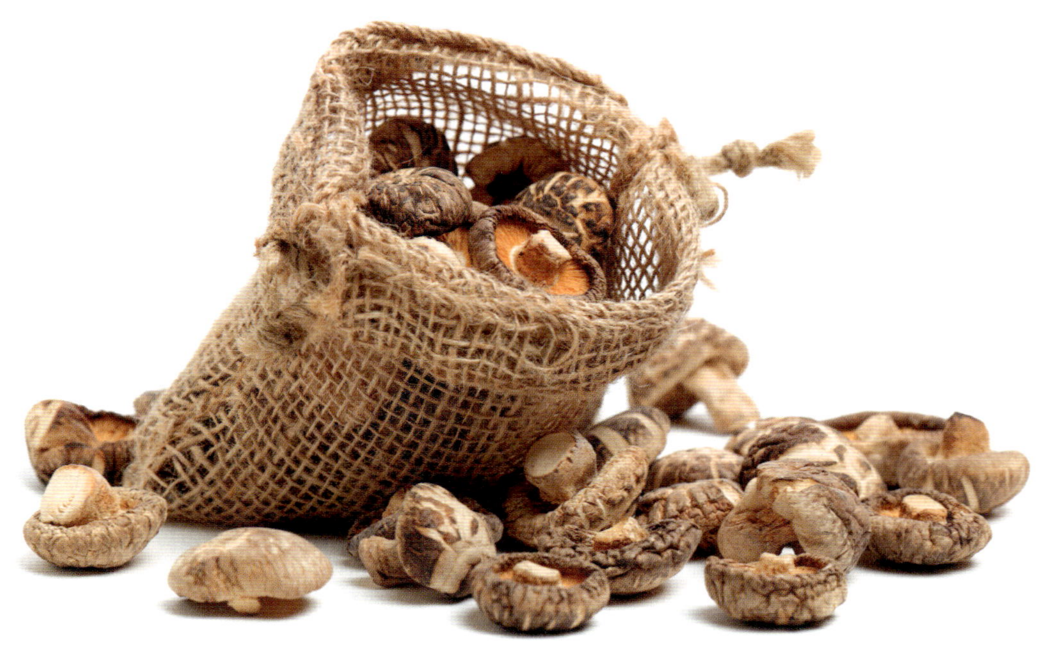

IN DIESEM KAPITEL stellen wir 50 Rezepte mit Pilzen vor, von denen wir denken, dass sie die besten der besten sind. Ausgewählt haben wir diese Rezepte wegen ihrer Wirksamkeit in Hinblick auf Gesundheit und Wohlbefinden, weil sie einfach zuzubereiten sind und – selbstverständlich – weil sie so köstlich sind. Außerdem haben wir diese Rezepte gewählt, weil wir Ihnen ein paar überraschende Zubereitungsmöglichkeiten für Pilze vorstellen möchten. Klar, ein klassisches Pilz-Risotto ist auf dem Esstisch immer gerne gesehen (daher haben wir hier auch ein entsprechendes Rezept abgedruckt), viel mehr voraussehbare Rezepte werden Sie in diesem Buch jedoch nicht finden. Stattdessen stellen wir hier Rezepte vor, bei denen Sie von „Wie bitte?" schnell zu „Ja, das passt!" kommen werden.

Da es Ihnen wahrscheinlich darum geht, ein bestimmtes Leiden zu lindern oder spezifische medizinische Probleme anzugehen, haben wir die Rezepte in Kategorien aufgeteilt, basierend auf den am weitesten verbreiteten gesundheitlichen Problemen unserer Zeit, die uns alle in gewissem Maß betreffen. Bloß weil ein Rezept z. B. in der Rubrik „Ausgeglichener Hormonhaushalt" steht, bedeutet das jedoch noch lange nicht, dass es nicht auch bei Entzündungen helfen kann. Das Schöne an diesen Rezepten – wie auch bei allen medizinischen und kulinarischen Pilzen – ist, dass sie keine sogenannten One-Hit-Wonder sind, sondern sich mehrfach positiv auf Gesundheit und Wohlbefinden auswirken.

Also auf in die Küche – es ist an der Zeit, beim Kochen mit Pilzen Wunder zu bewirken.

Tipps für Vorratskammer und Zubereitung

Zur Vorbereitung auf das Kochen gibt es ein paar wichtige Dinge zu beachten:

1. Lesen Sie sich auf jeden Fall unseren Einkaufsführer (Seite 213) durch – dort finden Sie Tipps, Bezugsquellen und einen Ratgeber, um Ihnen bei der Suche hochwertiger Produkte zu helfen. Für viele Rezepte in diesem Abschnitt werden Pilze in Form von Extrakt oder Pulver benötigt. Es ist zwar gut möglich, dass diese Produkte nicht im Obst- und Gemüsefachhandel oder Naturkosthandel erhältlich sind, online sind sie aber auf jeden Fall zu beziehen. Unser Einkaufsführer wird Sie zu den verlässlichsten Webseiten leiten. Wer besonders ambitioniert ist, findet auf unserer englischsprachigen Webseite (foursigmatic.com) eine Schritt-für-Schritt-Anleitung zur Zubereitung von Pilz-Extrakt und Pilz-Extrakt-Pulver.

2. Eine spezielle Küchenausstattung wird nicht benötigt, für einige Rezepte braucht man jedoch einen Standmixer oder eine Küchenmaschine. Zwar kann ein Hochleistungsstandmixer einen großen Unterschied machen, was die Konsistenz des fertigen Rezeptes angeht, doch auch ein gewöhnlicher Mixer bzw. eine gewöhnliche Küchenmaschine reichen aus. Eine Espresso-Maschine ist hilfreich für die Zubereitung der Kaffee-Getränke, aber nicht essentiell. Und falls Sie sich ausgiebiger mit dem Fermentieren beschäftigen möchten, lohnt es sich ab einem gewissen Punkt in spezielle Ausstattung zu investieren.

3. Uns ist es wichtig Lebensmittel zu verwenden, die maximale Vorteile für die Gesundheit bringen. Wenn Zutaten wie Schokolade, Öl oder Butter benötigt werden, sollten Sie die beste Qualität verwenden, die Sie finden und sich leisten können. In der Regel sind die entsprechenden Produkte zwar etwas teurer, da sie aber nur minimale Mengen an Zusatzstoffen und Füllmitteln enthalten, macht dies einen großen Unterschied hinsichtlich Geschmack und Textur. Weitere spezielle Zutaten, die nichts mit Pilzen zu tun haben, z. B. Tocotrienole, Kakaobutter, Kokosmehl, Kokosfett, Juckbohne und Maca sind in der Regel im Naturkosthandel erhältlich, können aber auch online bei Amazon, Thrive Market und anderen Webshops gekauft werden. Informieren Sie sich vorher gut, damit Sie bei einer verlässlichen Quelle einkaufen.

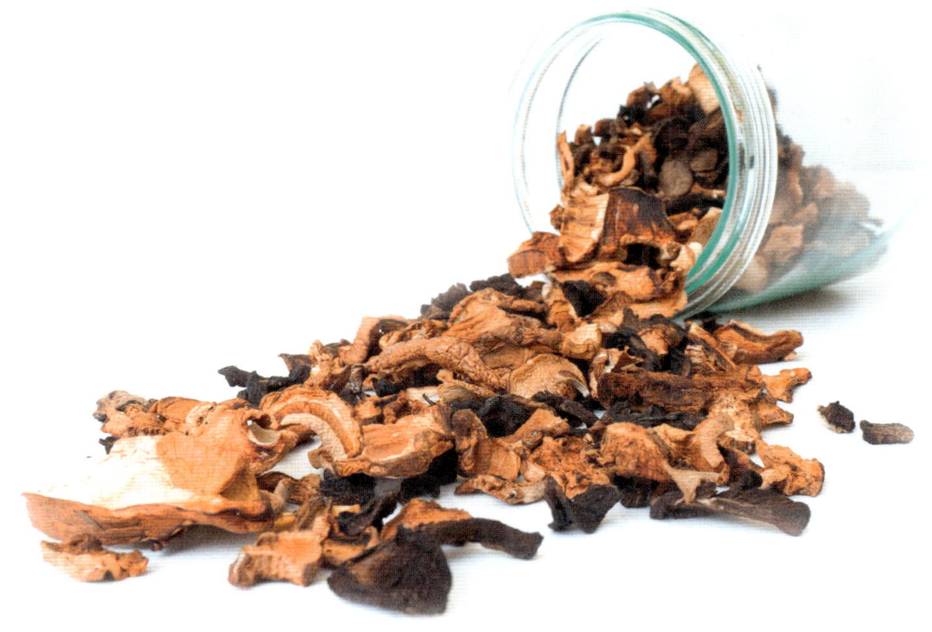

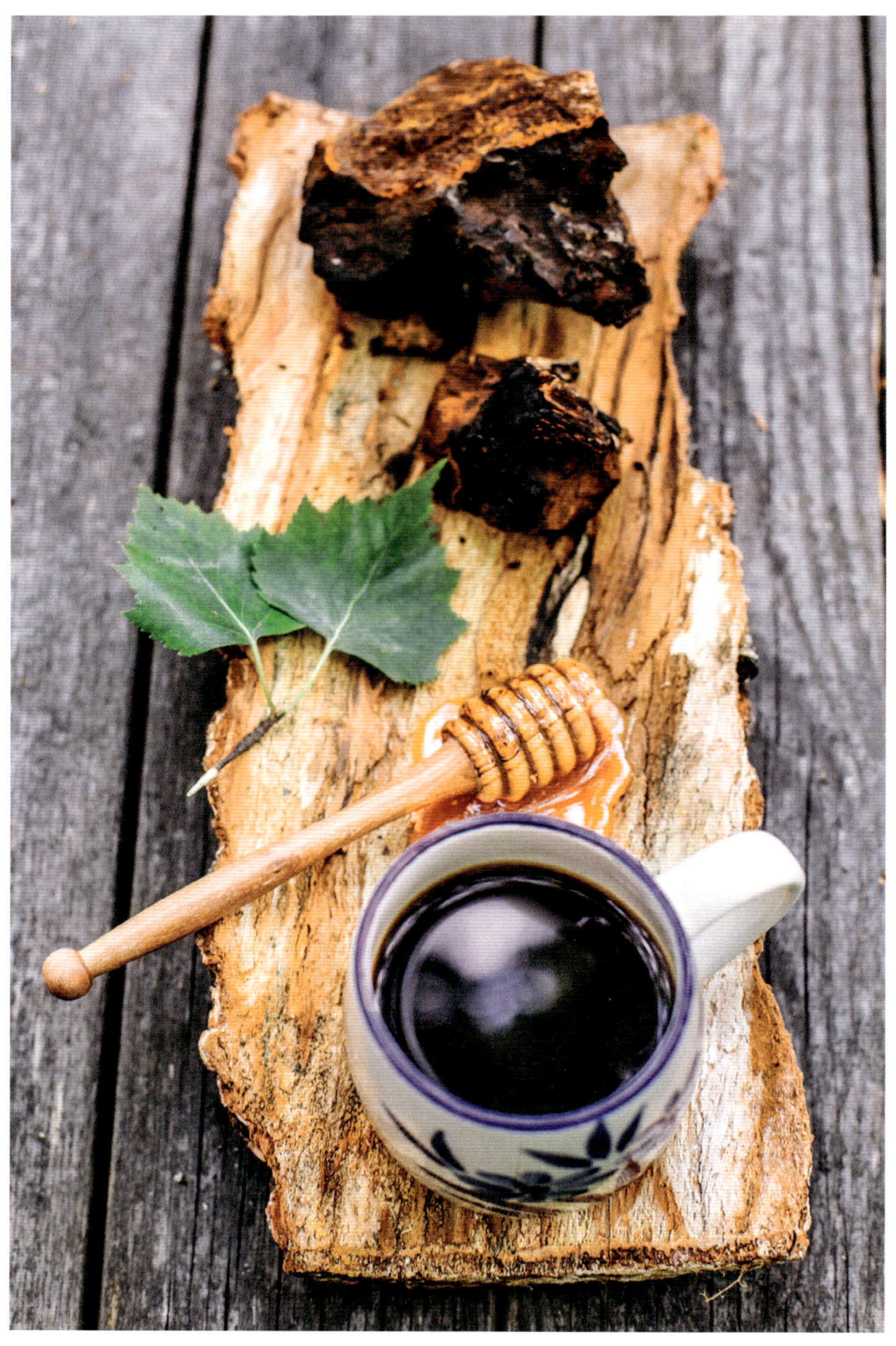

Chaga-Sud, aka Pilztee

ÄPFEL SIND GROSSARTIG, doch es ist der tägliche Becher Chaga-Sud, der „den Doktor fern hält". Wir stellen den Sud bewusst nicht als ein Mittel gegen nur ein bestimmtes Leiden vor, denn er kann bei jedem Leiden helfen. Er ist das tägliche Tonikum, das zu unglaublichem Wohlbefinden führt. Regelmäßiger Konsum von Chaga unterstützt und reguliert das Immunsystem, hilft bei Verdauungsproblemen, fördert die Produktion krebsbekämpfender Zellen und sorgt für strahlende Haut, glänzendes Haar und bessere Sehkraft.

Kaffeeliebhaber werden begeistert sein zu erfahren, dass obwohl wir dieses Getränk Pilztee nennen, der bittere Geschmack eher an Kaffee erinnert. Und es schmeckt eigentlich immer, da man es der jeweiligen Saison und Laune anpassen kann – fügen Sie zum Beispiel Vanille, Anis, Ingwer oder andere Gewürze oder Früchte hinzu.

Chaga-Sud, aka Pilztee

PALEO • VEGAN • GLUTENFREI • GLYX-DIÄT GEEIGNET • FETTARM

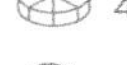 4 Portionen

 12–24 Stunden

- 1 EL gemahlene Chaga (siehe Hinweis)
- Gewürze, Früchte und Kräuter nach Belieben, z. B. Süßholz, Vanilleschoten, Sternanis, frische Ingwer-Scheiben, frische Minze oder Beeren
- Nussmilch nach Belieben
- Agavendicksaft, Honig oder Stevia (optional)

1. Das Chaga-Pulver in einem mittleren Topf mit 600 ml Wasser mischen und zum Kochen bringen. Sobald das Wasser sprudelnd kocht, die Temperatur reduzieren.
2. Die Mischung ohne Deckel 12–24 Stunden sanft sieden lassen und ungefähr stündlich umrühren (siehe Hinweis).
3. Während der letzten 30 Minuten nach Belieben Gewürze, Früchte, Kräuter etc. zufügen (unabhängig davon, wie lange der Sud insgesamt aufgebrüht wird).
4. Den Sud in Becher abseihen. Einfach so genießen oder nach Belieben mit Nussmilch und einem natürlichen Süßungsmittel nach Wahl aufpeppen. Dank des hohen Anteils von Antioxidantien im Sud können Reste in einem luftdicht verschlossenen Behälter im Kühlschrank bis zu 5 Tagen aufbewahrt und zum Genuss dann einfach wieder aufgewärmt werden. Wir empfehlen jedoch, den Sud innerhalb von 1–2 Tagen zu trinken, um die besten Vorteile zu genießen.

HINWEIS

Chaga zu mahlen ist schwerer als es sich anhört. Am einfachsten ist es, die bereits gemahlenen Pilze zu kaufen (siehe Einkaufsführer, Seite 213). Wenn Sie es jedoch unbedingt selbst machen möchten, sollten Sie wissen, dass in diesem Prozess bereits viele Messer, Küchenreiben und Mixer beschädigt wurden. Getrocknete Chaga können in kleinere Stücke gehackt werden, gekochte Chaga lassen sich etwas einfacher zerkleinern. Einmal gemahlen ist das Chaga-Pulver jahrelang haltbar, vorausgesetzt, es wird an einem super-trockenen Ort aufbewahrt (gekochte, getrocknete Stückchen sind ebenfalls so lange haltbar). Gemahlenen Chaga in einem verschlossenen Einmachglas an einem trockenen Ort aufbewahren, an dem die Temperatur möglichst stabil ist.

Die Kochzeit hängt sehr von der gewünschten Stärke des Tees ab. Wenn Sie einen einfachen Sud zur täglichen Einnahme wünschen, reicht 1 Stunde aus. Wenn Sie jedoch auf ein wirkungsvolleres medizinisches Tonikum aus sind, lassen Sie die Mischung 24 Stunden sieden. Beachten Sie, dass das Wasser mit der Zeit verdampft. Wenn Sie den Sud also über einen längeren Zeitraum sieden lassen, müssen sie regelmäßig Wasser nachfüllen um die Flüssigkeitsmenge aufrechtzuerhalten. (Lassen Sie den siedenden Chaga nicht länger unbeaufsichtigt, denn wenn das Wasser komplett verdampft, fängt das Pulver schnell Feuer.) Daher den Herd über Nacht ausschalten, den Topf einfach mit dem Deckel verschließen und den Sud ruhen lassen. Am folgenden Morgen dann den Deckel wieder entfernen und den Chaga-Sud weiter sieden lassen, bis er fertig ist. Ein Schongarer ist eine gute Lösung für diejenigen, die nicht die ganze Zeit auf den Chaga-Sud aufpassen möchten.

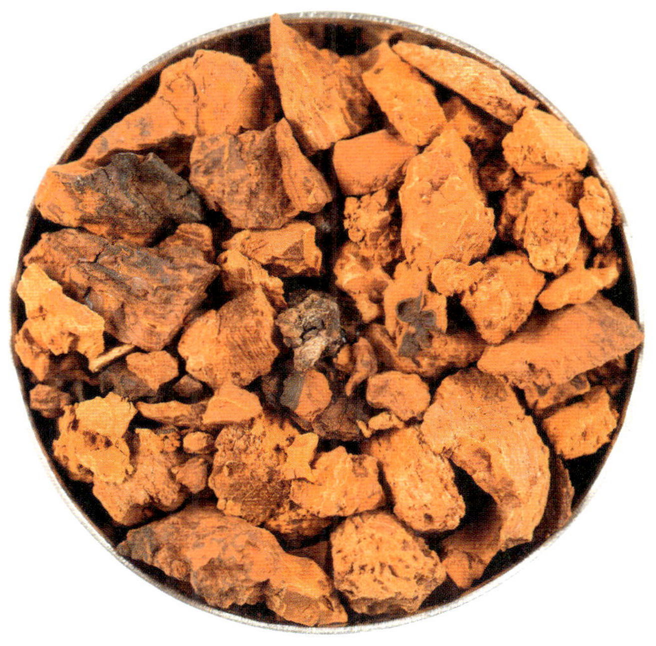

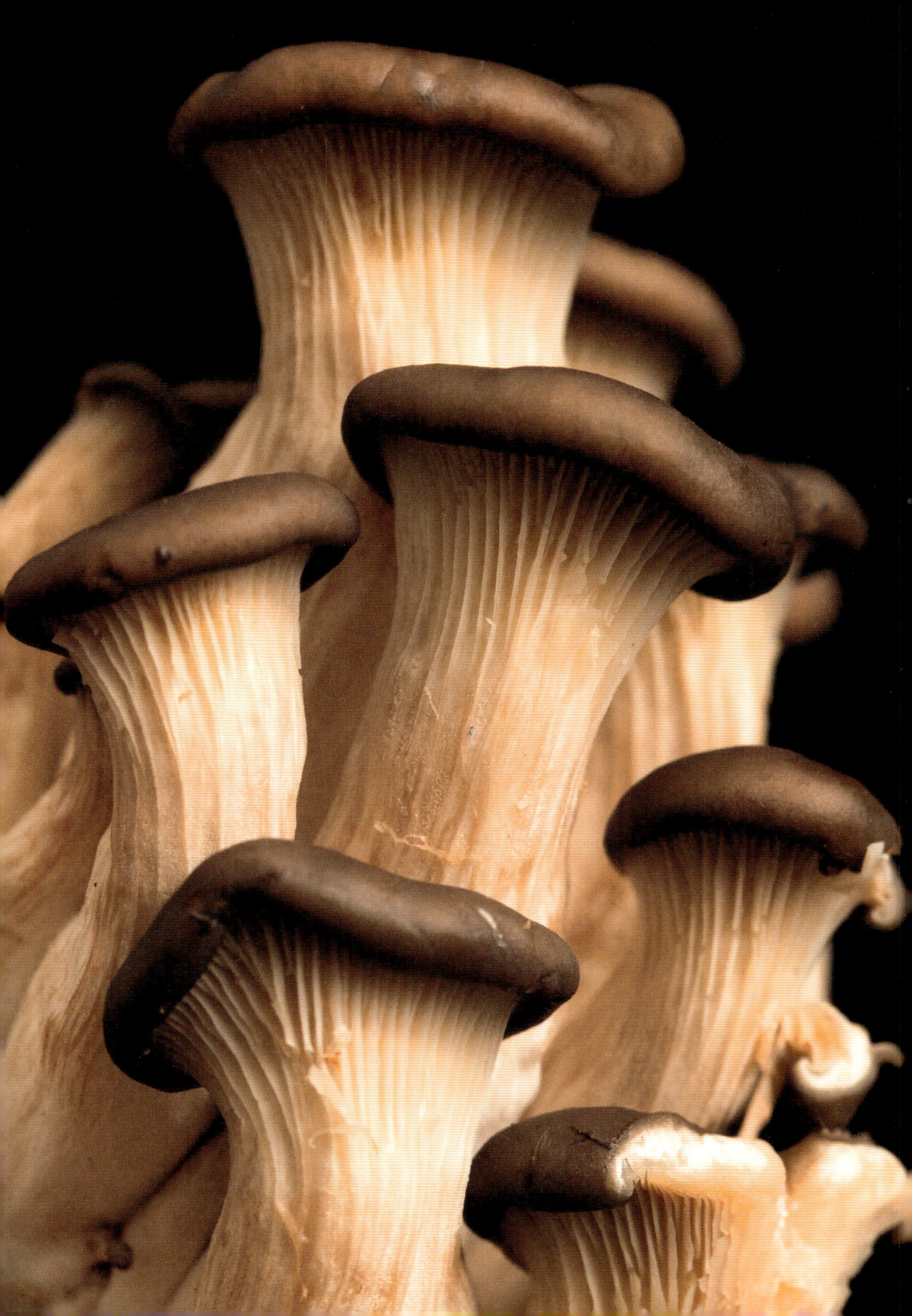

REZEPTE ZUR REGULATION DES BLUTZUCKERSPIEGELS

Wenn Sie die Blutzuckerwerte stabilisieren möchten, sind Maitake hierfür am besten geeignet. Zwar sind sie nicht die einzigen Pilze mit dieser Wirksamkeit – Shiitake, Austernpilze und Reishi sind ebenfalls effektiv –, aber Maitake sind unsere Favoriten. In den Rezepten, in denen nicht ausdrücklich Maitake verlangt werden, können diese auch durch andere Pilze ersetzt werden.

Diese Rezepte enthalten Kohlenhydrate. Für einige befinden sie sich daher in einer Grauzone, wenn es um eine gesunde Ernährung geht. Die Kohlenhydrat-freien Diäten, die in den vergangenen Jahren so in Mode gekommen sind, haben einige wirklich Kohlenhydrat-phobe Ideen in die Welt gesetzt – aber wir können Ihnen versichern, dass Kohlenhydrate tatsächlich gesund sind. Man muss sie nur bewusst konsumieren, d.h. die Sorten Kohlenhydrate wählen, welche den Blutzucker nicht so schlagartig ansteigen lassen, wie dies bei vielen einfachen, industriell verarbeiteten Kohlenhydraten geschieht (z. B. Weißbrot, weißer Reis und Weißmehl). Unverarbeitete Kohlenhydrate, z. B. Wildreis, garantieren die optimale Nährstoffversorgung für dauerhafte Energie ohne einen darauffolgenden Absturz des Blutzuckerspiegels.

FÜR DIESES REZEPT (und alle anderen Rezepte mit Wildreis) müssen Sie unbedingt den hochwertigsten Wildreis kaufen, den Sie sich leisten können. In den Supermarktregalen findet man oft viele Produkte, bei denen es sich nicht um echten Wildreis handelt, also gehen Sie sicher, dass Sie den echten Wildreis kaufen. Im Grunde genommen handelt es sich bei Wildreis nicht um „Reis" – die Körner stammen von vier unterschiedlichen Gras-Sorten und enthalten unendlich mehr Nährstoffe als traditioneller Reis. Wildreis bringt große Vorteile mit sich, ist gut für die Verdauung und fördert das Immunsystem. Außerdem ist er von Natur aus glutenfrei und kalorienarm.

Dieser Salat kann als sättigendes vegetarisches Hauptgericht serviert werden, macht sich aber auch gut als Beilage zu Fisch aus dem Ofen, Hähnchenfleisch vom Grill und einem einfachen grünen Salat. Am besten schmeckt er direkt nach der Zubereitung, er kann aber auch einen Tag im Voraus zubereitet und dann zum Mittagessen genossen werden – perfekt für Picknicks.

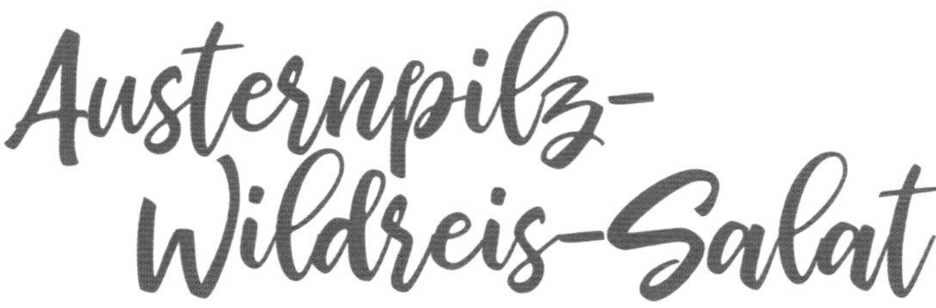

PALEO • VEGAN • GLUTENFREI • GLYX-DIÄT GEEIGNET • FETTARM

 4–6 Portionen

 30–50 Minuten

- 1 EL Kokosfett, Ghee (siehe Kasten) oder anderes Fett nach Belieben
- 200 g in Scheiben geschnittene Austernpilze
- 450 g Wildreis (siehe Hinweis)
- 10 g frisch gehackte Kräuter, z. B. Thymian, Oregano, Basilikum, Petersilie etc.
- 50 g klein geschnittene rote Trauben (alternativ: Äpfel, Pflaumen oder Pfirsiche)
- Saft von 1 Zitrone
- 60 ml Olivenöl
- 125 g Pekannuss- oder Walnusskerne
- Meersalz und schwarzer Pfeffer, frisch gemahlen

1. Das Kokosfett in einem tiefen Suppentopf oder Schmortopf auf mittlerer Stufe zerlassen. Eine Minute erhitzen, dann die Pilze zufügen und unter Rühren 5–10 Minuten goldbraun anbraten. Auf einem Teller beiseitestellen.
2. Den Reis und 900 ml Wasser in den Topf geben und die Temperatur hochstellen. Sobald das Wasser kocht, den Deckel auflegen und die Temperatur reduzieren. Den Wildreis 40 Minuten sanft köcheln lassen.

3. Den gegarten Reis auf ein Backblech geben, mit dem Teigschaber gleichmäßig ausbreiten und vollständig abkühlen lassen.

4. Den abgekühlten Reis in eine Schüssel geben. Pilze, Kräuter, Früchte, Zitronensaft, Olivenöl und Nusskerne untermischen und mit Salz und Pfeffer abschmecken. Nochmals gut vermengen und dann sofort servieren. Reste können in einem luftdicht verschlossenen Behälter im Kühlschrank aufbewahrt werden.

HINWEIS

Um die Garzeit zu verkürzen, den Wildreis vor der Zubereitung einfach 8–12 Stunden in 1 Liter kaltem Wasser einweichen. Das Einweichwasser kann auch zum Garen verwendet werden. Die Garzeit verkürzt sich dann auf 15 Minuten.

WARUM GHEE?

Ghee (geklärte Butter) ist schon lange ein Grundbestandteil der indischen Küche. Es entsteht, wenn Butter bei niedriger Temperatur zerlassen und erhitzt wird, bis sich das Butterfett von den Milchfeststoffen trennt, sodass diese entfernt werden können. Durch das lange sanfte Erhitzen bekommt Ghee einen nussigen und intensiveren Geschmack als normale Butter. Und indem die Milchfeststoffe entfernt werden, ist Ghee auch für Menschen, die eine Allergie oder Unverträglichkeit gegenüber Milchprodukten haben, kein Problem. Weitere Vorteile von Ghee sind eine längere Haltbarkeit und die Tatsache, dass die geklärte Butter einen deutlich höheren Rauchpunkt hat als herkömmliche Butter. Aus diesem Grund empfehlen wir die Verwendung von Ghee (alternativ Öl) in Rezepten, in denen bei hoher Temperatur gegart wird. Wichtiger noch, warum wir Ghee empfehlen, ist jedoch der höhere Gehalt an Vitamin A, D und E und der höhere Prozentsatz an kurzkettigen Fettsäuren. Diese Fettsäuren, in Form von Buttersäure (Butansäure), haben sich als hilfreich bei der Stabilisierung des Blutzuckerspiegels, als gut für die Verdauung und als entzündungshemmend erwiesen. Wir haben nichts gegen die Verwendung von normaler Butter oder Pflanzenöl beim Kochen und weisen in den Rezepten häufig darauf hin, einfach zu verwenden, was einem schmeckt und was man gerade da hat. Doch wenn man die Zeit hat Ghee selbst zuzubereiten, lohnt sich der Wechsel auf jeden Fall. Wer Ghee nicht selbst zubereiten möchte, kann es in vielen Supermärkten im Regal mit den internationalen Zutaten finden oder in Naturkostläden bei den anderen Butter-Produkten.

DIESES GERICHT IST EINE FRISCHE INTERPRETATION von Sushi Maki-Rolls, die einfach Spaß macht. Ihre Gäste werden denken „Selbst gemachtes Sushi? Das muss den ganzen Tag gedauert haben!" Tatsächlich aber nimmt die Zubereitung dieses Rezeptes nur 20 Minuten in Anspruch, d.h. es ist minimaler Aufwand mit maximaler Wirkung.

Zwar ist das meiste Sushi vergleichsweise gesund, doch wird es traditionell mit weißem Reis zubereitet, der stark verarbeitet ist und daher kaum noch Nährstoffe enthält. Vollkornreis ist nur ein klein wenig besser, was den Nährstoffgehalt betrifft, also haben wir uns entschieden, fein zerbröckelten Blumenkohl als „Sushi-Reis" zu verwenden. Diese gut gewürzte, süß-salzige, nussige Zutat wird die Frage aufwerfen, warum man jemals herkömmlichen Reis im Sushi benötigt hat! Indem man in diesem Rezept Gemüse mit hohem Ballaststoff- und Wassergehalt – wie Blumenkohl, Gurke und rote Paprika – verwendet, wird die ohnehin vorhandene Wirksamkeit zur Regulierung des Blutzuckerspiegels noch erhöht.

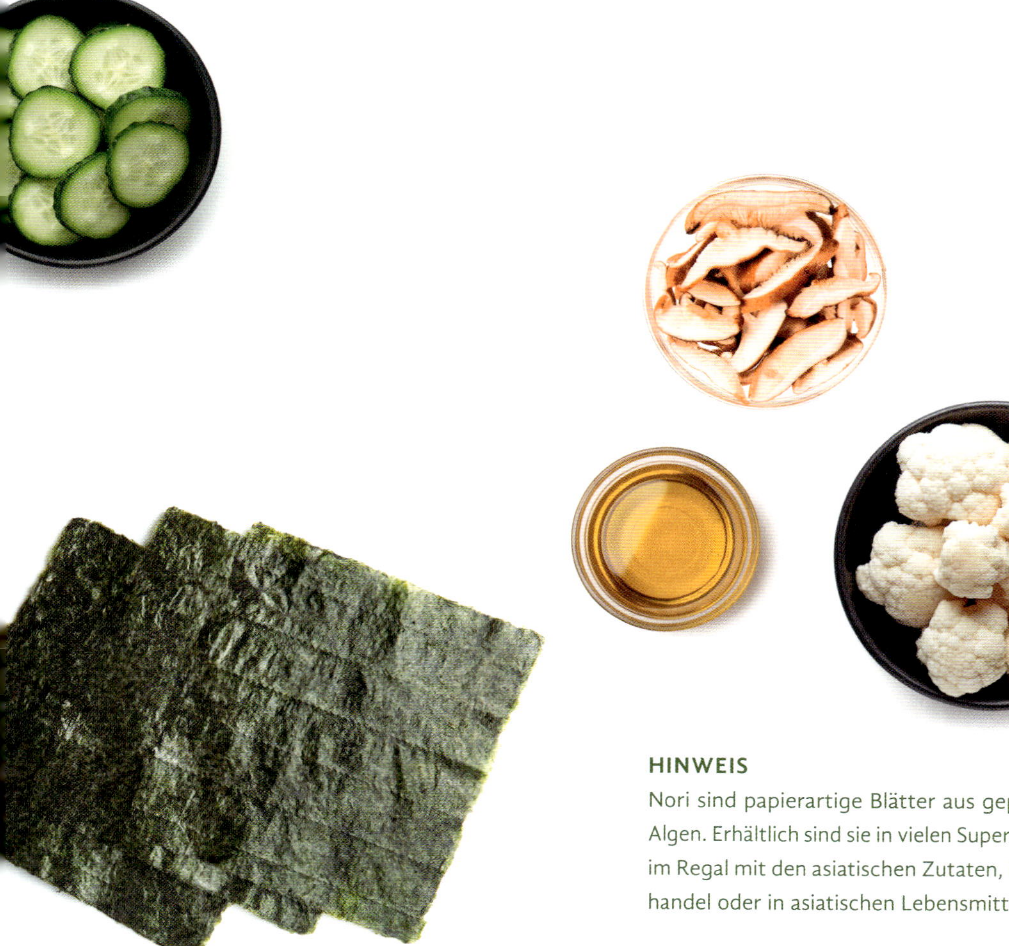

HINWEIS

Nori sind papierartige Blätter aus gepressten Algen. Erhältlich sind sie in vielen Supermärkten im Regal mit den asiatischen Zutaten, im Fachhandel oder in asiatischen Lebensmittelläden.

Veganes Rohkost-Sushi mit Shiitake

PALEO • VEGAN • GLUTENFREI • GLYX-DIÄT GEEIGNET • FETTARM

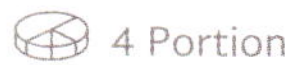 4 Portionen

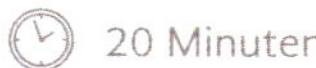 20 Minuten

- Saft von 1 Zitrone
- 2 EL natives Olivenöl extra
- 1 EL Tamari, plus mehr zum Servieren
- ½ TL Cayennepfeffer
- 10 Shiitake-Pilze, Stiele entfernt, Hut in feine Scheiben geschnitten
- 1 kleiner Kopf Blumenkohl, in kleine Röschen geschnitten
- 35 g Pinienkerne, leicht geröstet
- 1 EL Apfelessig
- 1 TL Meersalz
- 1 EL reiner Ahornsirup
- 5 Blatt Nori (siehe Hinweis)
- ½ mittelgroße Gurke, geschält und in feine Scheiben geschnitten
- ½ rote Paprika, Stielansatz, Samen und Scheidewände entfernt, in feine Scheiben geschnitten
- 1 Handvoll Bohnensprossen
- Wasabipaste, zum Servieren

1. Zitronensaft, Olivenöl, Tamari und Cayennepfeffer in einer mittleren Schüssel mit dem Schneebesen glattrühren. Die Pilze zufügen und beiseitestellen.
2. Die Blumenkohlröschen im Standmixer mit der Impulsstufe zu feinen Krümeln zerkleinern. Der Blumenkohl soll gleichmäßig krümelig sein und darf nicht püriert werden.
3. Pinienkerne, Essig, Salz und Ahornsirup zu den Blumenkohlstreuseln in den Mixer geben. Mit ein paar Impulsen untermischen – das ist der „Reis“.
4. Ein Blatt Nori mit der glänzenden Seite nach unten auf ein trockenes Schneidebrett oder eine Sushi-Bambusmatte legen. Die untere Hälfte des Nori-Blatts mit einer etwa 1 cm dicken Schicht „Blumenkohlreis“ bedecken. Ein paar Streifen Shiitake aus der Marinade nehmen, abtropfen lassen (die Marinade aufbewahren) und abwechselnd mit Gurken- und Paprikastreifen nebeneinander in einer Reihe auf dem „Reis“ arrangieren. Ein paar Sprossen auf dem Gemüse verteilen. Das Nori-Blatt nun vorsichtig, aber fest nach oben hin aufrollen und mit dem Saum nach unten beiseitelegen. Mit den übrigen Blättern Nori und den restlichen Zutaten für die Füllung wiederholen.
5. Jede Rolle in sechs gleichmäßige Scheiben schneiden. Sofort servieren und Reste der Tamari-Marinade sowie die Wasabipaste zum Dippen dazureichen.

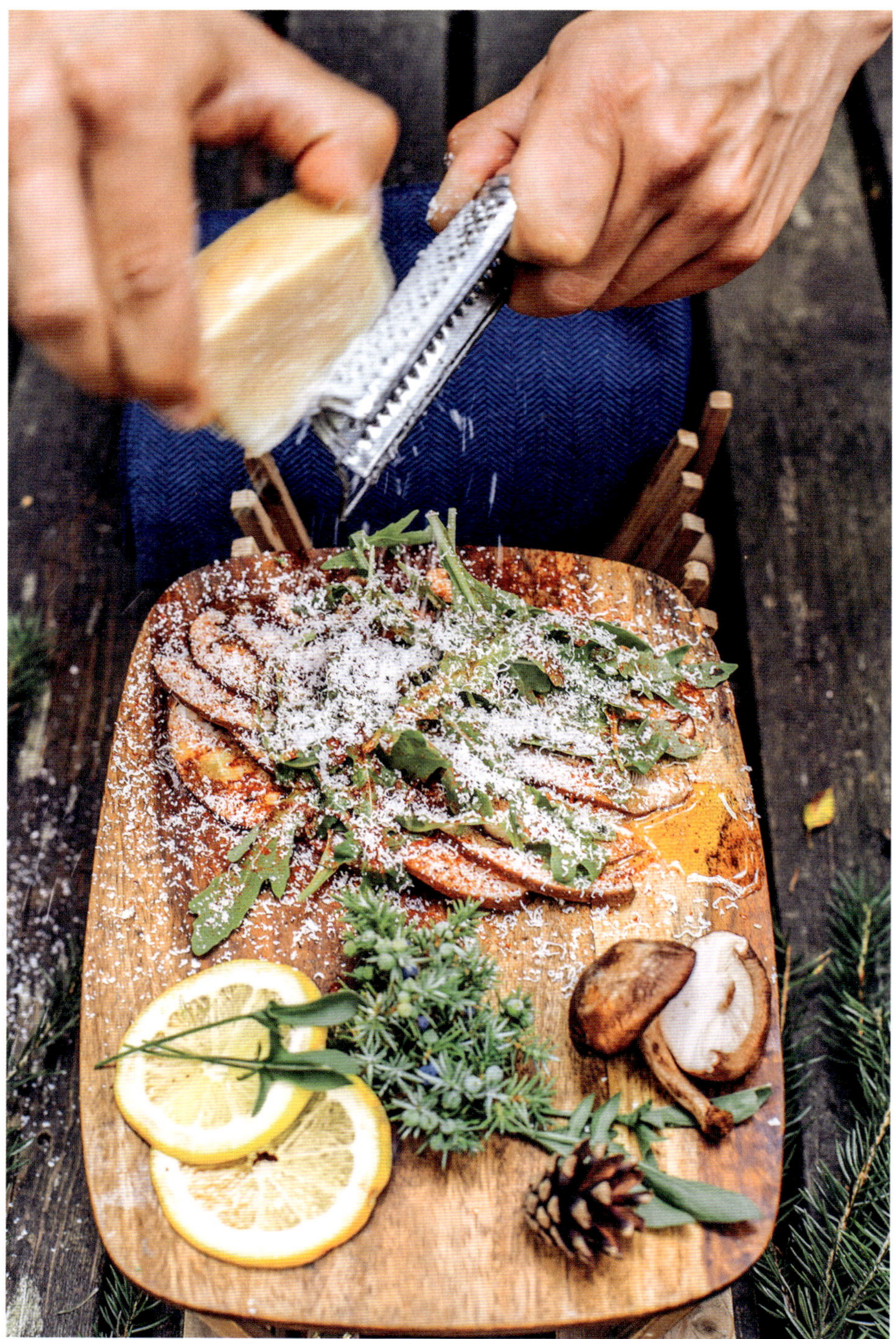

Shiitake-Carpaccio

DIESES SHIITAKE-CARPACCIO könnte jeden Rezepte-Wettbewerb gewinnen: Die Zubereitung ist erstaunlich einfach, das Gericht enthält wenig Kalorien, aber eine Menge Nährstoffe, und ist trotz seiner Schlichtheit überraschend sättigend. Es ist ein wunderbar ausgewogenes kulinarisches Erlebnis, das alle Geschmacksrichtungen streift – da ist der pfeffrige Rucola, die frische Zitrone, rauchig-scharfes Paprikapulver und der cremig-salzige Umami-Geschmack des Käses. Eine himmlische Erfahrung für den Gaumen und obendrein noch sehr ansprechend.

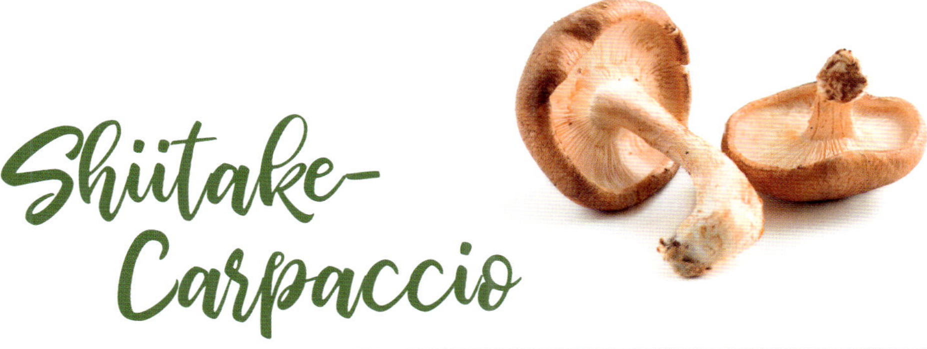

Shiitake-Carpaccio

PALEO • VEGETARISCH • GLUTENFREI • GLYX-DIÄT GEEIGNET • FETTARM

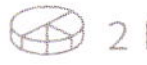 2 Portionen

 10 Minuten

- 1 Bund Rucola
- 225 g Shiitake, Stiel entfernt und Hut in feine Scheiben geschnitten (siehe Hinweis)
- Saft von ½ Zitrone
- Natives Olivenöl extra
- Salz und Pfeffer, frisch gemahlener schwarzer
- Geräuchertes Paprikapulver
- 40 g Parmesan, gerieben

Den Rucola auf zwei Tellern verteilen und die Shiitake-Streifen darauf arrangieren. Zitronensaft und Olivenöl über die Pilze träufeln. Mit Salz, Pfeffer und Paprikapulver würzen. Abschließend den geriebenen Parmesan darüberstreuen.

HINWEIS

Die Stiele der Pilze nicht entsorgen! Sie sind eine schmackhafte Zutat für Gemüsebrühe.

WIR ALLE HABEN VERINNERLICHT, dass es sich bei Muffins im Grunde genommen um kleine Kuchen ohne Glasur handelt, die sich als gesunde Frühstücksvariante ausgeben, obwohl sie alles andere als gesund sind. Diese Maitake-Muffins hingegen sind eine viel gesündere Wahl. Statt Weißmehl, das praktisch keine Nährstoffe enthält, verwenden wir Kokosmehl für unsere Muffins, und die Kuhmilch ersetzen wir durch Nussmilch um weiter Zucker einzusparen (denn obwohl die natürliche Laktose in Milch gesünder ist als weißer Zucker, kann sie trotzdem zu einem Anstieg der Blutzuckerwerte führen). Dank der alternativen Zutaten werden die Kohlenhydrate langsamer abgegeben, sodass Sie sich keine Sorgen um einen plötzlichen Abfall des Blutzuckerspiegels machen müssen, der nach dem Verzehr von industriellem Zucker schnell einsetzt. Diese herzhaften Muffins sind sättigend, geschmacksintensiv und darüber hinaus auch noch gesund.

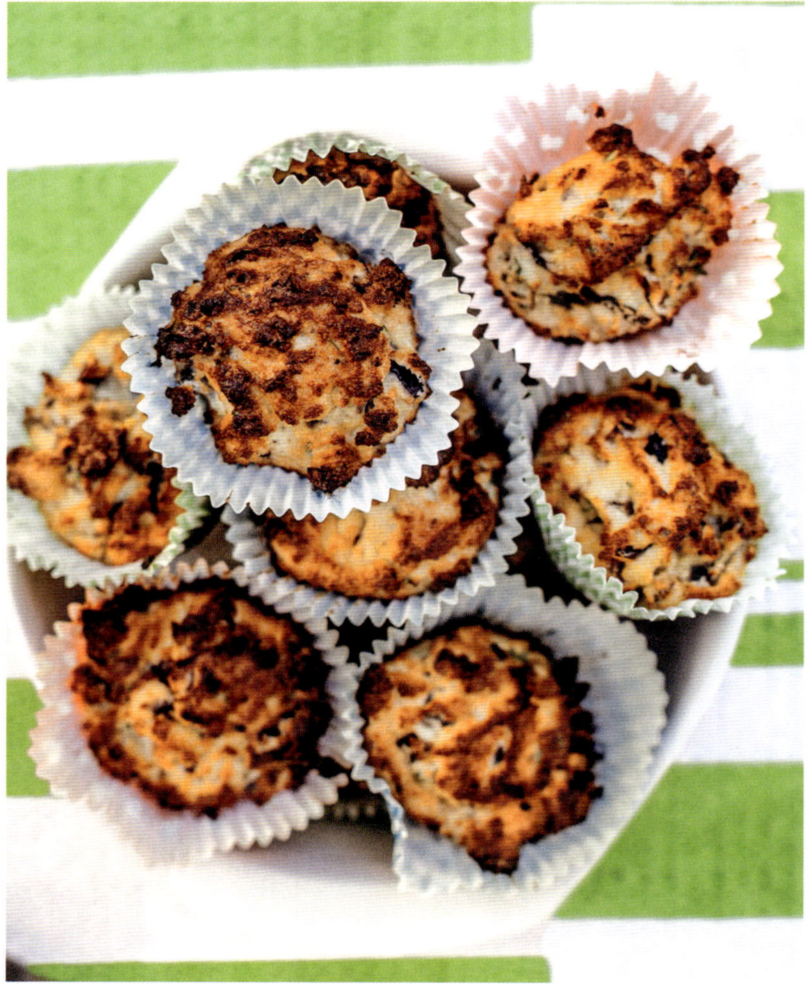

Maitake-Muffins

Maitake-Muffins

PALEO • GLUTENFREI • FETTARM

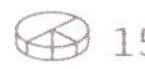 15 Muffins

 35 Minuten

- 1 EL Butter, Kokosfett oder Ghee, plus mehr zum Fetten
- 350 g Maitake, grob gehackt
- 150 g Zwiebel, gewürfelt
- 120 g Kokosmehl
- 30 g Maisstärke
- 1 TL Backpulver
- 1 TL Meersalz
- ½ TL schwarzer Pfeffer, frisch gemahlen
- 4 große Eier
- 3 EL Honig
- 60 ml Mandelmilch
- 5 g Koriandergrün, frisch gehackt

1. Den Backofen auf 200 °C (Ober-/ Unterhitze, 180 °C Umluft) vorheizen. Drei Muffinbleche (für je 6 Muffins) ausfetten.
2. Das Fett in einer Pfanne auf mittlerer Stufe zerlassen. Maitake und Zwiebeln zufügen und unter häufigem Rühren etwa 10 Minuten braten, bis die Pilze und die Zwiebeln leicht goldbraun sind. Beiseitestellen und abkühlen lassen.
3. Kokosmehl, Maisstärke, Backpulver, Salz und Pfeffer in einer großen Schüssel sorgfältig mischen. In einer separaten Schüssel Eier, Honig, Mandelmilch und gehacktes Koriandergrün mit dem Schneebesen glattrühren. Die Eier-Mischung zu den trockenen Zutaten geben und unterrühren, bis sich die Zutaten gerade eben zu einer Masse verbunden haben.
4. Die Pilz-Zwiebel-Mischung unterheben. Die ausgefetteten Vertiefungen in den Muffin-Blechen zu jeweils drei Viertel mit der Masse befüllen. Im vorgeheizten Ofen etwa 20 Minuten backen, bis an einem zur Garprobe in die Mitte der Muffins gesteckten Zahnstocher beim Herausziehen kein Teig mehr haften bleibt. Die Muffins 5–10 Minuten in den Blechen abkühlen lassen, dann herausnehmen und auf einem Kuchengitter vollständig abkühlen lassen.

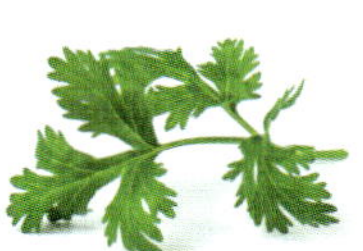

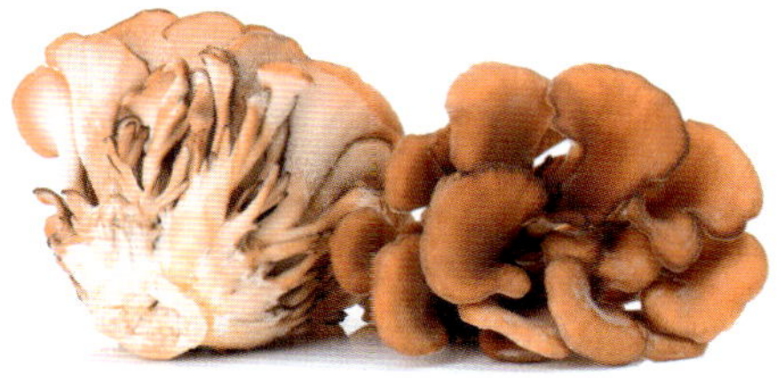

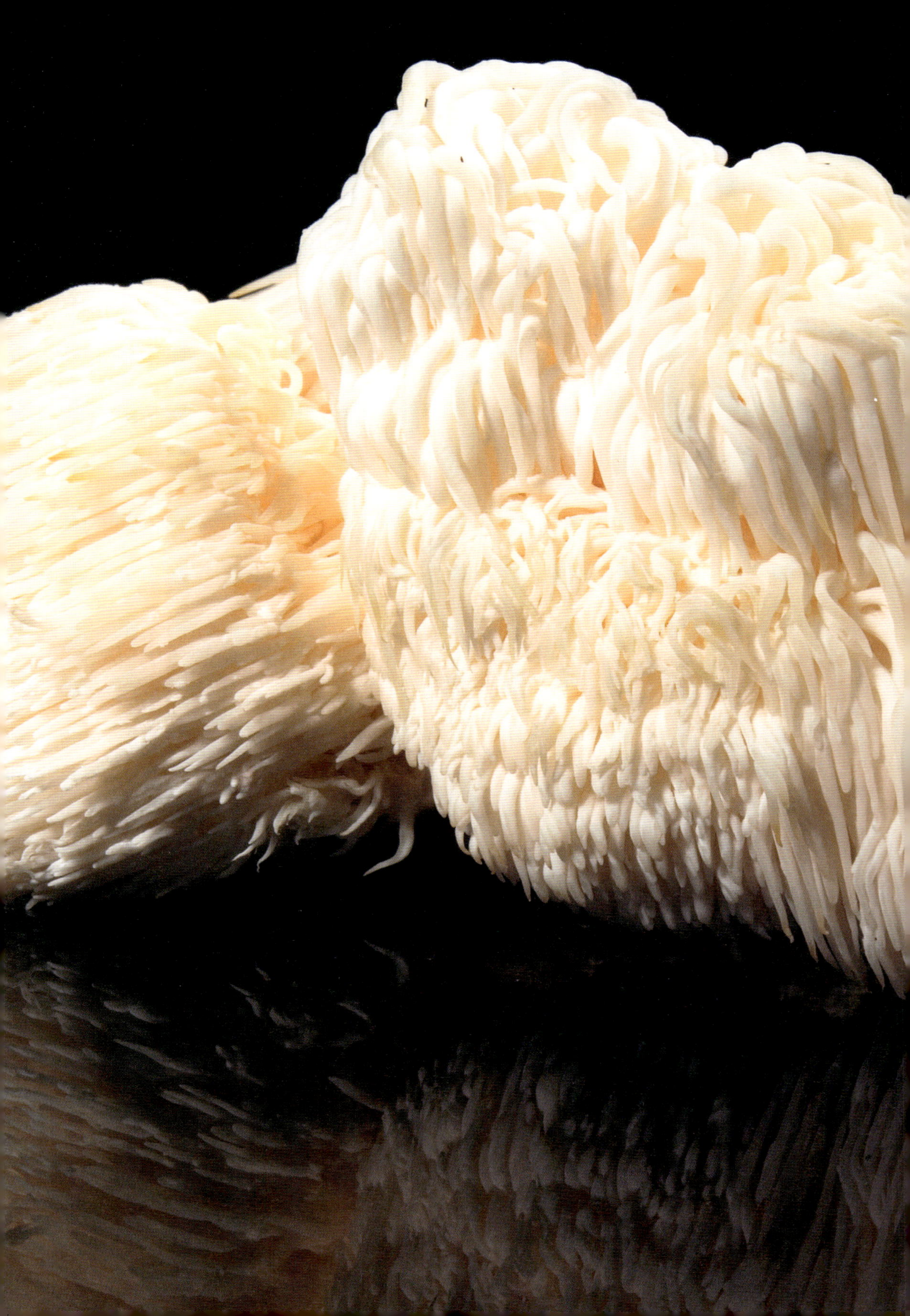

REZEPTE GEGEN CHRONISCHE ENTZÜNDUNGEN

Wer von einer Autoimmunerkrankung betroffen ist, über lange Zeit viel weißen Zucker oder industriell verarbeitete Produkte gegessen hat oder einfach keinen optimal gesunden Darm hat, leidet mit großer Wahrscheinlichkeit zu gewissem Grad unter chronischen Entzündungen. Man weiß, dass dies der Fall ist, wenn man regelmäßig unter Blähungen leidet, müde oder erscnöpft ist oder sich nach dem Essen meistens nicht wohl fühlt. Chronische Entzündungen sollten so schnell wie möglich behandelt werden, damit sie nicht zu weiteren Problemen (etwa Fettleibigkeit, Herzerkrankungen oder sogar Krebs) führen.

Aber keine Sorge – es ist bewiesen, dass sich chronische Entzündungen mit einer bewussten und gesunden Ernährung bekämpfen lassen. Mit den folgenden Gerichten, die eine Menge gesunder Nährstoffe und stabilisierender Enzyme enthalten, bringen wir Sie auf einen guten Weg.

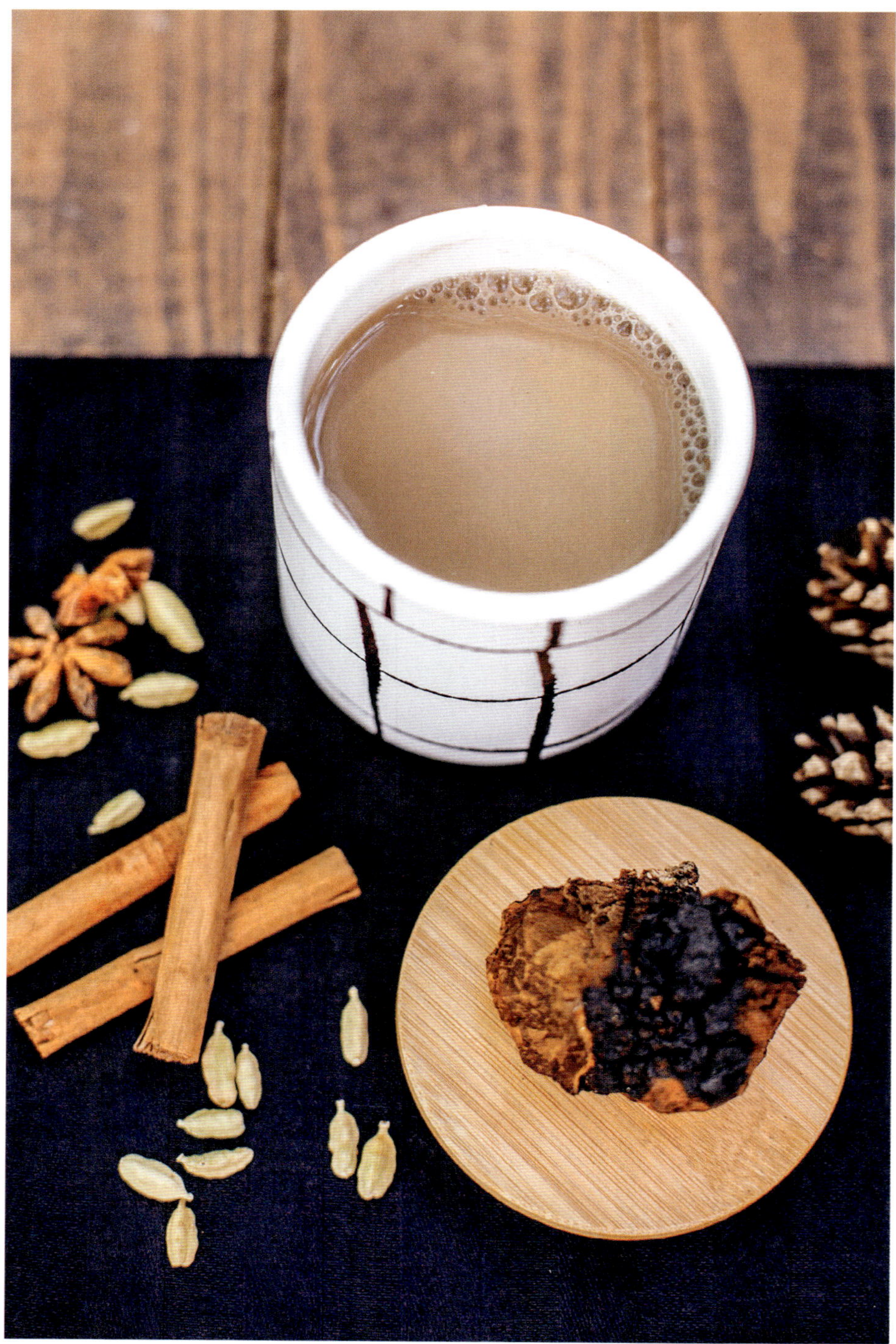

Chaga-Chai

CHAI-TEE KANN SICH vor gesunden Attributen kaum retten. Ein Problem mit vielen kommerziell erhältlichen Chai-Mischungen ist allerdings, dass sie mit Zusatzstoffen und Zucker belastet sind, die einen Großteil der gesundheitsförderlichen Wirkungen wieder aufheben. Doch wenn man Chai von Grund auf selbst zubereitet, kann man sich viel Gutes tun. Indischer Chai wird traditionell mit Zucker, Milch und/oder Schwarztee zubereitet, doch diese Zutaten sind unter Umständen schwer zu verdauen, also haben wir ein Chai-Rezept mit Nussmilch (für die entzündungshemmenden gesunden Fette) und Kokosblütenzucker (der verglichen mit weißem Zucker einen deutlich niedrigeren Wert auf dem glykämischen Index hat) entwickelt. Wir haben außerdem Ingwer wegen seiner entzündungshemmenden Eigenschaften zugefügt, Zimt und schwarzen Pfeffer, um die Durchblutung und den Stoffwechsel zu fördern, Muskat, um die Verdauung zu unterstützen, Kardamom, für gute Laune, sowie Gewürznelken, um die Wirkungskraft der anderen Gewürze zu aktivieren. Die Zugabe von Chaga als weitere wirksame entzündungshemmende Zutat verleiht diesem Getränk eine ganz neue, eindrucksvolle Dimension.

Chaga-Chai

PALEO • VEGAN • GLUTENFREI • GLYX-DIÄT GEEIGNET• FETTARM

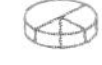 6 Portionen

 15–20 Minuten

- 1 Stück (5 cm) frischer Ingwer (oder mehr nach Belieben), geschält und in feine Scheiben geschnitten
- 10 ganze Gewürznelken
- 5 Kapseln Kardamom
- 2 Zimtstangen
- 2 TL schwarze Pfefferkörner
- 480 ml Nussmilch nach Belieben
- 1 TL Chaga-Extrakt
- 2 EL Kokosblütenzucker

1. Ingwer, Gewürznelken, Kardamom, Zimtstangen und Pfefferkörner mit 1,4 l Wasser in einem mittleren Topf mischen und auf mittlerer Stufe zum Kochen bringen. Etwa 1 Minute sprudelnd kochen lassen, dann den Topf mit dem Deckel verschließen und die Temperatur auf niedrige Stufe reduzieren. Etwa 10 Minuten sieden lassen.
2. Nussmilch, Chaga-Extrakt und Kokosblütenzucker zufügen. Erneut zum Sieden bringen und vorsichtig mit dem Schneebesen umrühren, bis der Zucker aufgelöst ist. Durch ein feines Sieb in Becher gießen und sofort servieren.

SÜSSUNGSMITTEL – WENIGER SÜSS

Weißer Zucker enthält keine Nährstoffe, keine Proteine, keine Enzyme und keine gesunden Fette, sollte also absolut gemieden werden. Da er zu den Zutaten gehört, die Entzündungen am meisten fördern, kann sich der regelmäßige Genuss verheerend auf das Verdauungssystem auswirken. Zum einen handelt es sich bei weißem Zucker um „reinen Zucker“, d.h. er ist nicht in der gleichen Weise an Ballaststoffe gebunden wie z. B. der natürliche Zucker in Obst. Ohne die Ballaststoffe, welche die Verdauung verlangsamen, kommen die Blutzuckerwerte durcheinander (was letztendlich Leiden wie Diabetes zur Folge haben kann). Dies funktioniert folgendermaßen: Wenn Zucker ins Blut übergeht, gibt die Bauchspeicheldrüse Insulin ab, um die Blutzuckerwerte zu stabilisieren, und die Nebennieren werden angeregt mehr Kortisol zu produzieren. Im Verdauungssystem hemmt Kortisol die Produktion von Salzsäure, die im Magensaft benötigt wird, um die Nahrung abzubauen. Dieses Säure-Ungleichgewicht kann zu chronischen Entzündungen führen, zur Schädigung der Darmschleimheaut, zu Blähungen und schließlich sogar zu Autoimmunerkrankungen. Übermäßiger Zuckerkonsum kann sogar den Mineralstoffspeicher des Körpers entleeren. Kokosblütenzucker ist zwar kein gesundes Lebensmittel, doch er enthält wenigstens Spurenelemente und hat einen geringeren Fructose- und Glucose-Gehalt, d.h. er wirkt sich nicht so dramatisch auf den Blutzuckerspiegel aus. Trotzdem sollte man ihn nur in Maßen verwenden und sichergehen ein qualitativ hochwertiges Produkt zu kaufen.

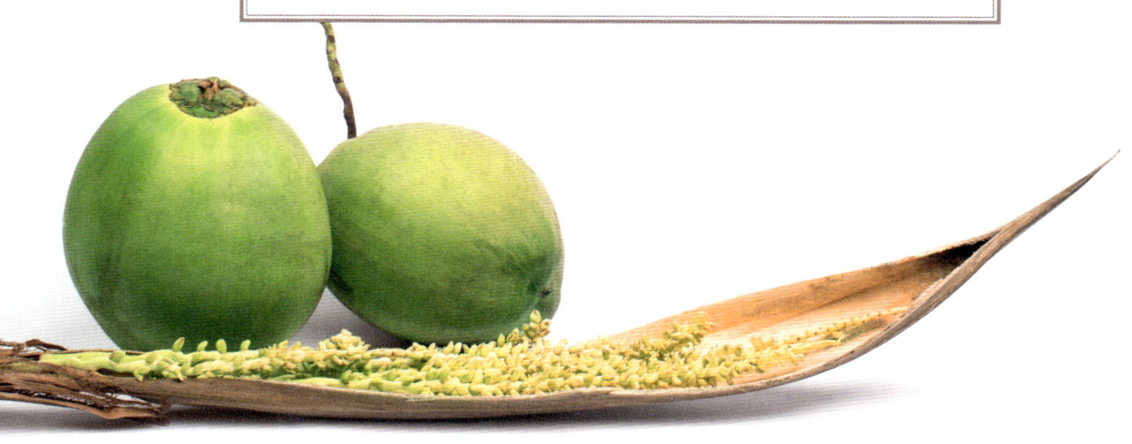

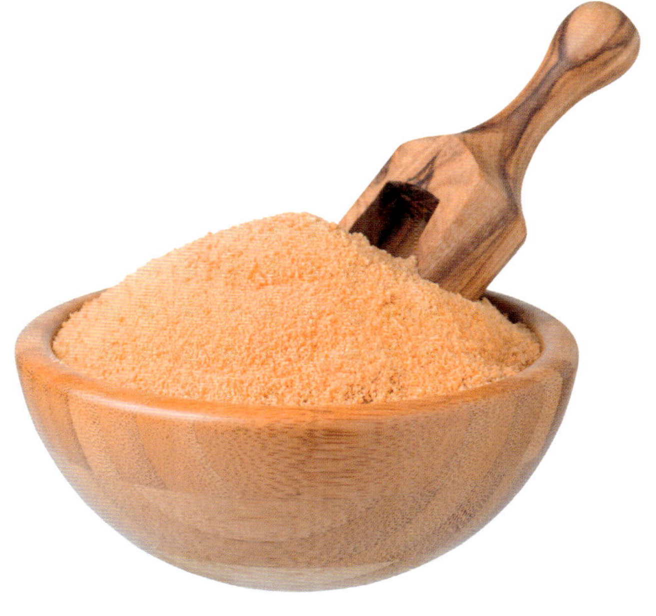

INGWER IST NICHT NUR GUT FÜR DIE VERDAUUNG, sondern hilft auch gegen Entzündungen. Ingwer enthält molekulare Verbindungen, sogenannte Gingerole, das sind bioaktive Verbindungen, welche die Produktion überschüssiger Prostaglandine reduzieren. Prostaglandine sind Fettsäure-Abkömmlinge, die sich in Bereichen sammeln, in denen Gewebeschäden oder eine Infektion vorliegen, und dort unter anderem Entzündungen verursachen oder den Blutfluss hemmen können. Dass Maitake Entzündungen im Darmbereich lindern können, ist wissenschaftlich bewiesen – Entzündungen, die, wenn sie nicht behandelt werden, chronisch werden können. Maitake und Ingwer sind ein wirkungsvolles Duo, wenn es darum geht, Entzündungen zu reduzieren und Magenprobleme zu verhindern. Also vergessen Sie Magengrummeln und naschen Sie lieber diese Häppchen!

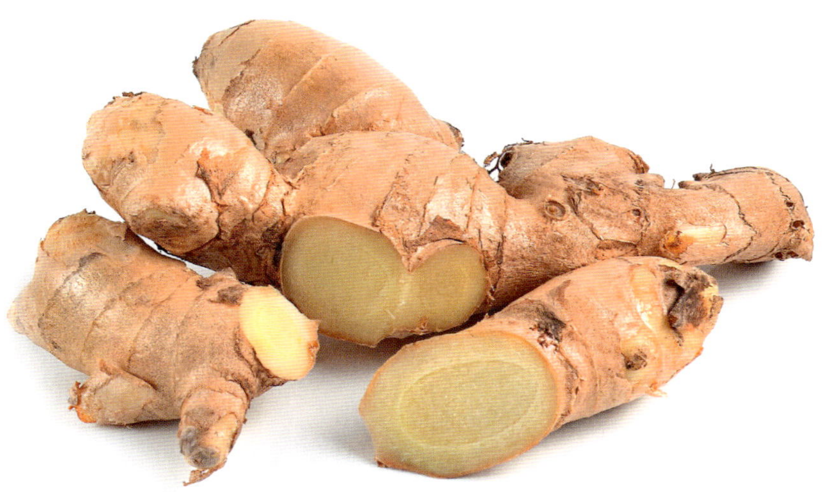

Maitake-Ingwer-Häppchen

PALEO • VEGAN • GLUTENFREI • FETTARM

 20 Häppchen

 15 Minuten plus
2 Stunden Kühlen

- Ca. 30 kleine getrocknete Datteln, 2 Stunden in Wasser eingeweicht, dann abgegossen
- 1 EL Mandelbutter
- 3 EL frisch geriebener Ingwer (von einem etwa 10 cm großen Stück)
- ½ TL reines Vanilleextrakt
- ¼ TL feines Meersalz
- 3 EL Kokosfett
- ½ TL Stevia, flüssig
- ½ TL gemahlener Zimt
- 2 EL Maitake-Extrakt
- 50 g zerstoßene Mandeln

1. Die eingeweichten Datteln in einem sauberen Küchentuch ausdrücken um möglichst viel Wasser zu entfernen.
2. Datteln zusammen mit Mandelbutter, Ingwer, Vanille, Salz, Kokosfett, Stevia und Zimt im Hochleistungsstandmixer glatt pürieren. (In einem Standmixer mit Stampfer geht das am besten, es kann aber auch eine Küchenmaschine mit Häckselaufsatz verwendet werden.)
3. Die entstandene Masse zu einer großen Kugel formen, in eine saubere Schüssel setzen und die Oberfläche der Kugel direkt mit Frischhaltefolie abdecken. 1 Stunde in den Gefrierer stellen.
4. Die gekühlte Masse aus dem Gefrierschrank nehmen. Mit den Fingern kleine Teigstücke lösen und zu Kugeln mit 2,5 cm Durchmesser formen.
5. In einer Schüssel Maitake und zerstoßene Mandeln mischen und auf einem Teller verteilen. Die Kugeln darin wälzen, sodass sie rundherum bedeckt sind, dann auf einen sauberen Teller setzen. Vor dem Servieren mindestens 1 Stunde im Kühlschrank ruhen lassen. In einem luftdicht verschlossenen Behälter sind die Kugeln im Kühlschrank bis zu 10 Tage haltbar.

EINLEGEN IST EINE ART DES FERMENTIERENS, ein Prozess, bei dem die eingelegten Zutaten mit Probiotika durchdrungen werden, welche für gute Bakterien im Darm sorgen. Durch ihre gesundheitsfördernden Eigenschaften für den Darm und den hohen Ballaststoffgehalt ist diese Shiitake-Zubereitung ideal um Entzündungen zu reduzieren. Das Besondere dieses Rezeptes ist jedoch, dass es ein Doppler ist: Die Pilze können in ihrer eingelegten Form verzehrt (sie sind super gesund in Salaten oder als aromatische Zugabe zu Getreide-Gerichten) oder anschließend für einen vegetarischen Snack noch gedörrt werden.

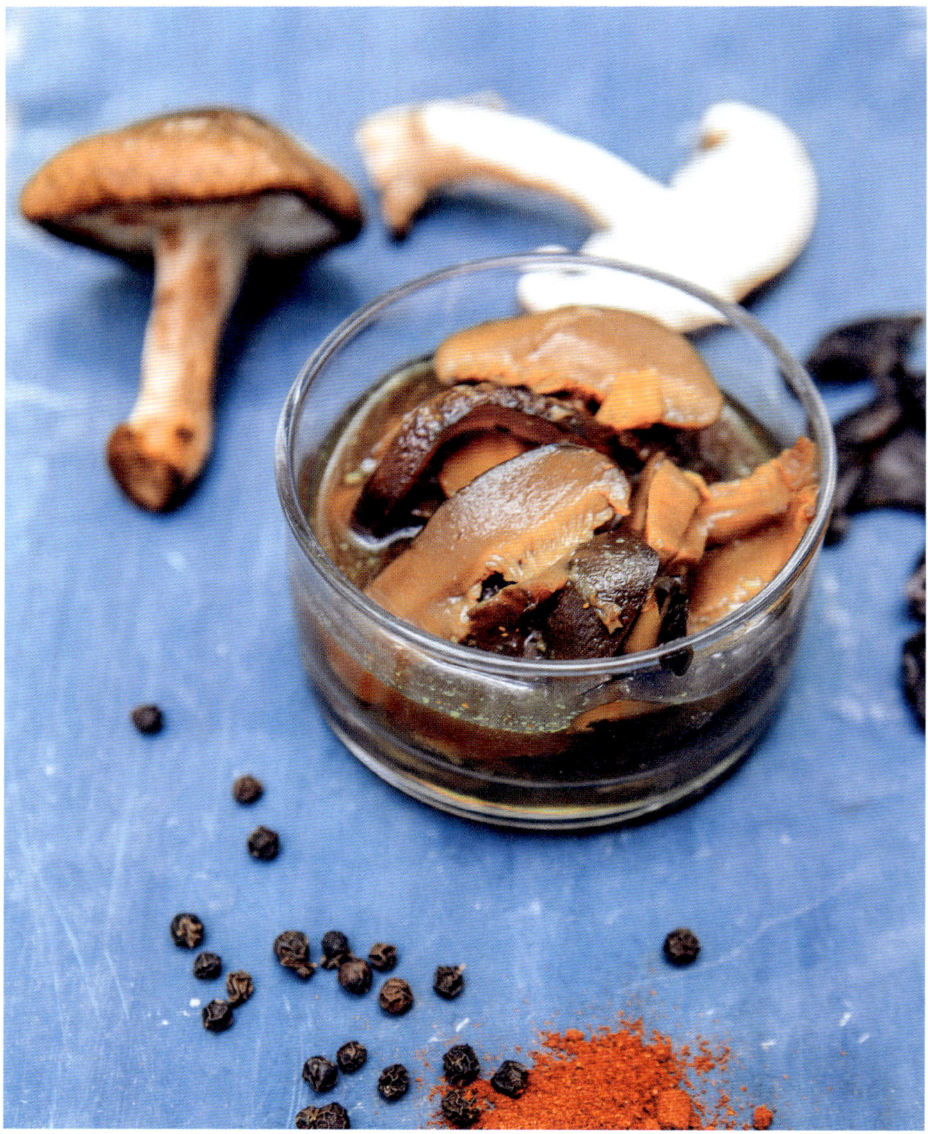

Eingelegtes und gedörrtes Shiitake-Jerky

Eingelegtes und gedörrtes Shiitake-Jerky

PALEO • VEGAN • GLUTENFREI • GLYX-DIÄT GEEIGNET • FETTARM

1 Einmachglas mit 1l Fassungsvermögen

40 Minuten, plus Zeit zum Marinieren (3–14 Tage) und/oder Dörren (2–3 Stunden)

- etwa 100 g getrocknete Shiitake oder 225 g frische Shiitake, Stiel entfernt und Hut in feine Streifen geschnitten
- 100 g Kokosblütenzucker
- 120 ml Sojasauce
- 120 ml Weißweinessig
- 1 Stück (ca. 7 cm) frischer Ingwer, geschält und fein gehackt

1. Getrocknete Pilze in einer Schüssel mit 500 ml heißem Wasser übergießen und etwa 20 Minuten ziehen lassen, bis sie weich sind. Die Pilze aus dem Wasser nehmen und überschüssige Flüssigkeit ausdrücken. Die Stiele entfernen und die Hüte in breite Streifen schneiden. Einweichflüssigkeit durch ein mit einem Kaffeefilter ausgelegtes Sieb in einen kleinen Topf abseihen.
2. Zucker, Sojasauce, Essig und Ingwer zufügen. Die Mischung auf dem Herd zum Kochen bringen, dann auf mittlere bis niedrige Temperatur reduzieren und die Flüssigkeit 20 Minuten sanft köcheln lassen. Vom Herd nehmen und abkühlen lassen.
3. Die Pilze in ein Einmachglas mit 1 Liter Fassungsvermögen geben. Die abgekühlte Sojasaucen-Mischung darübergießen, bis die Pilze vollständig bedeckt sind. Das Glas mit dem Deckel verschließen und die Pilze vor der Verwendung mindestens 3 Tage und bis zu 2 Wochen im Kühlschrank ziehen lassen, abhängig vom gewünschten Geschmack. Sie können die Pilze wie eingelegtes Gemüse verwenden, oder ...
4. Für die Zubereitung von Jerky den Ofen auf 65 °C vorheizen und ein Backblech mit Backpapier auslegen.
5. Die eingelegten Shiitake-Streifen abtropfen lassen und dann mit Abstand auf dem vorbereiteten Backblech ausbreiten. Im vorgeheizten Ofen 2–3 Stunden bei leicht geöffneter Ofentür (den Stiel eines Holzkochlöffels zwischen Tür und Ofen klemmen) dörren.

DIESES DESSERT IST SO EINFACH (und einfach so gut), dass es süchtig macht. Sie glauben mir nicht? Als ich zuletzt dieses Dessert zubereitet habe, habe ich alle vier Portionen selbst gegessen! Es ist nicht unbedingt empfehlenswert den Verzehr solcher Mengen zur Gewohnheit zu machen, aber es war immerhin gesünder, als eine ganze Packung Eiscreme zu essen (und ich weiß, dass niemand von uns das jemals tun würde, oder?).

Diese Mousse ist in jeder Hinsicht ein gesunder Nachtisch. Kakao enthält unglaublich viel Magnesium – einer der Mineralstoffe, der besonders wichtig für die Gesundheit ist – und hat alle möglichen Vorteile, von der Stressreduktion bis hin zur Förderung der Herzgesundheit. Avocado und Nussmilch enthalten entzündungshemmende gute Fettsäuren, und obwohl man alle möglichen medizinischen Pilze für dieses Rezept verwenden kann, mache ich es besonders gerne mit Schmetterlingstrameten, weil diese Pilze extrem effektive entzündungshemmende Eigenschaften haben.

Also machen Sie es sich einfach, wenn Sie das nächste Mal Gäste empfangen, und servieren Sie diese Mousse. Man kann den Nachtisch auch schon ein oder zwei Tage im Voraus zubereiten. Sollten Ihre Gäste nicht auftauchen, so werden Sie sicher keine Probleme haben diesen Nachtisch alleine zu essen.

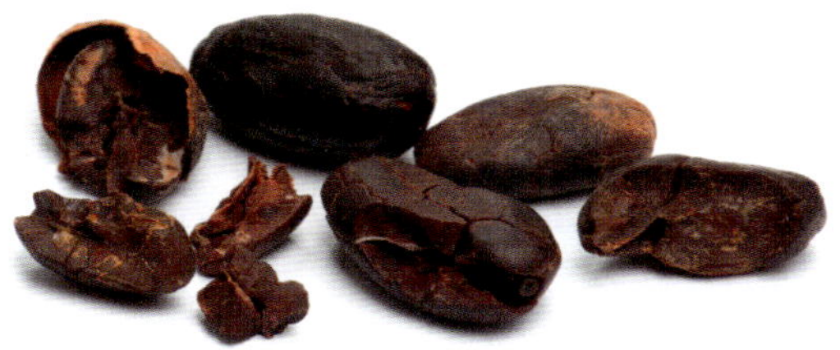

KAKAO IST NICHT GLEICH KAKAO

Stark entölt, schwach entölt, roh … Ja, es ist verwirrend, doch die Unterschiede sind groß. Stark und schwach entölte Kakaopulver werden hergestellt, indem die Kakaobohnen bei hoher Temperatur geröstet und dann gemahlen werden (je nachdem, wie viel Kakaobutter anschließend aus der Masse gepresst wird, ist das später aus dem Presskuchen gemahlene Pulver stark oder schwach entölt). Rohes Kakaopulver wird hingegen durch das Kaltpressen roher Kakaobohnen gewonnen. Bei all diesen Vorgängen wird jeweils das Fett entfernt, aber nur bei rohem Kakaopulver bleiben Enzyme und Ballaststoffgehalt stabil, sodass es gut für die Verdauung ist. Das Kaltpressen reduziert außerdem die Wahrscheinlichkeit, dass sich bittere Aromen und andere geschmackliche Unstimmigkeiten entwickeln, wie es bei heiß gepresstem Kakaopulver passieren kann.

Schokoladen-Avocado-Mousse
mit Schmetterlingstrameten

VEGAN • PALEO • GLUTENFREI • GLYX-DIÄT GEEIGNET

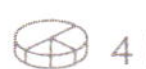 4 Portionen

 10 Minuten plus Kühlung

- 50 g ungesüßtes rohes Kakaopulver
- 120 ml Nussmilch (nach Belieben Mandel, Hanf, Kokos, Cashew etc.)
- 2 TL Stevia, flüssig
- 1 TL Schmetterlings-tramete-Extrakt
- 1 TL Kokosfett, Raumtemperatur
- 1 TL reines Vanilleextrakt
- 1 Prise Meersalz
- 2 große reife Avocados, Stein entfernt und geschält
- Trockenfrüchte, Nüsse oder Samen nach Belieben

1. In einer kleinen Schüssel Kakaopulver, Nussmilch, Stevia, Schmetterlingstramete-Extrakt, Kokosfett, Vanilleextrakt und Salz mit dem Schneebesen glattrühren und beiseitestellen.
2. Das Avocado-Fruchtfleisch im Standmixer glatt pürieren. Die Kakaomischung zufügen und mixen, bis eine glatte Masse entstanden ist (mit dem Stabmixer funktioniert das übrigens auch).
3. Die Mousse auf vier Desserts-Schüsselchen verteilen. Im Kühlschrank 1–3 Stunden ruhen lassen. Kurz vor dem Servieren Trockenfrüchte, Nüsse oder Samen nach Belieben auf der Oberfläche der einzelnen Portionen verteilen. Abgedeckt ist die Mousse im Kühlschrank bis zu 2 Tage haltbar.

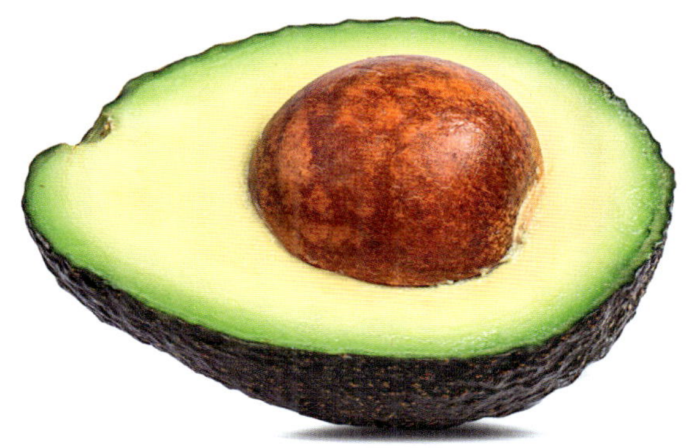

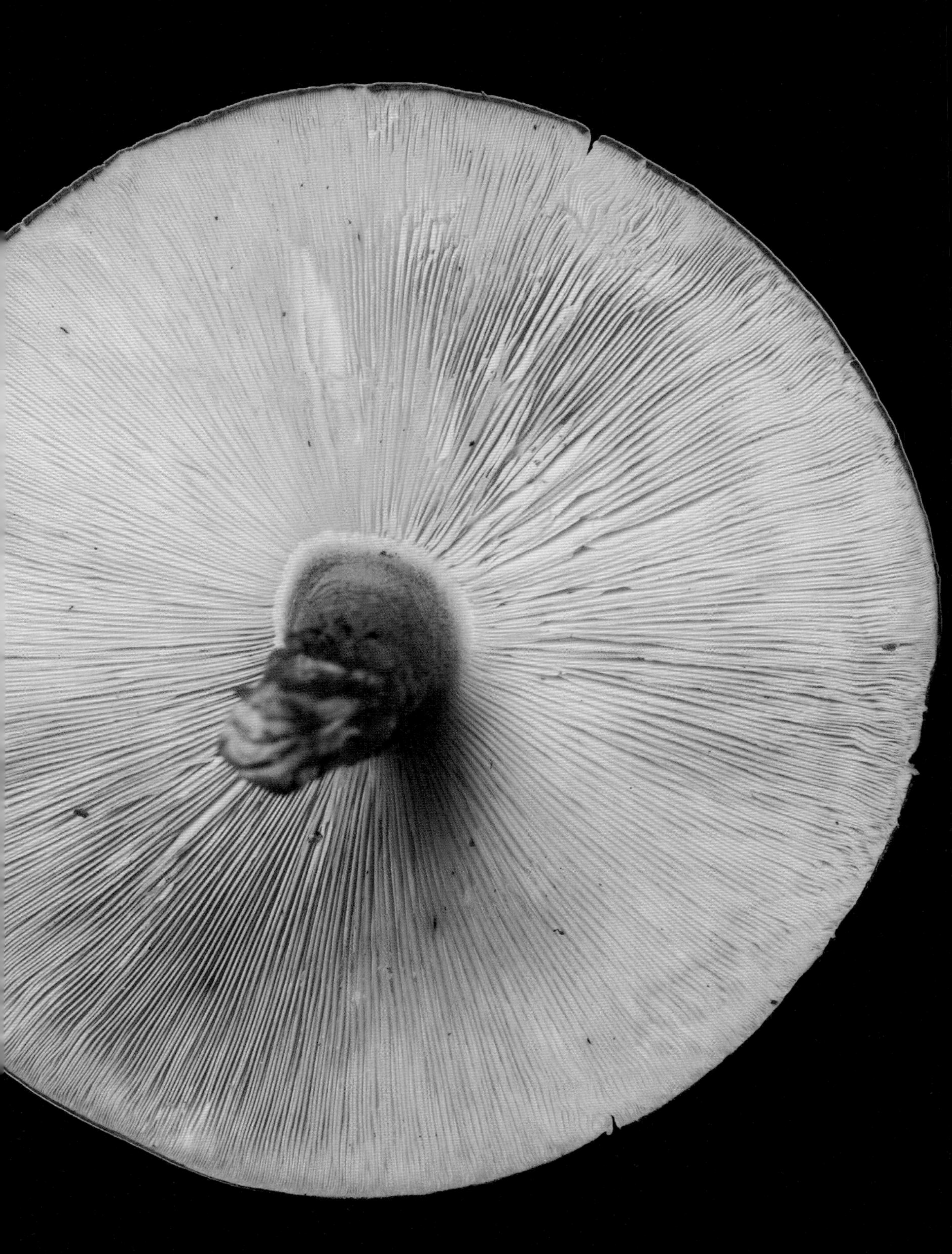

REZEPTE FÜR EINEN GESUNDEN DARM

Wir hören häufig, wir sollen auf unser „Bauchgefühl achten". Daher ist es eine gute Idee, den treuen Helfer Darm gesund und in Topform zu halten, indem wir ihm gesunde Bakterien zuführen. Die Rezepte in diesem Abschnitt helfen, die Mikroben in ihrem Darm für ein gesundes und florierendes Verdauungssystem zu regenerieren. Diese Speisen haben sich schon seit langem bewährt (Miso-Suppe wird in asiatischen Kulturen bereits seit Jahrhunderten konsumiert), und obwohl allgemein angenommen wird, dass Sauerkraut eine deutsche Erfindung aus dem 18. Jahrhundert ist, gibt es Hinweise dafür, dass es in China seit über zweitausend Jahren gegessen wird, etwa so lange wie in den östlichen Kulturen Kombucha getrunken wird. Der in den USA weniger bekannte Jun-Tee hat in tibetischen und indischen Kulturen eine lange Geschichte, dort wurde er von Generation zu Generation weitergegeben.

Um es auf den Punkt zu bringen: Während wir damit beschäftigt waren, unseren Darm mit raffinierten und industriell verarbeiteten Lebensmitteln zu ruinieren, ist älteren Zivilisationen schon lange bewusst, dass es wichtig ist, Lebensmittel zu essen, die das Verdauungssystem regenerieren. Und wie bereits erwähnt, ist ein gesunder Darm häufig der Auslöser, der den Prozess zur optimalen allgemeinen Gesundheit in Gang setzt.

In zwei der vier folgenden Rezepte verwenden wir Reishi, Sie können aber auch gerne mit anderen medizinischen Pilzen experimentieren, denn die meisten (allerdings nicht alle) sind unglaublich heilsam für den Darm. Wenn es um den Darm geht, sind Pilze immer eine gute Idee.

JAPANISCHE MISO-SUPPEN sind bekannt dafür, dass sie wenig Kalorien und viele Proteine enthalten und extrem gesund sind – in Studien hat sich sogar gezeigt, dass der Verzehr von Miso-Suppe das Brustkrebsrisiko senkt. Miso ist eine Paste aus fermentierten Sojabohnen. Beim Fermentationsprozess werden Probiotika (gute Bakterien) gebildet, außerdem entsteht der einzigartige Umami-Geschmack der Paste. Wer eine Unverträglichkeit gegenüber Sojaprodukten hat, kann diese Suppe immer noch genießen, denn Miso-Paste kann auch aus Gerste und Kichererbsen hergestellt werden – also sehen Sie sich nach einer Alternative um, die Ihren Bedürfnissen entspricht.

Unsere Variante von Miso-Suppe sorgt für noch mehr „flüssige Gesundheit“, dank der herzhaften Zugabe von Chaga, Algen und Mandeln. Der Blutkreislauf vermag Nährstoffe aus flüssigen Lebensmitteln leichter aufzunehmen als Nährstoffe aus festen Lebensmitteln, d.h. diese Suppe liefert schnell große Mengen Probiotika, Ballaststoffe, Proteine und gesunde Fette. Vermutlich wird der unvergleichliche Geschmack dieser Suppe dazu führen, dass nach Nachschlag verlangt wird, es könnte also eine gute Idee sein, gleich eine doppelte Menge zuzubereiten.

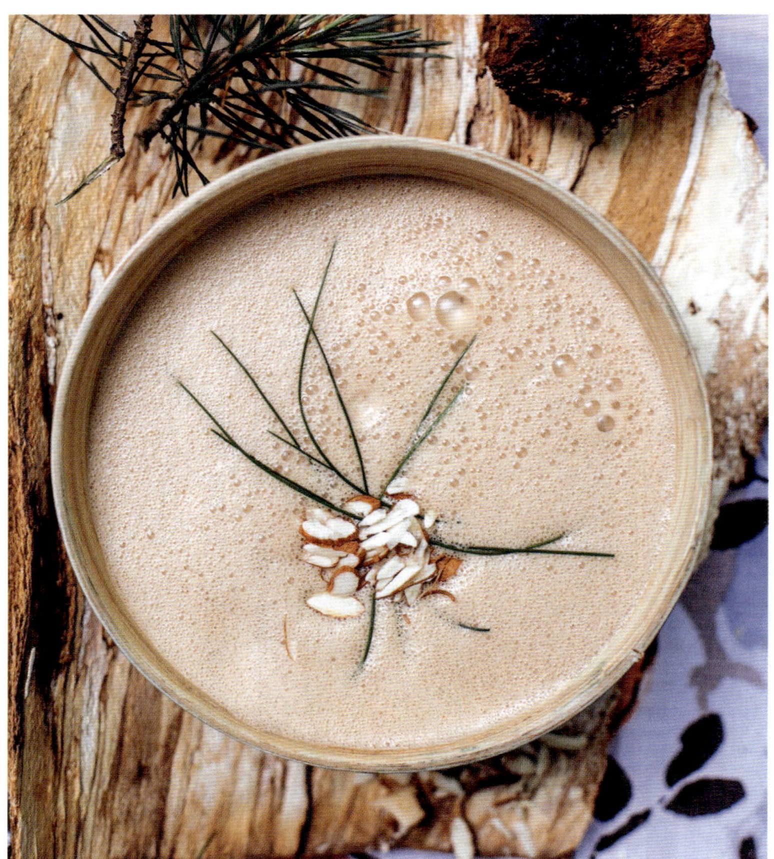

Miso-Suppe mit Pilzen und Algen

Miso-Suppe mit Pilzen und Algen

PALEO • VEGAN • GLUTENFREI • GLYX-DIÄT GEEIGNET • FETTARM

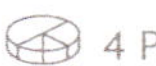 4 Portionen

10 Minuten Vorbereitung plus 1–4 Stunden Durchziehen (je nach persönlichem Geschmack)

- 2 EL Chaga-Pulver
- 40 g Miso-Paste, unpasteurisiert (auf Soja-, Gersten- oder Kichererbsenbasis)
- 4 Knoblauchzehen, geschält
- 60 ml natives Olivenöl extra
- 45 g Mandelkerne (am besten mind. 4 Stunden eingeweicht)
- 5 g Algen-Flocken (Naturkost- und Fachhandel)
- Saft von 1 Limette
- 1 Prise Chilipulver oder ein Spritzer Sriracha-Sauce
- Mandelblättchen, zum Garnieren

1. In einem großen Topf das Chaga-Pulver in knapp 2 l Wasser einrühren. Auf niedriger Stufe sanft zum Köcheln bringen. Je nachdem, wie intensiv der Chaga-Geschmack sein soll, 1–4 Stunden sieden lassen (siehe Tipp), dabei die Brühe im Auge behalten und nach Bedarf Wasser nachfüllen.
2. Sobald der Chaga-Sud die gewünschte Intensität hat, vom Herd nehmen und leicht abkühlen lassen. Dann in den Hochleistungsstandmixer geben und Miso, Knoblauch, Olivenöl, Mandeln, Algen, Limettensaft und Chilipulver zufügen. Auf hoher Stufe pürieren, bis die Suppe glatt und schaumig ist. Beim Pürieren heißer Flüssigkeiten immer besonders vorsichtig sein und je nach Größe des Mixers gegebenenfalls in mehreren Etappen pürieren.
3. Die Suppe auf vier Schüsseln oder große Becher verteilen. Zum Servieren nach Belieben mit Mandelblättchen und zusätzlichem Chilipulver garnieren.

TIPP

Je intensiver der Chaga-Geschmack (je länger das Chaga-Extrakt im heißen Wasser zieht), desto mehr Nährstoffe enthält die Suppe.

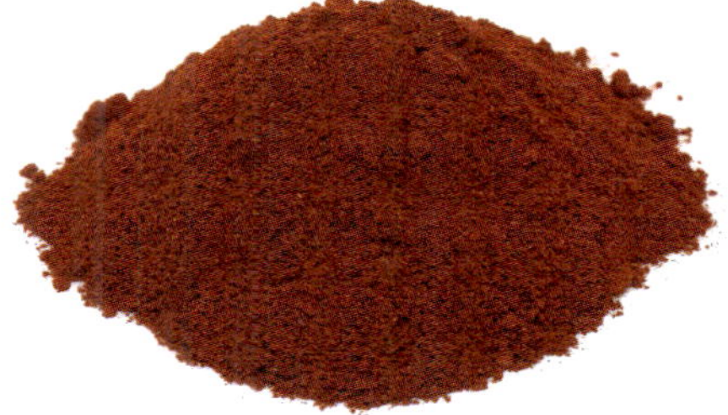

SAUERKRAUT IST EIN KRAFTPAKET, das gesunde Bakterien und Ballaststoffe enthält. Im Grunde genommen ist diese Gemüsebeilage eine heilsame Darmkur. Ein paar Dinge muss man über Sauerkraut wissen: Erstens ist es ein ausgesprochen einfaches und sehr günstiges Superfood. Zweitens hält es sich im Kühlschrank nahezu ewig. In der Tat sollte in jedem Kühlschrank neben scharfen Saucen, Senf und Gewürzgurken – die es bei jedem zu finden gibt – immer ein Glas Sauerkraut bereitstehen. Drittens ist die eigene Herstellung von Sauerkraut zusammen mit Freunden und Kindern ein Riesenspaß.

In slawischen Ländern, Deutschland und Skandinavien gehört Sauerkraut schon lange zu den Grundnahrungsmitteln. Da auch Pilze in diesen Ländern sehr beliebt sind und wie Sauerkraut richtig gut für das Immunsystem sind, macht es Sinn sie zusammen zu essen. In diesem Gericht kann man die Pilze nicht unbedingt herausschmecken – wegen des typisch sauren Geschmacks des Krauts lässt sich also ganz einfach eine große Menge Pilze darin „verstecken", man hat also grünes Licht, mit Reishi, Shiitake oder anderen Pilzen das Gericht nach Belieben aufzuwerten.

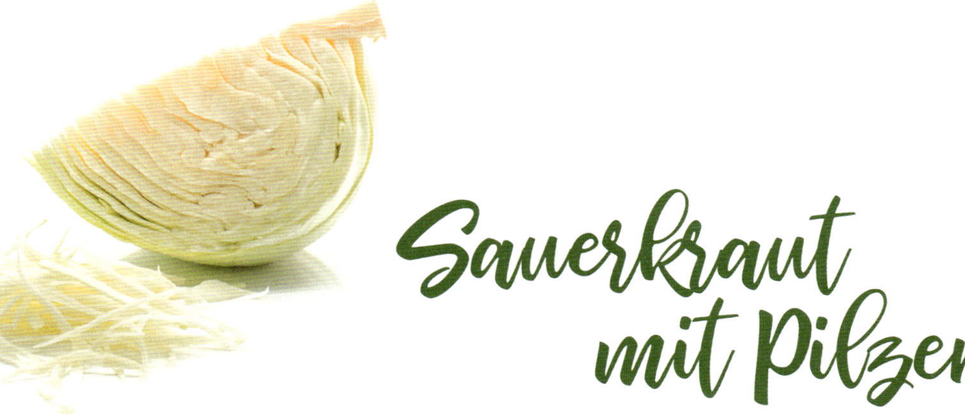

Sauerkraut mit Pilzen

PALEO • VEGAN • GLUTENFREI • GLYX-DIÄT GEEIGNET • FETTARM

Reicht für ein Gefäß mit ca. 4 l Fassungsvermögen (etwa 25 Portionen)

30–40 Minuten plus Fermentieren (mindestens 1–16 Woche/n und bis zu 1 Jahr)

Besondere Ausstattung: Wasserdichter Gärtopf (sehr empfohlen) oder mehrere große Einmachgläser (siehe Hinweis)

- Etwa 2 kg Weißkohl (2–3 Köpfe), in feine Streifen geschnitten, gewaschen und trocken geschleudert
- 2 rote Zwiebeln, in feine Streifen geschnitten
- 3 EL Salz
- 2–3 TL Pilz-Extrakt nach Wahl (Reishi und Shiitake sind besonders zu empfehlen)
- Nach Belieben: Cayennepfeffer, gemahlene Kurkuma, gemahlener Ingwer, gemahlene Koriandersamen oder Senfkörner

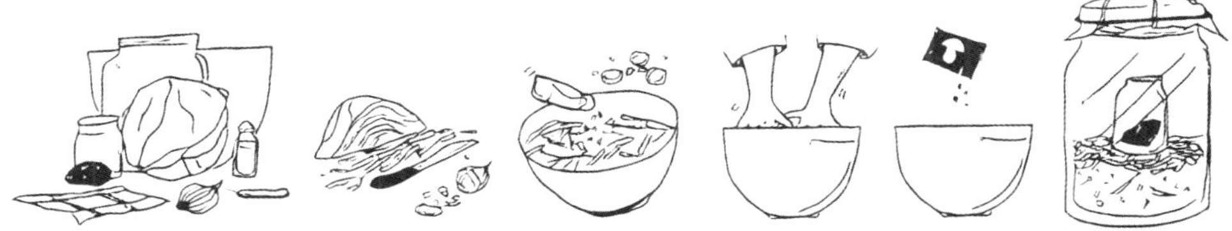

1. Kohl, Zwiebeln und Salz in einer sehr großen Schüssel mischen. Die Mischung per Hand ein paar Minuten kräftig durchkneten, bis das Gemüse etwas zarter wird und Flüssigkeit abgibt. Das Volumen der Masse sollte sich um etwa die Hälfte reduzieren.
2. Das Pilz-Extrakt und gegebenenfalls Gewürze nach Belieben untermischen.
3. Wird ein Gärtopf verwendet, den Herstellerangaben folgen und darauf achten, dass der Kohl vollständig von den Gewichten abgedeckt ist. Werden sterilisierte Einmachgläser verwendet, kann man eigene Gewichte herstellen, indem man kleinere Einmachgläser mit kleinen Steinen oder Wasser füllt um sie zu beschweren (siehe Illustration und Hinweis). Den Kohl in die großen Gläser füllen, mit den kleinen Gläsern beschweren, die großen Gläser mit sauberen Küchentüchern abdecken und diese mit einem Gummiband befestigen. Nicht mit dem Deckel verschließen, da das den Luftfluss verhindern würde.
4. Der Fermentationsprozess dauert 1–16 Wochen, abhängig von der Raumtemperatur, der Menge (kleinere Mengen und in Einmachgläsern zubereitetes Sauerkraut fermentieren schneller) und dem gewünschten Geschmack. Die Menge der gesunden Bakterien steigt mit der Zeit, nach einer Woche kann man das Sauerkraut aber schon kosten und dann täglich oder wöchentlich erneut probieren, bis der gewünschte Geschmack erzielt wird. Dann die Gewichte entfernen, die Einmachgläser mit dem passenden Deckel verschließen und das Sauerkraut bis zu 1 Jahr im Kühlschrank aufbewahren.

HINWEIS

Wenn Sie Einmachgläser verwenden, beachten Sie, dass kleinere Stückchen Kohl leichter den improvisierten Gewichten entwischen können und dann an die Oberfläche der Flüssigkeit schweben. So kann Schimmel entstehen. Eine Lösungsmöglichkeit ist, ein paar größere Blätter Kohl beiseitezulegen und diese zu verwenden, um die Kohlstreifen abzudecken. Das Gewicht kommt dann auf diese größeren Blätter, damit die Kohlstreifen unter der Oberfläche der Flüssigkeit bleiben. Die größeren Kohlblätter müssen entsorgt werden, sobald das Sauerkraut verzehrfertig ist.

AUF RUSSISCH, CHINESISCH UND JAPANISCH lässt sich Kombucha buchstäblich als „Tee-Pilz“ übersetzen, wegen des an ein Meerestier erinnernden „Pilzgeflechts“, das am Boden des Teegetränks schwebt. Bei diesem Schwebkörper handelt es sich aber nicht um einen Pilz, sondern um eine symbiotische Kultur von Bakterien und Hefen, die den Tee dann in Kombucha verwandelt. Bei jeder neu angesetzten Portion Kombucha entsteht eine neue „Baby-Kultur“. Die beste Möglichkeit, um selbst mit der Kombucha-Zubereitung zu beginnen, ist es also, einen „Kombucha-Pilz“ von Freunden zu erhalten. Man kann Kombucha auch aus einem fertig gekauften, nicht-pasteurisierten Kombucha-Drink ansetzen – einfach den winzigen „Kombucha-Pilz“ und 120–240 ml des Getränks vor dem Verzehr in einen auslaufsicheren Beutel oder ein Glas mit Zuckerwasser umfüllen, luftdicht verschließen und im Kühlschrank aufbewahren.

Da Kombucha fermentiert ist, hat er einen geringen Alkoholgehalt. Wenn er wie hier beschrieben zubereitet und aufbewahrt wird, liegt der Alkoholgehalt bei 0,5% oder weniger.

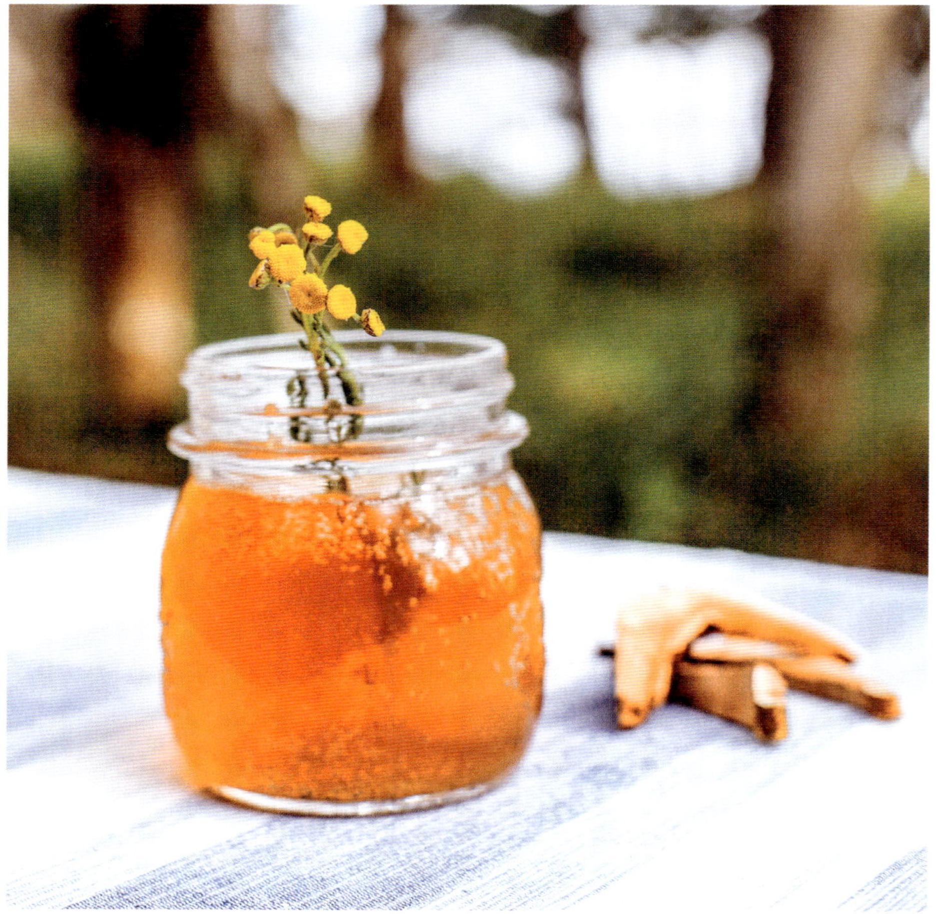

Reishi-Kombucha

Reishi-Kombucha

PALEO • VEGAN • GLUTENFREI • FETTARM

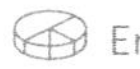 Ergibt knapp 2 l

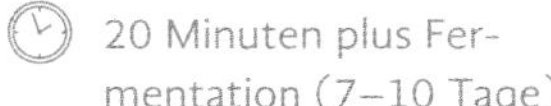 20 Minuten plus Fermentation (7–10 Tage)

- 4 Beutel Schwarztee
- 2 g Reishi-Extrakt-Pulver
- 120 g Zucker
- 250 ml minimal aromatisiertes fertiges Kombucha-Getränk (kann fertig gekauft werden)
- 1 „Kombucha-Pilz“ (aus dem fertigen Getränk)

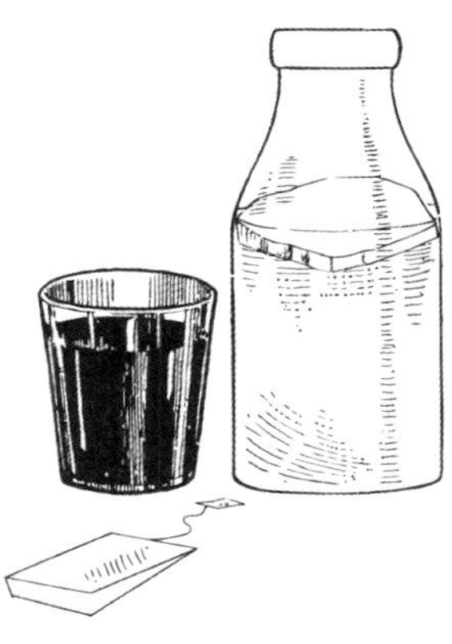

1. In einem großen Topf 240 ml Wasser zum Kochen bringen. Die Teebeutel hineingeben, den Herd abschalten und den Tee 5 Minuten ziehen lassen.
2. Die Teebeutel aus dem Topf entfernen und entsorgen. Reishi-Extrakt und Zucker unterrühren.
3. Zu der gesüßten Reishi-Tee-Mischung 1,7 l kaltes Wasser zufügen, sodass die Mischung abkühlt. Die Flüssigkeit in ein sterilisiertes großes Einmachglas umfüllen.
4. Das fertige Kombucha-Getränk als Starter untermischen, dann vorsichtig den „Kombucha-Pilz“ daraufsetzen (der Starter muss immer mindestens 10 % des Getränks ausmachen, das man zubereitet, sonst hat der Kombucha keine ausreichende Bakterien-Basis zum Wachsen). Der „Pilz“ sinkt auf den Boden oder schwebt – nach ein paar Tagen sollte er auf jeden Fall an der Oberfläche schweben oder sich ein neuer „Pilz“ an der Oberfläche gebildet haben.
5. Das Glas mit einem sauberen Küchentuch abdecken und das Tuch mit einem Gummi fixieren. Bei Raumtemperatur (keine direkte Sonneneinstrahlung) 7–10 Tage stehen lassen. Den Kombucha alle paar Tage probieren um den Geschmack zu testen. Wenn der gewünschte Geschmack erreicht ist, den „Kombucha-Pilz“ entfernen und in einem mit Zuckerwasser gefüllten Behälter luftdicht verschlossen im Kühlschrank aufbewahren, bis die nächste Runde Kombucha angesetzt werden soll. Den Kombucha in kleine Glasflaschen abfüllen (siehe Hinweis).

HINWEIS

Wenn Sie leicht spritzigen Kombucha bevorzugen, fügen Sie in jede Flasche 1 TL extra Zucker hinzu, verschließen die Flaschen fest und lassen Sie bei Raumtemperatur noch 2 Tage stehen, bevor Sie den Kombucha im Kühlschrank aufbewahren.

DEN „KOMBUCHA-PILZ" FÜTTERN

Ein kurzer Hinweis zum Zucker in diesem Rezept, da wir ja wissen, dass weißer Zucker unser Feind ist: Der „Kombucha-Pilz" ernährt sich von Zucker, außerdem wird dieser benötigt, um die essentiellen Probiotika zu produzieren, die Kombucha so wertvoll für einen gesunden Darm machen. Beim Fermentationsprozess wird der Zucker abgebaut. Je länger der Kombucha also fermentiert, desto weniger Zucker enthält das fertige Produkt – nur einen Bruchteil des anfangs zugefügten Zuckers.

FÜR FORTGESCHRITTENE

Probieren Sie mal, Kombucha mit Oolong oder Pu-erh-Tee zuzubereiten. Oolong ist ein gutes Mittelding zwischen Schwarztee und Grüntee, Pu-erh hingegen ein sehr intensiver, fermentierter Tee aus der chinesischen Provinz Yunnan. Wir empfehlen, zuerst Oolong auszuprobieren, da Pu-erh einen kräftigen, erdigen Geschmack hat, an den man sich gewöhnen muss. Es lohnt sich mit beiden zu experimentieren, da sie deutliche Vorteile für die Gesundheit mit sich bringen, die diejenigen vom gewöhnlichen Frühstückstee übertreffen.

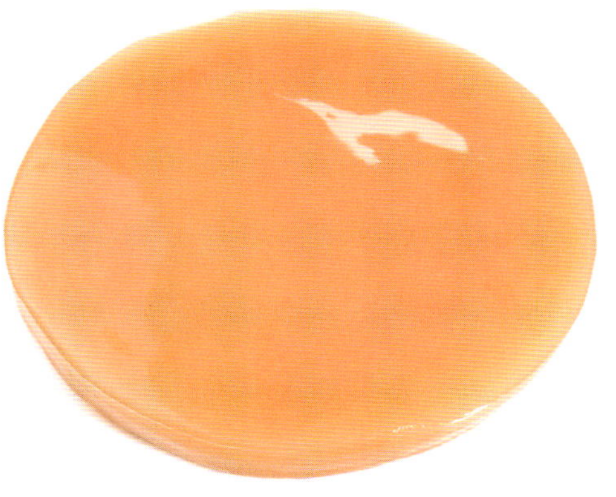
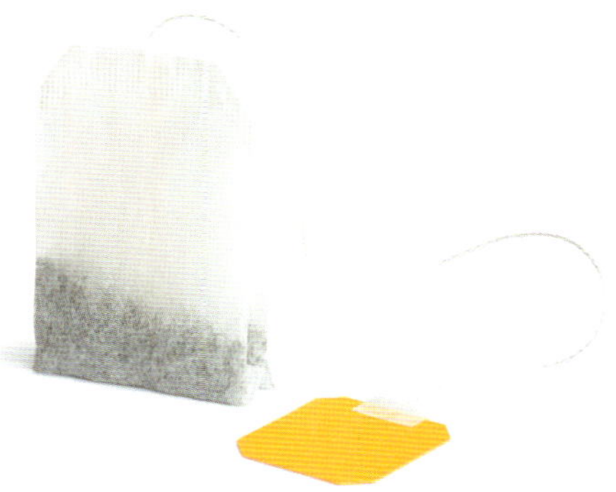

JUN-TEE IST DER WENIGER BEKANNTE COUSIN von Kombucha aus Tibet. Im Gegensatz zu seinem populäreren Verwandten wird für die Fermentation Honig statt Zucker benötigt, außerdem dient Grüntee als Grundlage. Beide haben ähnliche probiotische Vorteile für die Gesundheit, die Aromen von Jun-Tee sind aber ein wenig milder, was ihn zur attraktiveren Alternative für diejenigen macht, die gerade erst mit fermentierten Tees beginnen. Kombucha ist fantastisch, da Honig aus gesundheitlicher Sicht jedoch Zucker vorzuziehen ist und Grüntee eine ganze Reihe von Antioxidantien enthält, ist es nur eine Frage der Zeit, bis Jun-Tee den Platz im Rampenlicht übernehmen wird.

Jun-Tee hat in der Regel einen höheren Alkoholgehalt (etwa 2%, verglichen mit den möglichen 0,5% von Kombucha), daher sollte man ihn Kindern nicht servieren. In diesem Rezept verwenden wir Igel-Stachelbart-Extrakt, Sie können aber auch mit anderen Pilz-Extrakten experimentieren.

FÜR FORTGESCHRITTENE

Probieren Sie mal aus, für die Zubereitung von Pilz-Jun-Tee zur Hälfte Grüntee und zur anderen Hälfte Yerba Mate oder Guayusa zu verwenden. Das Endergebnis ist ein Getränk mit hohem Koffeingehalt, welches Ihnen einen kräftigen fermentierten Energieschub geben wird.

FERMENTIEREN ANFANGEN

Falls Sie keine Starter-Kultur von einer vorherigen Charge haben und auch keine von einem Freund bekommen können, können Sie in Flaschen abgefüllten Kombucha oder Jun-Tee aus dem Handel verwenden. Wenn Sie dann mit der Zubereitung fermentierter Getränke angefangen haben, denken Sie immer daran, einen Teil des Getränks als Starter für das nächste Mal aufzubewahren. Nach ein paar Chargen wird eine neue Starterkultur heranwachsen, die Sie dann an einen Freund weitergeben können. Größere Starter-Kulturen kann man in kleinere Stücke schneiden, um mehrere Chargen gleichzeitig zu fermentieren, aber vermeiden Sie möglichst, die Starter-Kulturen mit bloßen Händen anzufassen, und verwenden Sie keine metallischen Werkzeuge um sie zu schneiden (ein Messer mit Keramik-Klinge ist die beste Option).

Pilz-Jun-Tee

PALEO • VEGETARISCH • GLUTENFREI • FETTARM

Ergibt knapp 2 l (8–10 Portionen)

10 Minuten plus Fermentieren (3–10 Tage)

- 6–8 TL loser Grüntee nach Wahl
- 350 g roher Honig
- 1 Jun-Kultur (symbiotische Kultur von Bakterien und Hefen; siehe Kasten Seite 124)
- 2 TL Igel-Stachelbart-Extrakt
- Jun-Tee-Starter

1. In einem großen Topf 1,7 l Quellwasser zum Kochen bringen und die Grüntee-Blätter zufügen. Den Topf vom Herd nehmen und den Tee 5–10 Minuten ziehen lassen. Etwas abkühlen lassen, bis der Tee lauwarm ist.
2. Den Honig unter den lauwarmen Tee rühren und das Ganze weitere 10 Minuten ziehen lassen.
3. Den Tee durch ein feines Sieb filtern, um die Teeblätter zu entfernen, und auf Raumtemperatur abkühlen lassen.
4. Den Tee in ein großes sterilisiertes Einmachglas füllen. Jun-Kultur, Igel-Stachelbart-Extrakt und Starter-Tee (mindestens 10% der Menge des zubereiteten Getränks, damit für die Fermentation ausreichend Bakterien vorhanden sind).
5. Das Glas mit einem sauberen Küchentuch abdecken und das Tuch mit einem Gummi fixieren. Bei Raumtemperatur (keine direkte Sonneneinstrahlung) stehen lassen. Abhängig von der Umgebung, der Starter-Kultur und dem verwendeten Einmachglas dauert es 3–10 Tage, bis der Jun-Tee fermentiert ist. Da es keine genauen Angaben zur Dauer gibt, muss der Tee alle paar Tage gekostet werden. Die erste Probe nach 3 Tagen nehmen und dann täglich probieren, bis der Tee dem persönlichen Geschmack entspricht. Je intensiver der säuerliche Geschmack, umso stärker ist der Tee und umso weniger Zucker ist noch vom Honig darin enthalten.
6. Wenn der gewünschte Geschmack erreicht ist, die Starter-Kultur entfernen und in einem mit Zuckerwasser gefüllten Behälter luftdicht verschlossen im Kühlschrank aufbewahren, bis die nächste Charge Jun-Tee angesetzt werden soll. Den Kombucha in kleine Glasflaschen abfüllen (siehe Hinweis). Einmal abgefüllt, kann der Tee noch 2–3 Tage bei Raumtemperatur stehen gelassen werden, sodass er leicht spritzig wird. Man kann die Flaschen aber auch sofort in den Kühlschrank stellen, um den Fermentationsprozess anzuhalten. Abgefüllter Jun-Tee ist im Kühlschrank bis zu 1 Monat haltbar.

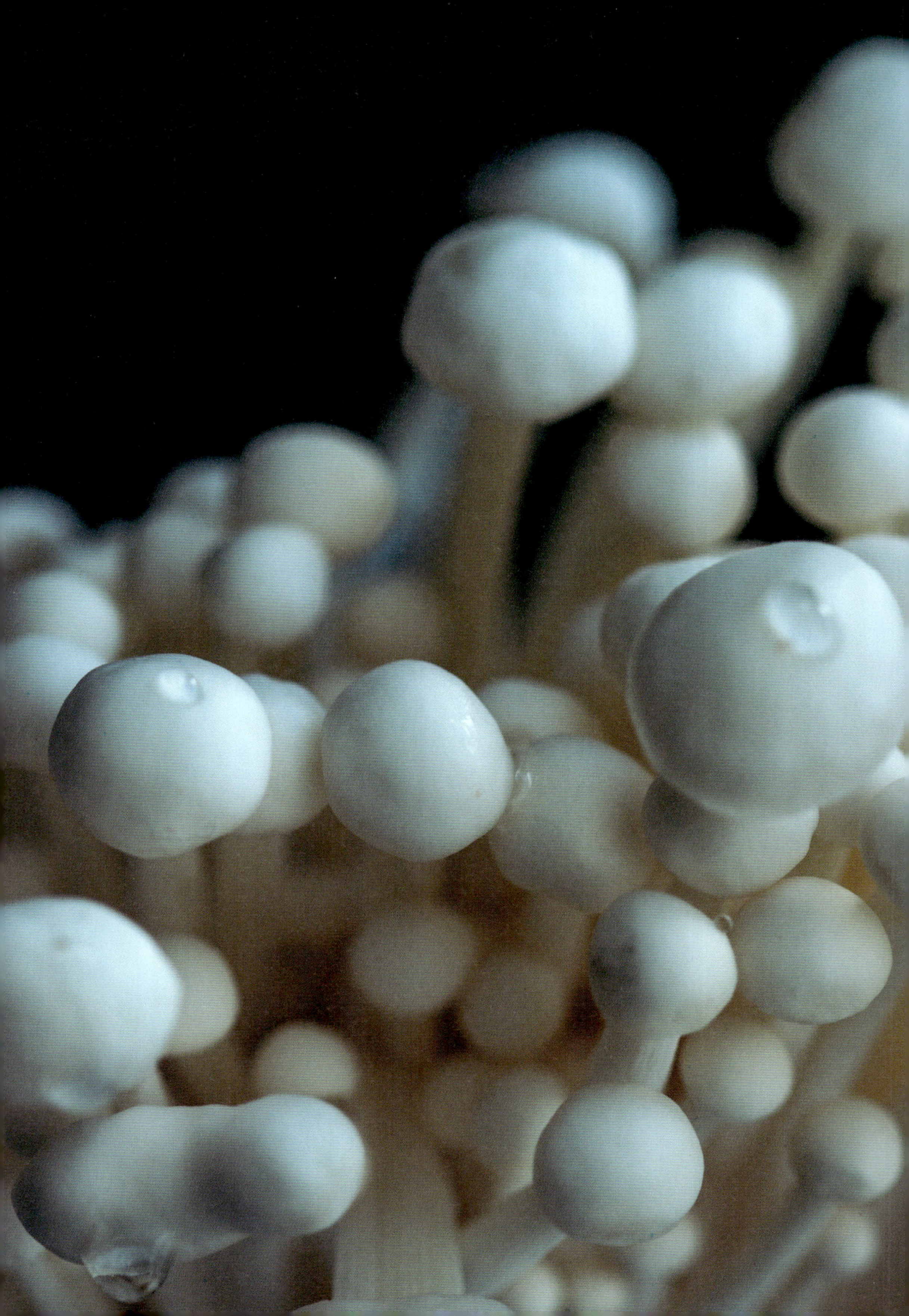

REZEPTE FÜR EINEN AUSGEGLICHENEN HORMONHAUSHALT

Der menschliche Körper produziert mehr als 50 Hormone. Es ist also nicht überraschend, dass sich die Balance häufiger in die eine oder andere Richtung verschiebt. Normale hormonelle Aktivität kann durch Umwelteinflüsse, körperliche oder emotionale Veränderungen, den Alterungsprozess und gesteigerten Stress beeinflusst werden – und als Folge der verschiedenen Aufputsch- und Beruhigungsmittel, die wir ständig in Form von Essen und Getränken, Vitaminen und Nahrungsergänzungsmitteln sowie verschreibungspflichtigen Medikamenten zu uns nehmen. Angesichts unserer westlichen Kultur ist es nicht überraschend, dass die große Mehrheit hormoneller Unausgeglichenheiten, unter denen die meisten Menschen leiden, auf eine Überstimulierung zurückzuführen ist. Dieses Argument lässt sich leicht untermauern, wenn man bedenkt, wie oft die meisten Menschen im Laufe einer ganz normalen Woche erwähnen, dass sie gestresst, vielbeschäftigt oder müde sind.

Damit wollen wir nicht sagen, dass die Tasse Kaffee am Morgen oder das Glas Wein am Abend nicht mehr drin sind, wir möchten Ihnen jedoch vorschlagen, auch mal Pilz-Kaffee und Pilz-Cocktails als Alternativen zu versuchen (siehe Seite 173–183 und 185–201). Wichtig ist, dass man sich im Laufe des Tages nicht so sehr auf Aufputschmittel verlässt, dass man am Abend etwas zur Beruhigung einnehmen muss um Ruhe zu finden. Unser Körper hat eine derartige ständige Achterbahnfahrt nicht verdient! Er wird es sich auch nicht gefallen lassen und auf alle möglichen unangenehmen Arten rebellieren (etwa mit Gewichtszunahme, sexueller Lustlosigkeit, Verdauungsproblemen oder diesem schrecklichen Hin-und-Her zwischen aufgedreht und vollkommen erschöpft, usw.). Glücklicherweise werden die hier abgedruckten Rezepte Ihnen helfen für ausgeglichene Hormonwerte zu sorgen.

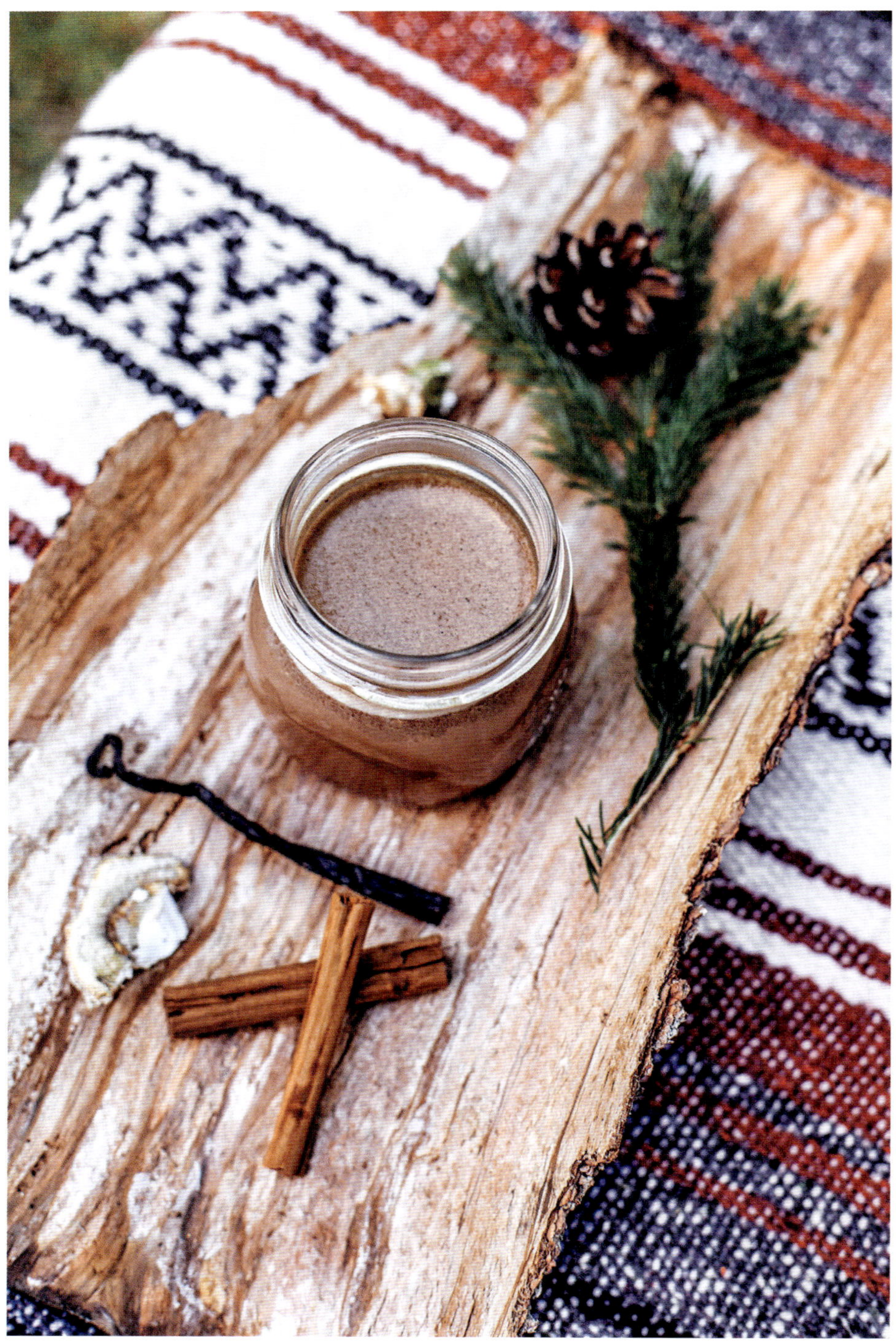

Schmetterlingstramete-Johannisbrot-Elixier

DAS WOHLGEFÜHL, DAS EINEM ein warmes, köstliches Getränk spenden kann, sollten alle Menschen genießen können, doch leider reagiert manch einer sehr empfindlich auf die Stimulantien, die in Kaffee, heißer Schokolade und den meisten Tees normalerweise enthalten sind. Dieses Rezept löst das Problem. Wir verwenden Johannisbrot-Pulver (Karob-Pulver), das im Gegensatz zu Kaffee und Kakao weder Koffein noch Theobromin enthält. Man muss sich also keine Sorgen wegen Zittrigkeit oder harntreibender Wirkung machen. Zwar wird man den Geschmack von Karob nie ganz mit dem von Schokolade oder Kaffee verwechseln, trotzdem schmeckt es irgendwie wie die Essenz von beidem, ist also eine zufriedenstellende Alternative. Der große Vorteil ist, dass der Körper nicht mit der Stimulation des Nervensystems zu schaffen hat und dadurch die Nährstoffe aus Karob und Schmetterlingstramete besser absorbieren kann. Wir nehmen Schmetterlingstramete als Zutat wegen der adaptogenen Eigenschaften, was das Elixier zur guten Wahl für all jene macht, die unter einer Nebennierenschwäche oder allgemein gesteigerten Stresswerten leiden. Probieren Sie es zunächst ohne den Ahornsirup – vielleicht schmeckt Ihnen dieses kräftige, erdige und energiespendende Getränk schon so, wie es ist.

Schmetterlingstramete-Johannisbrot-Elixier

PALEO • VEGAN • GLUTENFREI • GLYX-DIÄT GEEIGNET • FETTARM

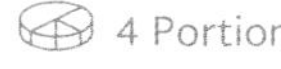 4 Portionen

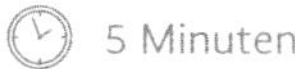 5 Minuten

- 25 g Johannisbrot-Pulver (Karob)
- 25 g ungesüßte Kokosraspeln
- 35 g Mandelkerne (am besten mindestens 4 Stunden in Wasser eingeweicht)
- 2 TL Kokosfett
- 1 TL Schmetterlingstramete-Extrakt (siehe Hinweis)
- 1 TL gemahlener Zimt
- ½ Vanilleschote, längs halbiert und das Mark herausgeschabt
- nach Belieben: 2–3 EL reiner Ahornsirup, Agavendicksaft, roher Honig oder ein anderes natürliches Süßungsmittel

Alle Zutaten mit 750 ml heißem Wasser im Hochleistungsstandmixer auf der höchsten Stufe 15–20 Sekunden glatt pürieren. Auf vier Becher verteilen und sofort servieren.

HINWEIS

Statt Schmetterlingstramete-Extrakt zu verwenden, können Sie Ihren eigenen Schmetterlingstramete-Sud herstellen, indem Sie 3–5 Pilze über 4–5 Stunden in 1¼–1½ Liter heißem Wasser ziehen lassen.

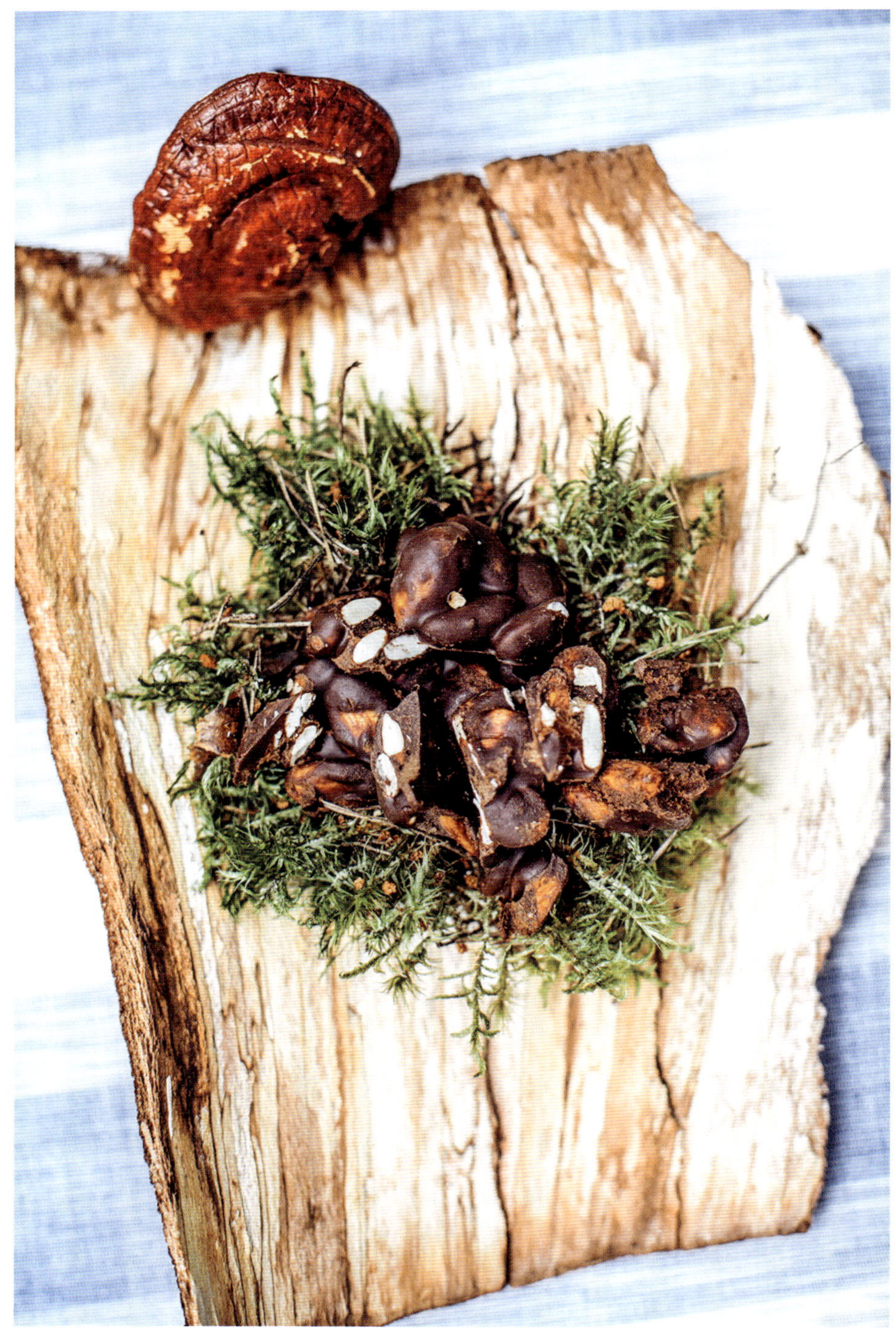

Reishi-Schokoladen-Mandeln

DANK DER GESUNDEN FETTSÄUREN in Mandeln, der natürlichen Süße des Honigs und den Stoffwechsel fördernden Eigenschaften des Zimts muss man kein schlechtes Gewissen haben, wenn man diese Mandeln isst. Wählen Sie beim Kauf der Zartbitterschokolade eine Sorte mit dem höchsten Anteil an Kakaobestandteilen, die Sie finden und sich leisten können, denn solche Schokolade enthält weniger Zucker, Milchfeststoffe und Zusatzstoffe. Was die Reishi angeht – das sind die besten Pilze für den Abend, denn ihre adaptogenen Eigenschaften helfen dabei unser Nervensystem zu beruhigen und garantieren guten, geruhsamen Schlaf. Diese Mandeln sind also ein großartiges Betthupferl.

Reishi-Schokoladen-Mandeln

PALEO • VEGETARISCH • GLUTENFREI

 4–6 Portionen

 20 Minuten

- 170 g Zartbitterschokolade (mind. 70–80 % Kakaobestandteile)
- 1 TL Reishi-Extrakt-Pulver
- 1/3 cup roher Honig
- 1 Prise Zimt
- 140 g rohe Mandelkerne (mit Haut, am besten 4 Stunden in Wasser eingeweicht)

1. Ein Backblech mit Backpapier auslegen.
2. Die Schokolade in eine Schüssel geben und diese auf einen Topf mit siedendem Wasser stellen. Die Schokolade in diesem Wasserbad in etwa 10 Minuten unter gelegentlichem Rühren schmelzen. Das Reishi-Pulver sorgfältig unter die geschmolzene Schokolade rühren; beiseitestellen.
3. Inzwischen in einem separaten Topf Honig, Zimt und 80 ml Wasser mischen. Unter gelegentlichem Rühren auf mittlerer Stufe zum Sieden bringen. Sobald die Mischung beginnt zu sieden, die Mandeln untermischen. Die Nüsse in der Mischung unter gelegentlichem Rühren 5 Minuten erhitzen. Vom Herd nehmen.
4. Die mit Honig überzogenen Mandeln in die geschmolzene Schokolade geben und unterrühren, bis sie rundherum gleichmäßig mit Schokolade überzogen sind. Auf dem vorbereiteten Backblech ausbreiten. Beiseitestellen und vor dem Servieren mindestens 1 Stunde ruhen lassen, bis die Schokolade fest ist.

DIESE LECKEREI ENTHÄLT eine Menge Antioxidantien und liefert dem Körper ausreichend Energie und Nährstoffe, um stundenlang aktiv zu bleiben; sie lässt sich mit dem Löffel essen. Der mit heilenden Kräutern zubereitete Superfood-Slushie hat wirksame adaptogene Eigenschaften und – das ist das Beste – kann täglich variiert werden, damit er den aktuellen Vorlieben entspricht. In den letzten zehn Jahren habe ich mir fast jeden Tag eine Variation dieses Slushies als Frühstück oder Nachmittagssnack zubereitet. Betrachten Sie das Rezept als essbare Spielwiese – als Möglichkeit Spaß in der Küche zu haben. Aber vergessen Sie nicht, den Mund hinterher gut mit Wasser auszuspülen oder die Zähne zu putzen – ein strahlend grünes Lächeln steht niemandem!

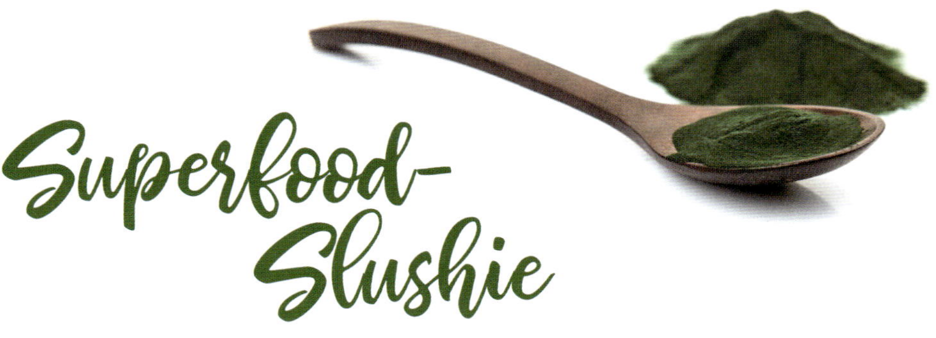

Superfood-Slushie

PALEO • VEGAN • GLUTENFREI

 1 Schale

 3 Minuten

- 1 EL Spirulina-Pulver
- 2 EL Honig
- 2 EL Olivenöl
- 1 EL geschälte Hanfsamen
- 1 TL Reishi- oder Chaga-Extrakt
- 1 Prise Salz
- Außerdem für das Topping: getrocknete Kapstachelbeeren/Physalis, Goji-Beeren, Blaubeeren, Kakaobruch, Blütenpollen, Avocado-Scheiben, Nüsse und/oder Samen

Alle Zutaten – bis auf die zusätzlichen, als Topping vorgesehenen Zutaten – in einer Schüssel mit 60 ml Wasser mischen. Das gewünschte Topping darauf verteilen.

MACA IST EIN REGELRECHTES WUNDERMITTEL, wenn es um die Stärkung und Regulierung des Hormonsystems geht. Die Pflanze wird dafür geschätzt, dass sie die Libido von Frauen wieder in Schwung bringt, und ist daher bestens wegen ihrer aphrodisierenden Wirkung bekannt. Die Zugabe von Maitake (mit ihren blutregulierenden Eigenschaften) bedeutet, dass man sich keine Sorgen um den Absturz des Blutzuckerspiegels machen muss. Diese Brötchen haben eine etwas zähe Konsistenz, müssen gut gekaut werden und schmecken ebenso gut wie herkömmliche Brötchen. Sie können auch ganz einfach in einer glutenfreien Version zubereitet werden, indem man zertifiziert glutenfreie Haferflocken verwendet.

Maca-Pilz-Brötchen

VEGAN • GLUTENFREI • FETTARM

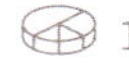 12 Stück

 1 Stunde

- 80 g Haferflocken (nach Bedarf zertifiziert glutenfrei)
- 11 g Trockenhefe (etwa 2 gehäufte TL, je nach Marke)
- 200 g glutenfreies Universal-Mehl
- 6 EL Macawurzel-Pulver
- 2 EL Maitake-Pulver
- 1 TL Salz
- 1 EL Kokosblütenzucker
- 3 EL Olivenöl
- Leinsamen, nach Belieben

1. Den Backofen auf 225 °C (Ober-/Unterhitze, 200 °C Umluft) vorheizen und ein Backblech mit Backpapier auslegen.
2. In einer großen Schüssel Haferflocken, Trockenhefe und 480 ml lauwarmes Wasser mischen.
3. Mehl, Maca, Maitake, Salz, Kokosblütenzucker und Olivenöl zufügen und mit dem Holzkochlöffel sorgfältig untermischen, bis eine gleichmäßige Masse entsteht. Auf das vorbereitete Backblech gießen und zu einem Rechteck formen. Mit einem sauberen Küchentuch abdecken und 30 Minuten gehen lassen.
4. Ein wenig Wasser auf die Oberfläche spritzen und nach Belieben die Leinsamen darauf verteilen. Den Teig mit einem Messer in 12 gleichmäßige Quadrate schneiden (die Quadrate aber nicht trennen). Im vorgeheizten Ofen 12–15 Minuten goldbraun backen. Auf ein Kuchengitter geben und vor dem Servieren leicht abkühlen lassen.

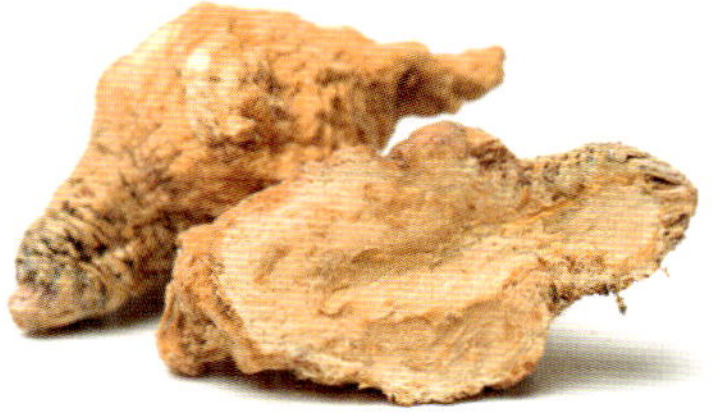

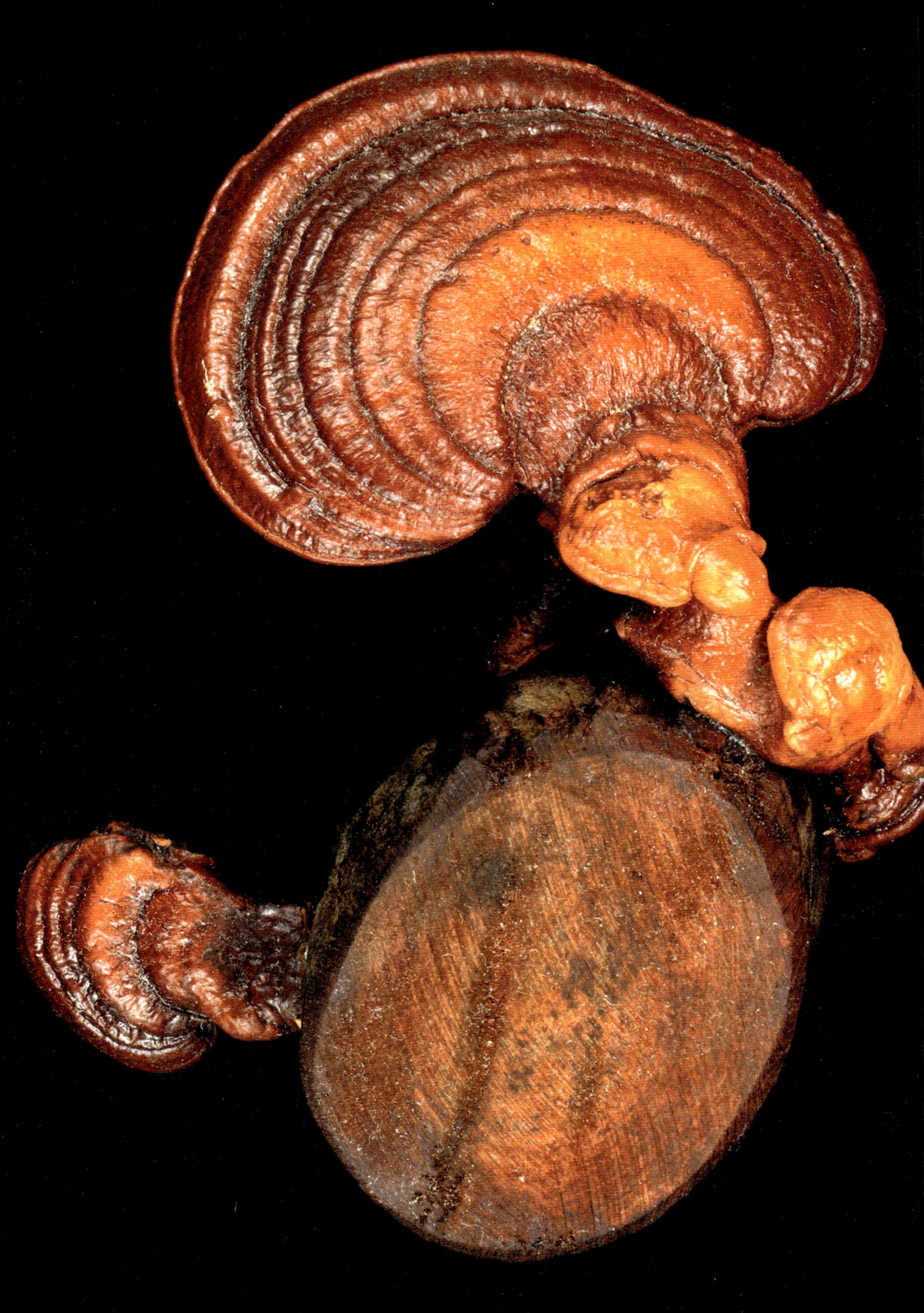

REZEPTE FÜR DAS IMMUNSYSTEM

Das Herzstück dieses Buches basiert darauf, dass unsere medizinischen Pilze die Eigenschaft haben das Immunsystem zu fördern. Unabhängig davon, für welche/n dieser Pilze Sie sich entscheiden – Ihr Immunsystem wird stark davon profitieren – und ein optimal funktionierendes Immunsystem führt zu guter Gesundheit und allgemeinem Wohlbefinden.

Alle Pilze, die wir in diesem Buch besprechen, enthalten wichtige Polysaccharide und Beta-Glucane, die sie zu wirkungsvollen Immunmodulatoren machen, auch wenn sie ihre Wirkung im Körper auf unterschiedliche Weise entfalten. Im Prinzip wird Ihnen das Kochen mit Pilzen helfen sich so gut wie möglich zu fühlen. Hier haben wir einige unserer absoluten Lieblingsrezepte aus genau diesem Grund ausgewählt.

DIE KOMBINATION VON SUPERFOODS wie Shiitake und Brokkoli, der dank seiner großen Mengen an Ballaststoffen, Vitaminen und Nährstoffen als ‚gesündestes Gemüse der Welt bezeichnet wird', macht diese Suppe zu einem „Super Bowl". Abgesehen von der positiven Wirkung der Shiitake auf das Aussehen (strahlende Haut!) ist die Suppe außerordentlich cremig (obwohl sie keinerlei Milchprodukte enthält), hat eine wunderbar knusprige Komponente durch den veganen „Speck" und extra Pepp dank der rohen Zwiebeln. Veganer und Vegetarier wird diese Suppe sowieso begeistern, aber wir sind uns sicher, dass sich auch die Fleischesser am Tisch Nachschlag nehmen werden. Die Zugabe des Shiitake-Extrakts ist nicht unbedingt notwendig, aber sehr zu empfehlen, da es die Suppe noch wirkungsvoller macht.

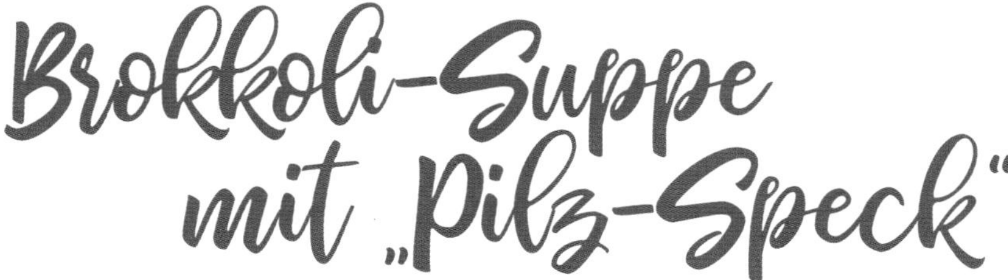

PALEO • VEGAN • GLUTENFREI

 6 Portionen

 45 Minuten

Für den „Pilz-Speck"

- 60 ml Sonnenblumenöl
- etwas geräuchertes edelsüßes Paprikapulver
- 2 TL grob gemahlener Kreuzkümmel
- 3 EL reiner Ahornsirup
- 1 TL Shiitake-Pulver (nach Belieben)
- Salz und schwarzer Pfeffer, frisch gemahlen
- 12 Shiitake-Pilze

Für die Brokkoli-Suppe

- 2 große Köpfe Brokkoli, in Röschen geteilt
- 3 Möhren, grob zerkleinert
- 3 Selleriestangen, grob zerkleinert
- 1 mittlere Zwiebel, grob gehackt
- 150 g Cashewkerne (am besten mindestens 4 Stunden in Wasser eingeweicht)
- 3 EL Kokosfett oder Ghee
- 3 EL Olivenöl
- 2 TL Salz
- 1 TL schwarzer Pfeffer, frisch gemahlen

1. Für den „Speck“ den Ofen auf 175 °C vorheizen. Ein Backblech mit Alufolie auslegen.

2. In einer mittleren Schüssel Sonnenblumenöl, Paprikapulver, Kreuzkümmel, Ahornsirup und Shiitake-Pulver (falls verwendet) glattrühren. Mit Salz und Pfeffer würzen.

3. Die Stiele von den Pilzen schneiden und für die Zubereitung der Suppe beiseitelegen. Die Hüte in etwa 0,5 cm breite Streifen schneiden und flach auf dem vorbereiteten Backblech ausbreiten. Drei Viertel der Sirup-Mischung darüberträufeln. Die Pilzstreifen auf dem Blech schwenken, damit sie möglichst gut benetzt sind. Im vorgeheizten Ofen 15–20 Minuten goldbraun backen.

4. Das Backblech aus dem Ofen nehmen, die Pilze wenden und die restliche Sirup-Mischung darüberträufeln. Im vorgeheizten Ofen 10–15 Minuten weiterbacken, bis die Pilze schön knusprig sind. Aus dem Ofen nehmen und zum Abkühlen beiseitestellen.

5. Inzwischen die Suppe zubereiten. In einem großen Topf einen knappen Liter Wasser zum Kochen bringen. Brokkoli, Möhren, Sellerie und die Shiitake-Stiele zufügen und 5–7 Minuten köcheln lassen, bis das Gemüse gar ist.

6. Zwiebeln, Cashewkerne, Kokosfett, Olivenöl, Salz und Pfeffer zufügen. Die Suppe im Topf mit dem Stabmixer glatt pürieren.

7. Zum Servieren die Suppe auf sechs Schalen verteilen und den „Pilz-Speck“ daraufstreuen.

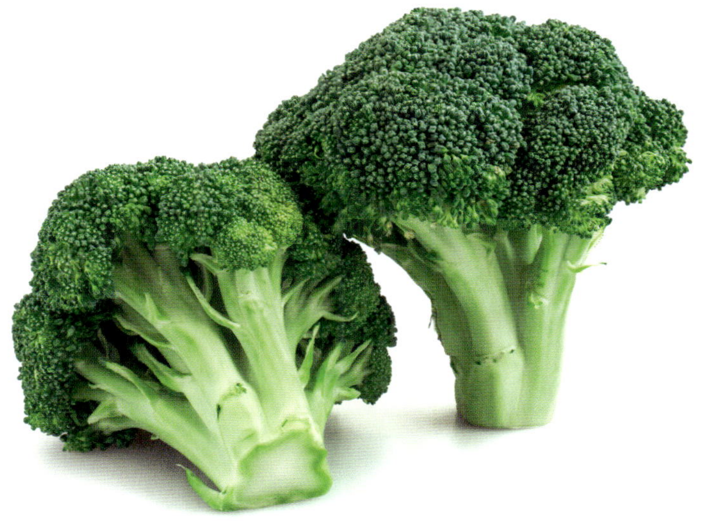

MIR IST BEWUSST, dass sich dieses Rezept merkwürdig anhört. Pilz-Gelee? Aber sobald man all die guten Zutaten dieser Kaltschale kennt – die sich mit der Konsistenz eines sämigen Joghurts großartig als Frühstück, Snack oder Dessert eignet –, hat man ganz sicher Lust darauf. Gelatine ist ein Protein aus Kollagen, das in tierischen Knochen vorkommt (d.h. dieses Rezept ist nicht vegetarisch, es kann jedoch statt Gelatine mit Agar Agar zubereitet werden). Wir haben zwar auch eine Menge Kollagen im Körper, dieses Protein wird mit der Zeit aber weniger, was zu brüchigem Haar, Rückgang der Elastizität der Haut und Gelenkproblemen führt. Die Gelatine in diesem Gericht kann also bei allem möglichen helfen – von der Stärkung des Haares und der Nägel bis zur Linderung von Arthritis-Beschwerden. Die Zugabe von Chaga, die bekanntermaßen große Mengen Melanin enthalten und dadurch Haut, Haare und Nägel wahrhaft zum Strahlen bringen, bedeutet, dass man die Gelee-Kaltschale auch Schönheits-Kaltschale nennen könnte. Abgesehen von den schönheitsfördernden Eigenschaften ist es eine leicht verdauliche Mahlzeit, die ganz nach Belieben süßen oder herzhaften Gelüsten angepasst werden kann. Die immunmodulatorischen Eigenschaften sind unmittelbar wirksam – nachdem man diese Kaltschale gegessen hat, wird man sich gut fühlen.

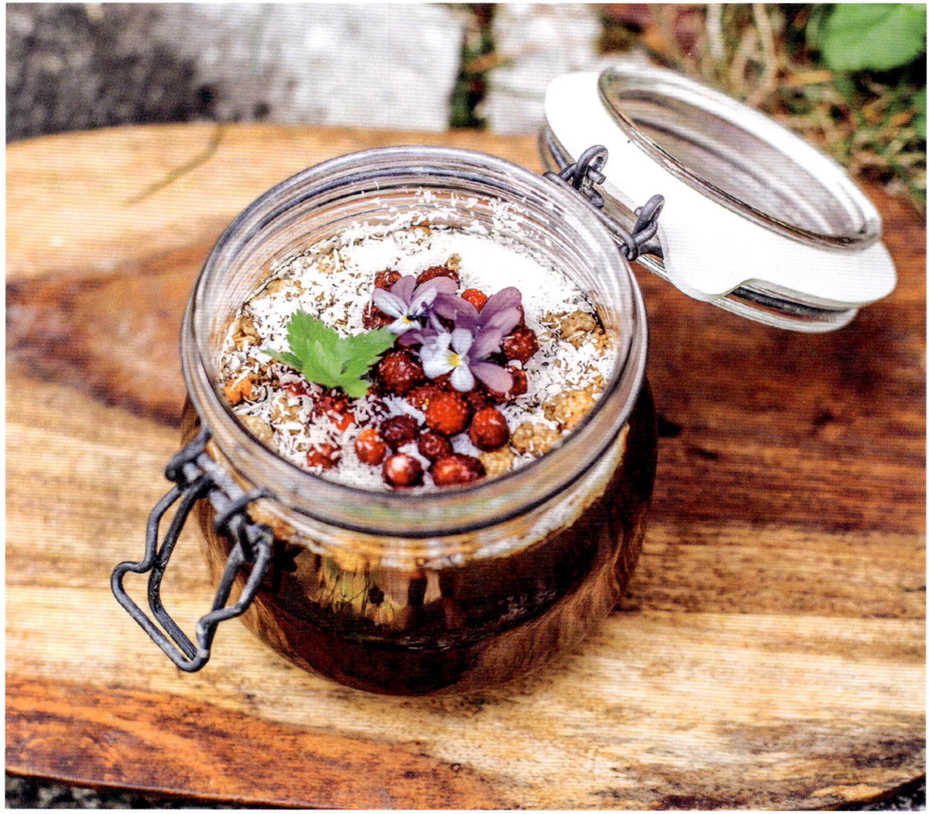

Chaga-Gelee-Kaltschale

Chaga-Gelee-Kaltschale

PALEO • GLUTENFREI • FETTARM

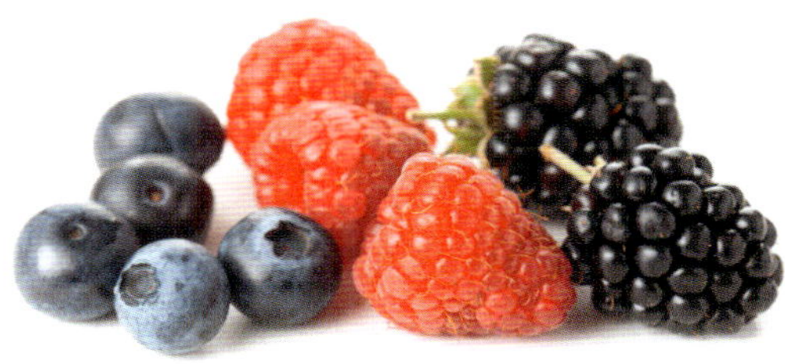

2 großzügige Portionen

45 Minuten plus 2 Stunden Gelieren

- 1 EL Gelatine-Pulver
- 60 ml abgekochtes Wasser
- 360 ml starker Chaga-Sud (Seite 109; siehe Hinweis), abgekühlt
- 90 g Honig

Außerdem nach Belieben:

- Gehackte Nusskerne
- Samen und Kerne
- Kiefernpollen
- Glutenfreies Knuspermüsli
- Frische Beeren
- Zitronenabrieb (von einer Bio-Zitrone)

1. Eine große Schüssel mit ca. 120 ml lauwarmem Wasser füllen und das Gelatine-Pulver daraufstreuen. Das Ganze 3–5 Minuten ziehen lassen.
2. Das abgekochte Wasser (ca. 60 ml) unter Rühren mit dem Schneebesen zur Gelatine-Mischung gießen und weiterrühren, bis das Gelatine-Pulver vollständig aufgelöst ist.
3. Chaga-Sud und Honig unterrühren. Die Mischung auf zwei Schalen verteilen und mindestens 2 Stunden im Kühlschrank ruhen lassen, bis die Masse geliert ist.
4. Zum Servieren Nusskerne, Beeren oder andere der vorgeschlagenen Zutaten auf den Portionen verteilen.

HINWEIS

Falls Sie gerade keinen Chaga-Sud vorrätig haben, können Sie auch einfach 2 g Chaga-Extrakt in 125 ml heißem Wasser auflösen. Sobald das Extrakt vollkommen aufgelöst ist, 250 ml kaltes Wasser unterrühren.

ICH HABE ÜBERALL IN DER WELT die unterschiedlichsten Gerichte gegessen und in jeder Kultur viele Köstlichkeiten entdeckt, doch die italienische Küche ist für mich nur schwer zu übertreffen. Es hat etwas, das universell ansprechend ist, es ist immer super frisch, aromatisch und sättigend, aber niemals zu schwer. Italiener verstehen etwas von Lebensmitteln.

Mit diesem überraschend einfachen Risotto-Gericht können Sie la dolce vita in Ihre eigene Küche bringen. Der gesundheitliche Vorteil besteht hier darin, dass Austernpilze große Mengen an Ergothionein enthalten, eine Aminosäure und ein wirkungsvolles Antioxidans, das hilft, Zellen vor Schäden durch freie Radikale zu schützen, und die Immunantwort des Körpers fördert und reguliert. Dieses Wohlfühlgericht voller positiver Eigenschaften kann sowohl zum Mittagessen als auch zum Abendessen serviert werden – als Hauptgericht oder Beilage. Niemand kann genug davon bekommen – das ist vielleicht ein italienisches Ding.

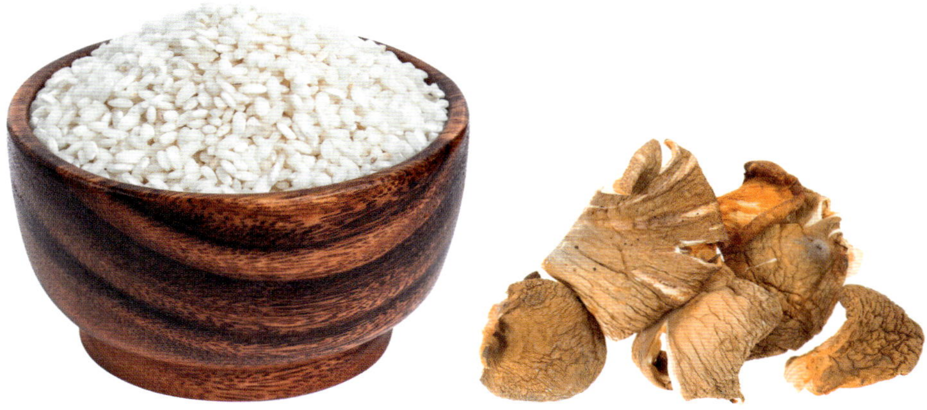

Austernpilz-Risotto

VEGETARISCH • FETTARM

 4 Portionen

 40 Minuten

- 1 l Gemüse-, Hühner- oder Rinderbrühe
- 30 g getrocknete Austernpilze oder 3 große frische Austernpilze, in Streifen geschnitten
- 2 EL natives Olivenöl extra
- 2 Knoblauchzehen, fein gehackt
- 1 mittlere Zwiebel, gewürfelt
- 300 g c-Reis
- 125 ml trockener Weißwein
- 4 EL Butter
- 3 EL geriebener Parmesan
- 1 kleines Bund frische Petersilie, fein gehackt
- Salz und schwarzer Pfeffer, frisch gemahlen

1. Die Brühe in einem großen Topf zum Kochen bringen. Den Herd abschalten, die getrockneten Pilze (falls verwendet) zufügen und den Topfdeckel auflegen. Die Pilze 20 Minuten einweichen lassen, dann mit dem Schaumlöffel herausnehmen und in Küchenpapier vorsichtig ausdrücken, um überschüssige Flüssigkeit zu entfernen. Brühe und Pilze getrennt aufbewahren.
2. In einem großen Topf das Olivenöl auf mittlerer Stufe erhitzen. Wenn das Öl heiß ist (ca. 1 Minute), Knoblauch und Zwiebel zufügen. Unter ständigem Rühren 5 Minuten glasig dünsten.
3. Den Reis zufügen und etwa 1 Minute unter Rühren erhitzen. Den Wein zufügen und 2–3 Minuten köcheln lassen, bis die Flüssigkeit absorbiert ist.
4. Ein Viertel der Brühe zufügen und unter häufigem Rühren sanft köcheln lassen, bis der Reis die Flüssigkeit vollständig aufgenommen hat. Ein weiteres Viertel der Brühe zufügen und umrühren, bis die Flüssigkeit vollständig eingekocht ist. Den Vorgang noch zweimal wiederholen, bis die Brühe vollständig aufgebraucht ist. Die Kochzeit beträgt insgesamt 15–20 Minuten, der Reis sollte al dente sein.
5. Den Topf vom Herd nehmen und die Butter, die Hälfte des geriebenen Käses, die Hälfte Petersilie und die eingeweichten (oder frischen) Pilze unterrühren. Mit Salz und Pfeffer abschmecken.
6. Zum Servieren das Risotto auf Teller verteilen und mit dem restlichen Käse sowie der restlichen Petersilie bestreuen.

INZWISCHEN WEISS JEDER, dass Vollkorn-Haferflocken gut für ein gesundes Herz sind, also sind sie ein guter Ausgangspunkt für dieses Rezept. Wir haben noch gute Fette in Form von Nüssen und Nussbutter zugefügt und den glykämischen Index der Kekse reduziert, indem wir Kokosblütenzucker statt weißem Zucker verwendeten. Der Überzug wird mit löslicher Reiskleie (Tocotrienol), natürlichen Süßungsmitteln und reiner Kakaobutter zubereitet und ist daher wohl der gesündeste Überzug, den Sie je essen werden. Kakaobutter enthält keine der Stimulantien, die in Milch- und Zartbitterschokolade vorkommen, diese Leckerei enthält also weder Koffein noch industriellen Zucker. Die Zugabe von Enoki wegen ihrer Antioxidantien macht diese Kekse zu Superkeksen. Nur eine Frage gibt es noch zu beantworten: Hätten Sie gern ein Glas warme Nussmilch zu Ihren Keksen?

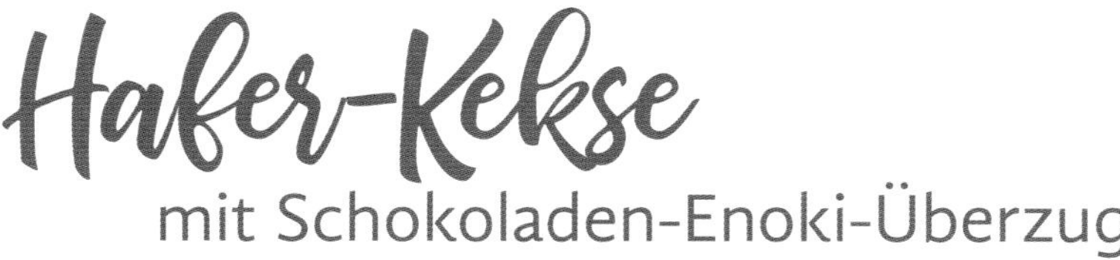

Hafer-Kekse mit Schokoladen-Enoki-Überzug

VEGETARISCH • GLUTENFREI

 Ergibt 30 Kekse

 30 Minuten plus 20 Minuten Kühlen

Für die Kekse

- 115 g Butter, Raumtemperatur
- 225 g Mandelbutter
- 225 g Kokosblütenzucker
- 2 große Eier
- 1 TL reines Vanilleextrakt
- 240 g Vollkorn-Haferflocken
- 1 ½ TL Natron
- 50 g gehackte Walnusskerne

1. Für die Zubereitung der Kekse den Ofen auf 175 °C vorheizen und zwei Backbleche mit Backpapier auslegen.
2. Butter, Mandelbutter und Kokosblütenzucker in eine große Schüssel geben und mit dem Handrührgerät glattrühren.
3. Die Eier nacheinander vollständig unterrühren.
4. Haferflocken und Natron zufügen und per Hand mit dem Holzkochlöffel untermischen. Die Walnusskerne unterheben.
5. Jeweils 2-EL-große Portionen der Masse mit ausreichend Abstand auf die vorbereiteten Backbleche setzen.
6. Die Kekse im vorgeheizten Ofen 10–12 Minuten goldbraun backen. Auf den Blechen 5 Minuten abkühlen lassen, dann zum vollständigen Abkühlen auf ein Kuchengitter setzen.

Für den Schokoladen-Überzug

- 140 g Kakaobutter
- 45 g Tocotrienol (lösliche Reiskleie, siehe Kasten)
- 2 EL Lucuma-Pulver (siehe Kasten, optional)
- 2 EL Kokosblütenzucker
- 3 g Enoki-Extrakt-Pulver
- 1½ TL reines Vanille-extrakt
- 1 Prise Salz

7. Für den Schokoladen-Überzug die Kakaobutter in grobe Stücke hacken und in einer Schüssel über einem warmen Wasserbad langsam zerlassen. Tocotrienol, Lucuma-Pulver (falls verwendet), Kokosblütenzucker, Enoki-Extrakt, Vanille-Extrakt und Salz vollständig untermischen. Die Mischung im Kühlschrank 10 Minuten leicht abkühlen lassen.
8. Ein Backblech mit Backpapier auslegen. Die abgekühlten Kekse in die Kakaobutter-Mischung tunken und auf das vorbereitete Backblech setzen. Wenn alle Kekse mit Schokolade überzogen sind, 20 Minuten im Gefrierschrank ruhen lassen, damit der Überzug fest wird.
9. In einem luftdicht verschlossenen Behälter sind die Kekse bei Raumtemperatur 4–5 Tage haltbar, im Kühlschrank 2–3 Wochen.

WAS SIND TOCOTRIENOLE?

Tocotrienole gehören zur Vitamin-E-Familie. Sie kommen in vielen Obstsorten und in Pflanzen wie Reis, Weizen, Gerste und Roggen vor. Wir geben Tocotrienol-Pulver gerne in Suppen, Smoothies, Desserts und Saucen, da das Pulver für eine wunderbar cremige Textur sorgt, ohne dass man Milchprodukte verwenden muss – eine sehr gesunde diskrete Zutat. Tocos sind ein besonders hilfreiches Nahrungsergänzungsmittel für alle, die ihre Haut verbessern möchten oder die häufig krank sind.

WAS IST LUCUMA-PULVER?

Lucuma ist eine peruanische Frucht, die beim Kochen als natürliches Süßungsmittel verwendet werden kann. Da das Pulver Vitamine und Mineralstoffe enthält, z. B. Beta-Carotin, Eisen, Zink, Vitamin B3, Kalzium und Proteine, empfehlen wir es statt Zucker zu verwenden (oder wenigstens die Hälfte des Zuckers in vielen Rezepten mit Lucuma zu ersetzen), sodass man ein paar essentielle Nährstoffe mehr abbekommt. Das Pulver ist im Fachhandel oder online erhältlich. Wenn Sie kein Lucuma-Pulver bekommen können, verdoppeln Sie einfach die Menge Kokosblütenzucker.

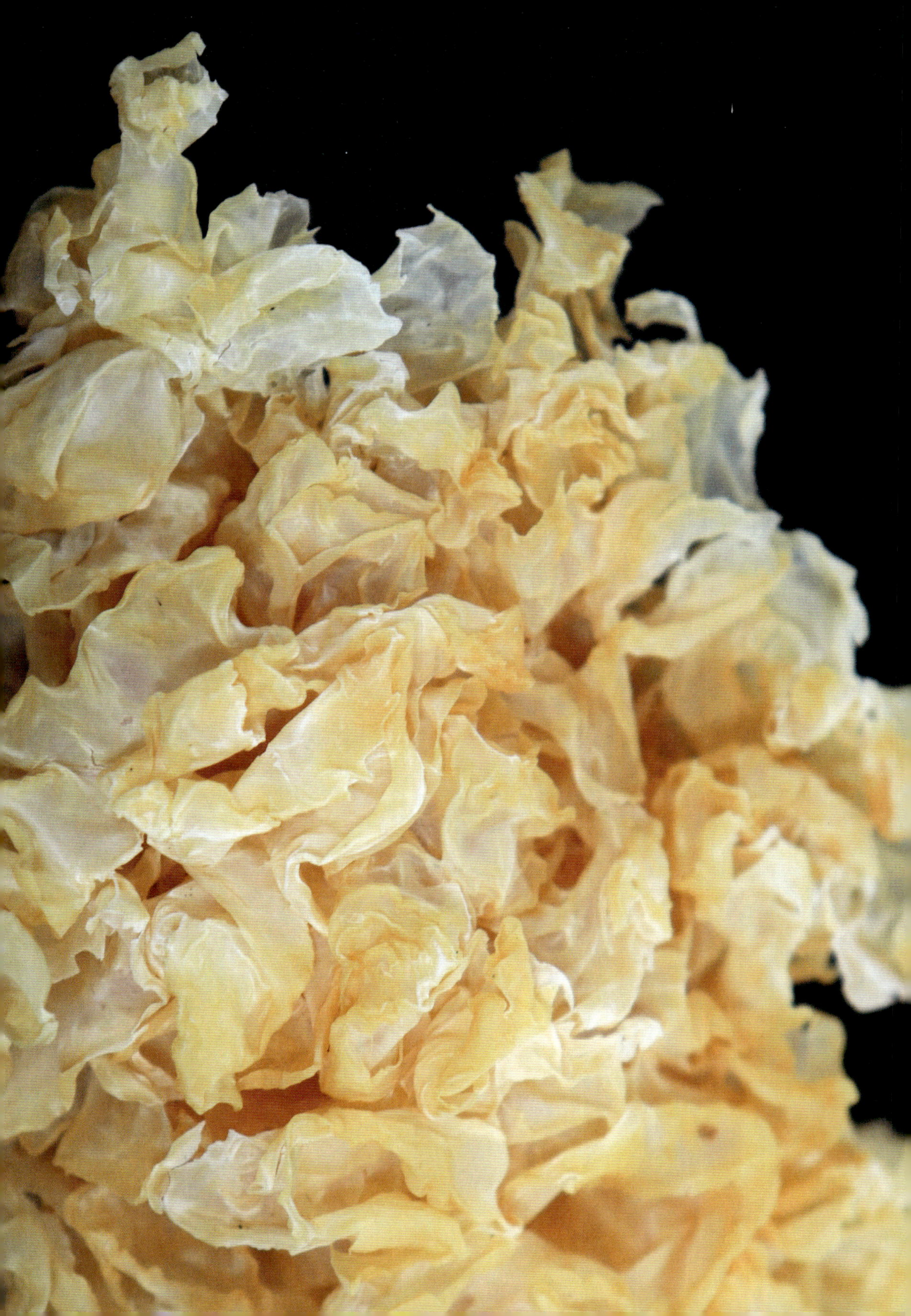

REZEPTE FÜR HAUT UND SCHÖNHEIT

Wir möchten keine spezifischen Schönheits-Standards verbreiten, aber es ist eine Tatsache, dass wir am schönsten sind, wenn im Inneren unseres Körpers alles optimal funktioniert. Unabhängig von unserer Größe, unserer Figur oder unserem Alter sehen wir einfach fantastisch aus und fühlen uns auch so, wenn wir strahlende Haut, glitzernde Augen, kräftiges glänzendes Haar und stabile Nägel haben. Bei den folgenden „Schönheits-Rezepten" haben wir diese Tatsache immer im Hinterkopf behalten.

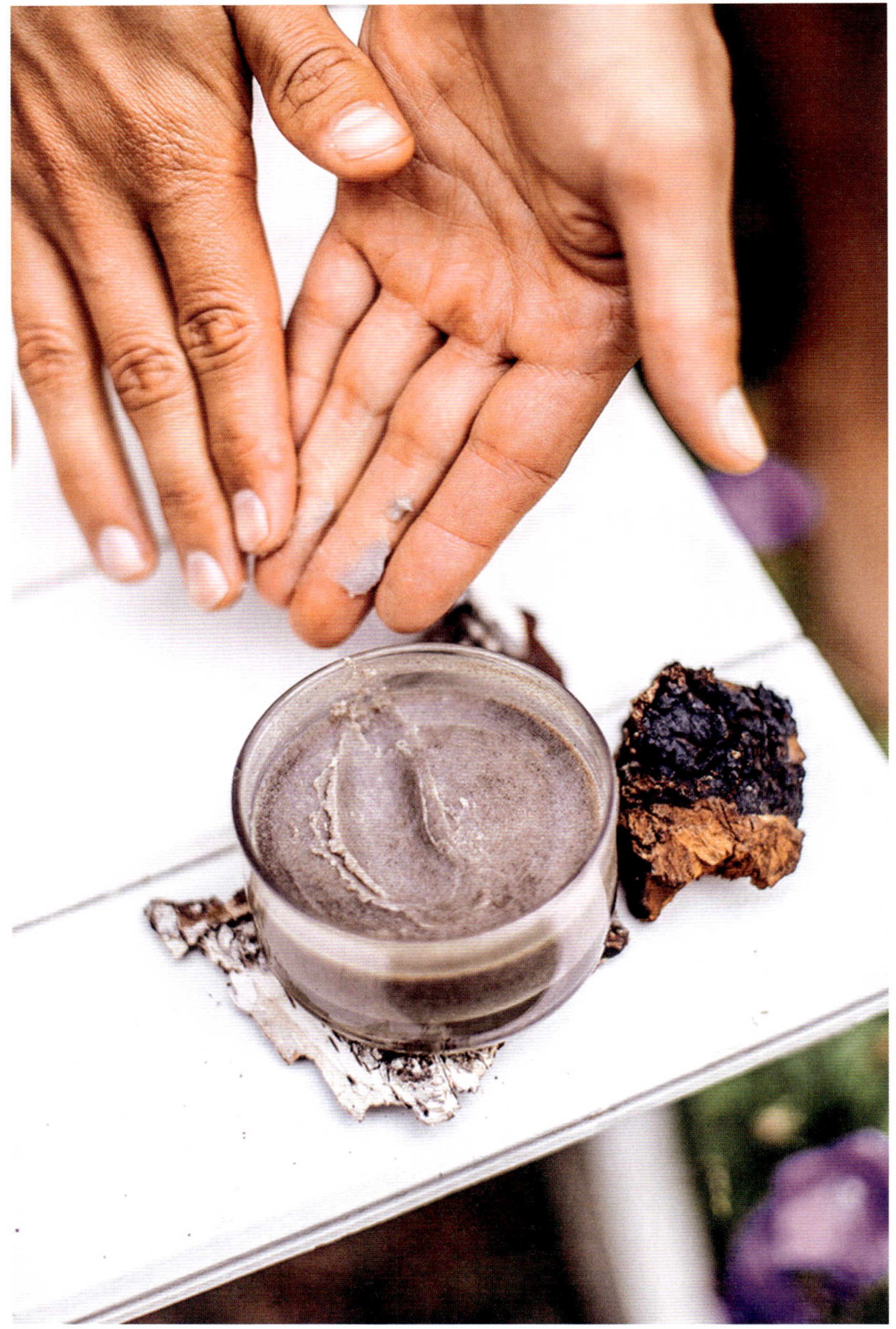

Chaga-Hautcreme

FUNGUYS KÖNNEN MANCHMAL ganz schön speziell sein, also haben wir eine spezielle, super-wirksame Hautcreme entwickelt. Es macht Sinn, dass viele Hautcremes ähnliche Zutaten enthalten, die wir auch für eine bestmögliche Gesundheit zu uns nehmen, da sie schließlich über die Haut in den Körper aufgenommen werden. Hochwertige Fette passen perfekt zu dem unglaublich hohen Melanin-Gehalt von Chaga, dazu noch eine ganze Reihe Antioxidantien und schon hat man eine wunderbar nahrhafte Creme für die Haut. Dieses Rezept heilt und schützt das größte Organ des Körpers, sodass man nicht nur fantastisch aussieht, sondern sich auch fantastisch fühlt. Das Rezept kann nach Bedarf angepasst werden, indem man ätherische Öle zufügt, die den jeweils besonderen Bedürfnissen der Haut entsprechen.

Chaga-Hautcreme

PALEO • VEGAN

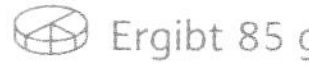 Ergibt 85 g

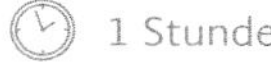 1 Stunde

- 1 EL Kakaobutter
- 3 EL Shea-Butter
- 2 EL Kokosfett
- 10 Tropfen ätherisches Öl nach Belieben (siehe Hinweis)
- 1 TL Chaga-Extrakt-Pulver

1. Kakaobutter, Shea-Butter und Kokosfett in eine Schüssel geben und über einem warmen Wasserbad langsam zerlassen. Die Mischung darf auf keinen Fall zu stark erhitzt werden, nur so weit, dass die Fette gerade eben so schmelzen. Sorgfältig umrühren
2. Die ätherischen Öle unterrühren. Das Chaga-Extrakt zugeben und mit dem Schneebesen unterrühren. Die Creme in ein Schraubglas füllen und 30 Minuten kühl stellen. Nach Belieben auftragen, besonders vor und nach dem Aufenthalt in der Sonne. Bei Raumtemperatur aufbewahren. In trockener Umgebung ohne Sonneneinstrahlung ist die Creme 1–2 Jahre haltbar.

HINWEIS

Wählen Sie die passenden ätherischen Öle aus:
Beruhigend: Kamille und Lavendel
Für eine positive Einstellung: Patschuli und Jasmin
Für mehr Energie: Grapefruit und Pfefferminz
Für mehr Konzentration: Eukalyptus und Rosmarin
Für reine Haut: Zitrone und Rosenblüten

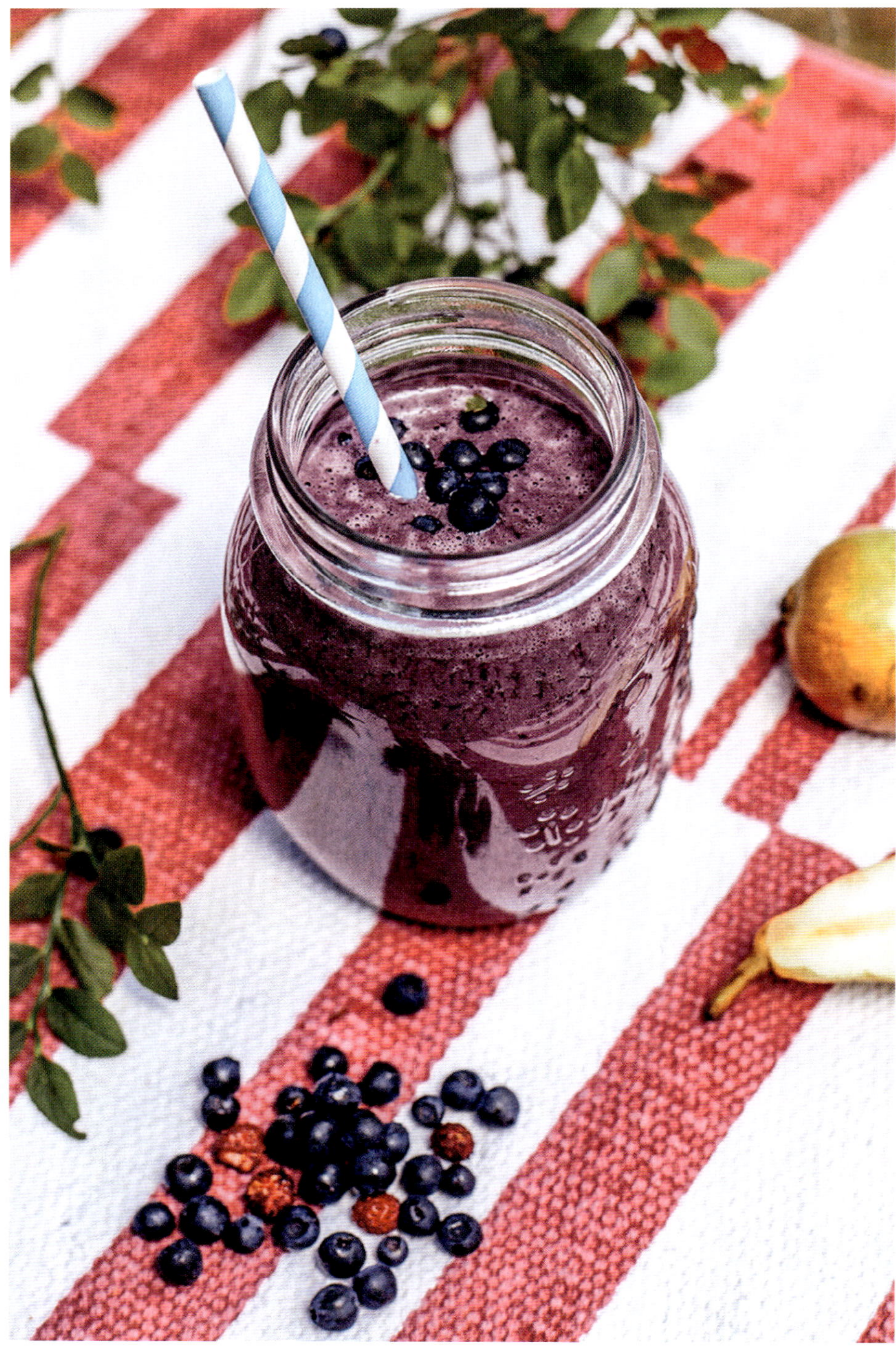

Beeren-Smoothie

BEEREN HABEN SO WUNDERBAR leuchtende Farben, weil sie große Mengen Flavonoide enthalten, eine Sorte Polyphenol. Wenn sie verdaut sind, dienen diese Verbindungen einer Reihe außergewöhnlicher gesundheitlicher Zwecke, z. B. regulieren sie den Blutzucker und Blutdruck, hemmen die Verbreitung von Krebszellen, wehren der Demenz, reduzieren Entzündungen, wirken gegen die Hautalterung und sorgen für eine leuchtende, strahlende Haut. Wir haben hier noch Tremella (Zitterling) zugefügt, um die beeindruckenden feuchtigkeitsspendenden und hautschützenden Eigenschaften dieser Pilze zu nutzen. Sie können aber auch mit anderen Pilzen experimentieren. Dieses Rezept ist so einfach zuzubereiten, dass es dumm wäre, es nicht in die tägliche Routine zu integrieren. Und wenn Sie auf Ihr schönes Äußeres angesprochen werden, können Sie einfach antworten, dass es Ihnen gerade gut geht.

Beeren-Smoothie

PALEO • VEGAN • GLUTENFREI • FETTARM

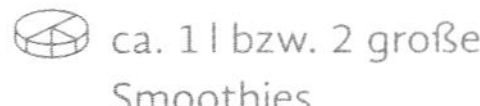
ca. 1 l bzw. 2 große Smoothies

5 Minuten

- 400 g Beeren, frisch oder TK
- 1 kleine Birne, Stiel und Kerngehäuse entfernt
- 3 EL Bio-Nussbutter (Mandel, Cashew, Hanf, etc.)
- 3 EL Tocotrienol (siehe Kasten Seite 143)
- 2 EL Kokosfett
- 2 TL Tremella-Extrakt
- 1 Prise Salz

Alle Zutaten mit ca. 700 ml Wasser im Standmixer auf hoher Stufe etwa 30 Sekunden glatt pürieren. Auf zwei Gläser verteilen und sofort servieren.

FÜR FORTGESCHRITTENE

Etwa 1 EL Beeren-Pulver mit hohem Vitamin-C-Gehalt (z. B. Camu-Camu oder Acerola) zufügen, um die Kollagen-Produktion zu unterstützen, oder 1 TL der Superbeere Schisandra (Chinesische Beerentraube). In China wird Schisandra schon seit langer Zeit für ihre verschönernde Wirkung geschätzt. Schisandra ist auch als „Quintessenz belebender Kräuter" bekannt, wegen der unglaublichen Menge an Antioxidantien, die sie enthält.

BEI DIESEM REZEPT geht es vor allem um die Flüssigkeitsversorgung, außerdem bietet diese Suppe Kelle für Kelle aufbauende und regenerative Eigenschaften. Während viele Suppen erschreckende Mengen Natrium enthalten, die zu Wassereinlagerungen und Schwellungen führen können, hat diese himmlische und pikante Version den gegenteiligen Effekt – Sie werden sich nach dem Verzehr dieser Suppe großartig fühlen und großartig aussehen. Die Zugabe von Austernpilzen zum Schluss gibt den Pilzen ausreichend Zeit, ein klein wenig aufzuweichen und die gewünschte muschelähnliche Konsistenz zu bekommen, sodass selbst Allesesser diese vegetarische Version genießen werden. Wir haben uns in diesem Rezept außerdem für Tremella entschieden, da die darin enthaltenen Polysaccharide bis zum Fünffachen ihres Gewichts an Wasser aufnehmen können (siehe Seite 11 für mehr Informationen!), außerdem stimuliert Tremella die Produktion des Antioxidans Superoxide Dismutase (SOD), welches die Haut vor freien Radikalen schützt. Das Ziel ist strahlende Haut und wir sind auf bestem Wege dorthin!

Vegetarische Clam Chowder (Muschelsuppe)

PALEO • VEGETARISCH • GLUTENFREI • GLYX-DIÄT GEEIGNET

 4 Portionen

 45 Minuten

- 500 g gehackte Blumenkohlröschen
- 400 ml Mandelmilch
- 2 EL Butter
- 1 Zwiebel, in feine Scheiben geschnitten
- 2 Selleriestangen, in mittlere Würfel geschnitten
- 2 Möhren, in mittlere Würfel geschnitten
- 1 EL Kreuzkümmel, gemahlen
- 3 EL Maisstärke
- 500 ml Gemüsebrühe (siehe Hinweise)
- 1 große festkochende Kartoffel, geschält und gewürfelt
- 100 g frische Shiitake oder Austernpilze (siehe Hinweise), in Streifen geschnitten
- 1 TL Tremella-Extrakt
- Salz und schwarzer Pfeffer, frisch gemahlen

1. Einen Suppentopf mit Dampfeinsatz 5 cm hoch mit Wasser füllen und erhitzen. Sobald das Wasser kocht, den Blumenkohl in den Einsatz geben und 5–7 Minuten weich dünsten. Den Dampfeinsatz mit dem Blumenkohl aus dem Topf nehmen und beiseitestellen. Das Wasser aufbewahren.
2. Den gegarten Blumenkohl zusammen mit 250 ml Mandelmilch und 250 ml Wasser (vom Dämpfen) im Standmixer vorsichtig glatt pürieren. Die Mischung wird sehr heiß sein, wenn möglich also dafür sorgen, dass beim Mixen Dampf entweichen kann. Beiseitestellen.
3. In einem separaten Suppentopf die Butter bei mittlerer Temperatur zerlassen: Zwiebel, Sellerie, Möhren und Kreuzkümmel zufügen. Unter häufigem Rühren etwa 15 Minuten sautieren, bis die Zwiebeln schön gebräunt sind.
4. Die Maisstärke sorgfältig unterrühren. Die restliche Mandelmilch, die Brühe und die Kartoffelwürfel zufügen. Die Mischung zum Kochen bringen und 15 Minuten sprudelnd kochen lassen.
5. Das Blumenkohlpüree, die Pilze und das Tremella-Extrakt zufügen. Noch 5 Minuten sanft köcheln lassen. Mit Salz und Pfeffer abschmecken und sofort servieren.

HINWEISE

Wer keine vegetarische Version benötigt, kann Knochenmarkbrühe oder Hühnerbrühe verwenden. Frische Tremella sind nicht leicht erhältlich, können aber auch verwendet werden.

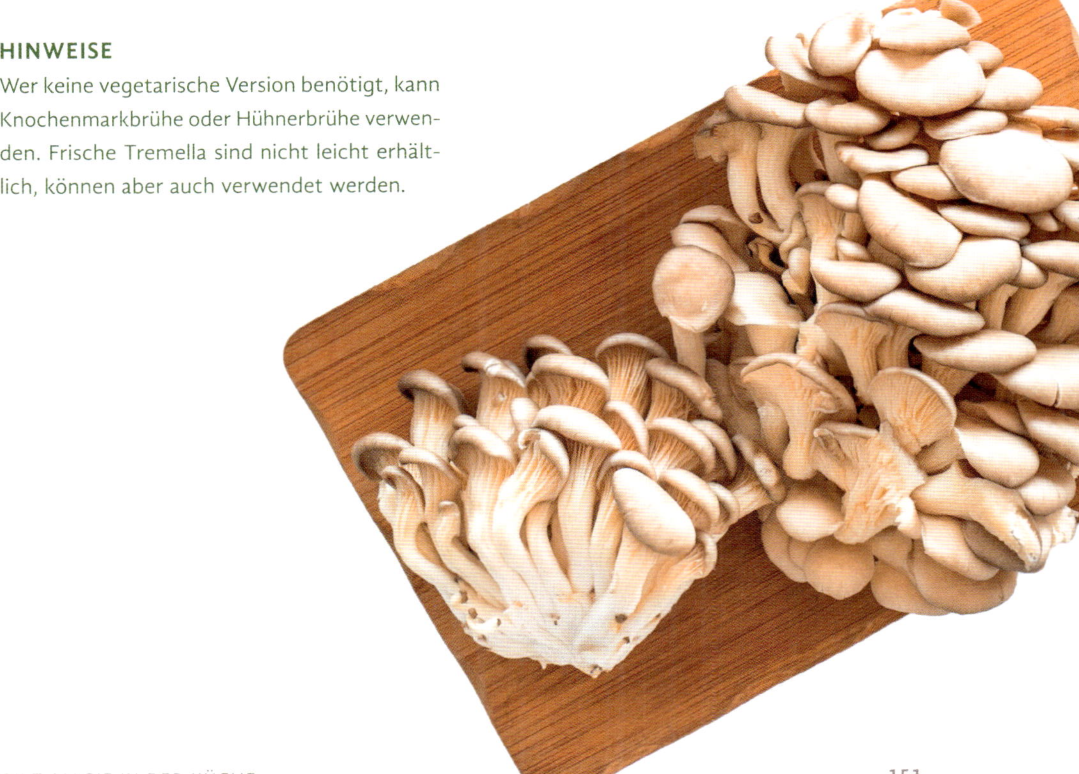

GRÜNKOHL IST SEIT EINIGEN JAHREN ziemlich im Trend, dieses Rezept funktioniert aber auch mit anderen dunkelgrünen Blattgemüse-Sorten. Sie alle haben eine hohe Konzentration an Chlorophyll, was ihnen die charakteristische dunkelgrüne Farbe verleiht. Chlorophyll hat auch antioxidative Eigenschaften, die Zellschäden vorbeugen, das Heilen der Zellen fördern, Entzündungen lindern und verdauungsfördernd sind – man kann also sicher sagen, dass man sich umso besser in seiner Haut fühlt (und es der Haut auch deutlich besser geht), je mehr Chlorophyll man zu sich nimmt.

Vom Grünzeug mal abgesehen – das Außergewöhnliche an diesem Salat sind die „Croutons". Die meisten kommerziell erhältlichen Croutons sind, was Nährstoffe angeht, ein absolutes Brachland und haben außerdem Null Geschmack. Also machen wir unsere Croutons aus Pilzen. Ihr erdiger, nussiger Geschmack passt gut zu den bitteren Aromen des Grünkohls und das ist Grund genug uns auch dem Grünkohl-Trend anzuschließen. Experimentieren Sie ruhig mit diesem Rezept und fügen ihr saisonales Lieblingsgemüse hinzu, um eine eigene perfekte Balance von knackig frisch und aromatisch zu kreieren.

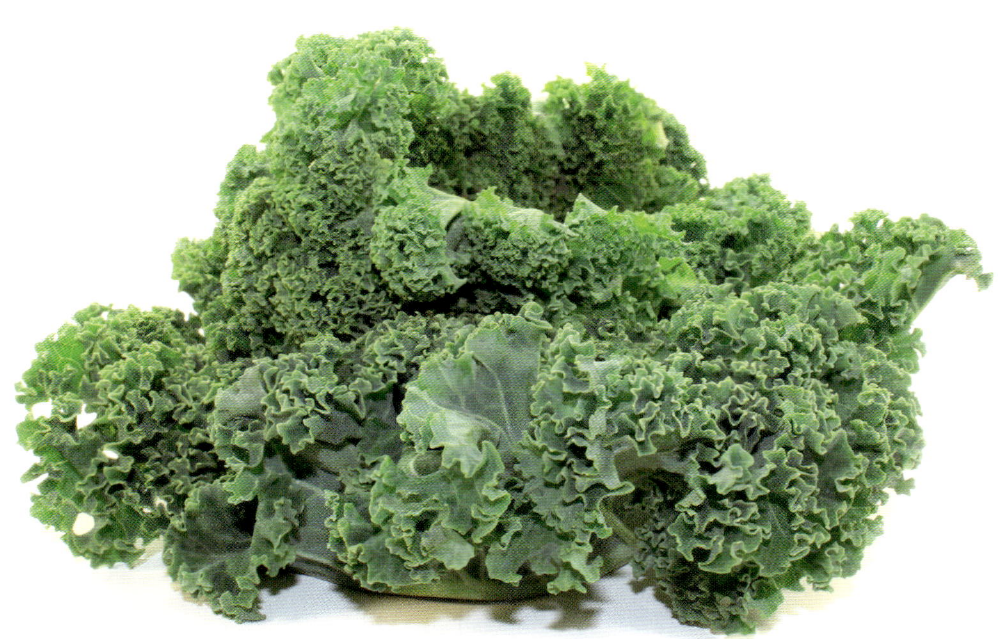

Grünkohl-Salat
mit „Pilzcroutons"

PALEO • VEGETARISCH• GLUTENFREI • GLYX-DIÄT GEEIGNET • FETTARM

 2 Portionen

 10 Minuten

- 300 g frische Shiitake, in 1 cm große Würfel geschnitten
- 125 ml Olivenöl
- 2 EL frisch gepresster Zitronensaft
- Salz und schwarzer Pfeffer, frisch gemahlen
- 500 g Grünkohl oder anderes dunkelgrünes Blattgemüse nach Belieben
- 3 EL Balsamessig
- 100 g Parmesan, mit dem Sparschäler fein gehobelt
- 2 rote Zwiebeln, in dünne Scheiben geschnitten
- 5 Tomaten, in Spalten geschnitten
- 2 Salatgurken, in Scheiben geschnitten
- 100 g entsteinte schwarze Oliven, in Scheiben geschnitten
- 10 Peperoncini

1. Den Backofen auf 200 °C vorheizen und ein Backblech mit Backpapier auslegen.
2. In einer großen Schüssel die gewürfelten Pilze mit der Hälfte Olivenöl, dem Zitronensaft sowie Salz und Pfeffer sorgfältig vermischen. Die Pilze gleichmäßig auf dem vorbereiteten Backblech verteilen und im vorgeheizten Ofen 15 Minuten backen, dabei nach der Hälfte der Zeit einmal gut umrühren, bis sie rundherum schön gebräunt und kross sind.
3. Inzwischen den Grünkohl in eine zweite große Schüssel geben, das restliche Olivenöl, den Balsamessig, Parmesan und die Zwiebeln zufügen. Die Mischung mit den Händen 3–4 Minuten durchkneten, bis der Grünkohl etwas weicher ist.
4. Tomaten, Gurken, Oliven und Peperoncini zufügen. Mit Salz und Pfeffer abschmecken.
5. Zum Servieren den Salat auf zwei Tellern arrangieren und die heißen knusprigen „Shiitake-Croutons" darauf verteilen.

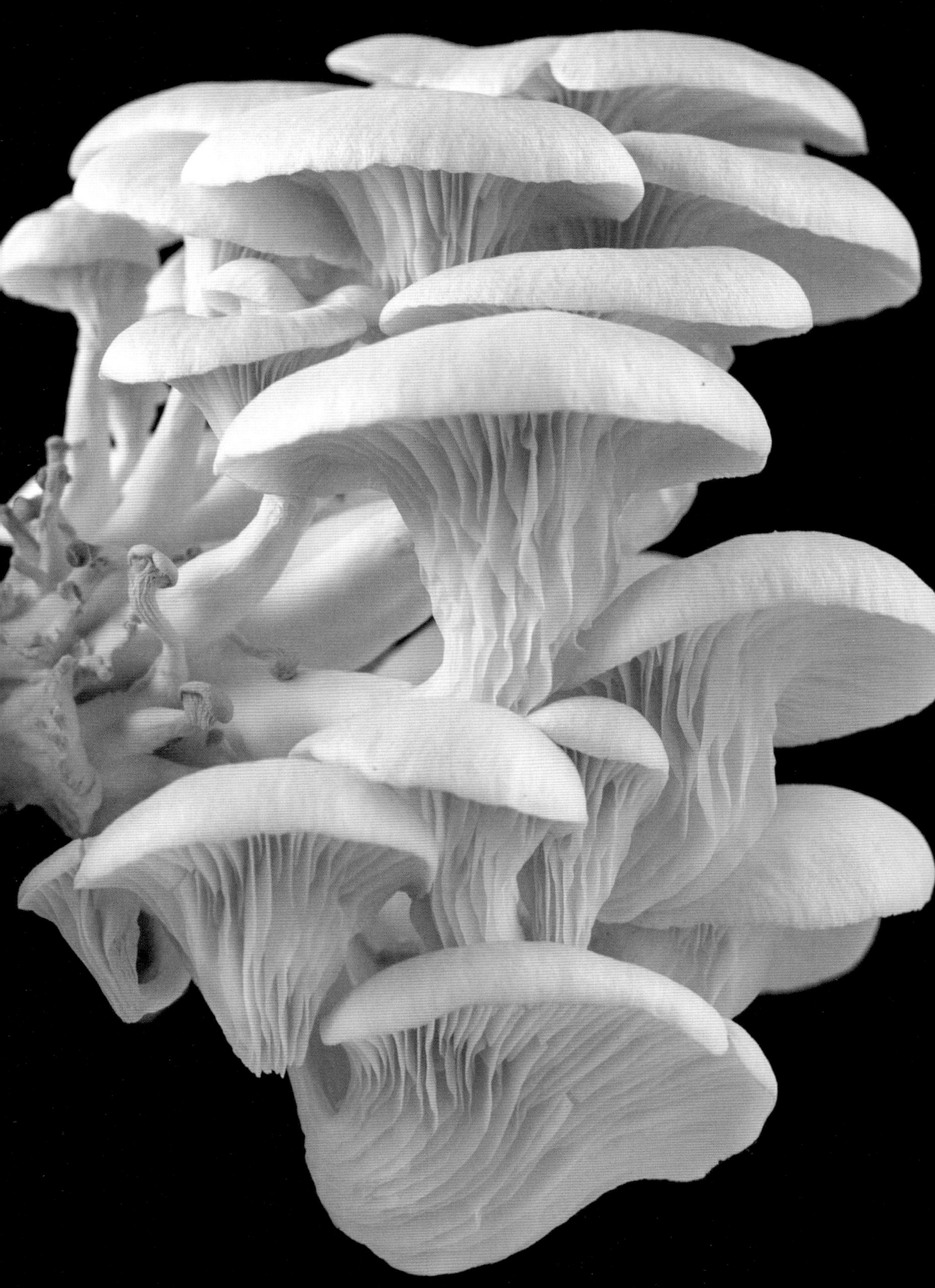

REZEPTE FÜR SPORTLICHE LEISTUNGSFÄHIGKEIT

Alle medizinischen und kulinarischen Pilze, die wir in diesem Buch vorstellen, sind wirkungsvolle Sauerstofflieferanten für unsere Zellen, was deutlich Einfluss auf unsere Energiewerte hat. Cordyceps übertreffen alle anderen Pilze, wenn es darum geht, für deutliche und unmittelbare Energieschübe zu sorgen. Diese Fungi sind im Grunde genommen natürliche Steroide. Cordyceps steigert die Werte von Adenosintriphosphat (ATP) im Körper und bringt einen ganz schön auf Trab (mehr dazu auf Seite 49). Vielleicht ist es also keine schlechte Idee sich die Sportschuhe anzuziehen, bevor man eines der folgenden Rezepte zubereitet und genießt.

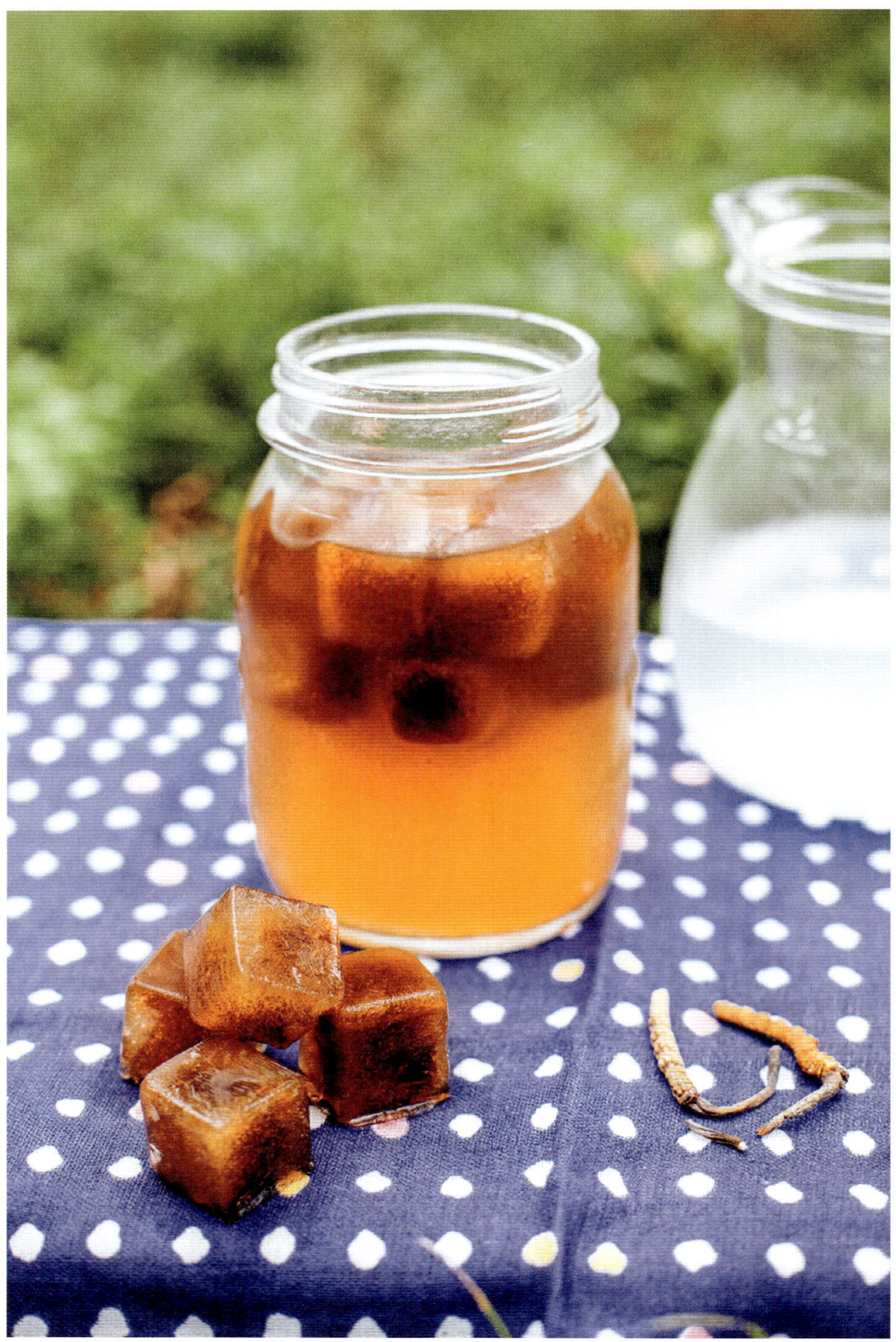

Cordyceps-Eiswürfel mit Kokoswasser

ES GIBT SITUATIONEN, da bräuchte man dringend einen Energieschub, doch alleine das Beschaffen dieser Energie scheint einen zu überfordern. Mit dem folgenden Rezept lässt sich dieses Problem lösen, bevor es überhaupt entsteht, weil man diese Würfel fertig im Gefrierschrank aufbewahren kann. Sobald die Würfel gefroren sind, fülle ich sie in der Regel aus der Eiswürfelform in einen Gefrierbeutel um, den ich dann im Gefrierschrank aufbewahre. So kann ich gleich die nächste Portion zubereiten, damit mein Vorrat nicht ausgeht. Wir verwenden Kokoswasser für diese Eiswürfel, da es die Elektrolyte auffüllt und unglaublich feuchtigkeitsspendend auf den Körper wirkt. Diese Würfel können in alle möglichen Getränke gegeben werden, sind aber vor allem in Kokoswasser gut, da es die Getränke nicht verwässert, wenn die Würfel schmelzen. Die Kombination von Kokoswasser und den energetischen Kräften von Cordyceps macht diese Eiswürfel zur idealen Zugabe für jeden Pre-Workout-Drink.

Cordyceps-Eiswürfel
mit Kokoswasser

PALEO • VEGAN • GLUTENFREI • FETTARM

Ergibt 12 Würfel (2–3 Portionen)

2 Minuten plus Einfrieren über Nacht

- ½ TL Cordyceps-Extrakt
- 500 ml Kokoswasser, plus mehr zum Servieren

1. Das Kokoswasser in einen Messbecher mit Ausguss füllen, das Cordyceps-Pulver zufügen und unterrühren, bis es vollkommen aufgelöst ist.
2. Die Mischung in die Vertiefungen eines 12er-Eiswürfelbehälters gießen und 8–12 Stunden einfrieren, bis sie fest ist.
3. Zum Servieren 4–6 Cordyceps-Eiswürfel in ein Glas Kokoswasser (oder Getränk nach Belieben) geben und langsam genießen, damit das Eis vollständig im Getränk schmelzen kann.

DIESES GETRÄNK VERSORGT DEN KÖRPER nicht nur mit Feuchtigkeit (Wassermelonen bestehen zu 90 Prozent aus Wasser), sondern spendet auch eine Menge Energie. Wassermelonen enthalten die Substanz Citrullin, die dafür bekannt ist bei Muskelkater zu helfen, weil sie die Durchblutung verbessert und erhöht. Der Großteil des Citrullins in Wassermelonen ist in der Rinde konzentriert, also empfehlen wir, möglichst viel von dem weißen Inneren der Rinde in diesem Drink zu verarbeiten. Die natürlichen Fruchtzucker zusammen mit den chemischen Verbindungen aus den Cordyceps sorgen selbst bei sehr anstrengenden Workouts für gutes Durchhaltevermögen. Als Bonus geben wir ein bisschen Ingwer dazu, dessen verdauungsfördernden Eigenschaften dafür sorgen, dass dieses Getränk einem nicht so schwer im Magen liegt wie andere Sportdrinks.

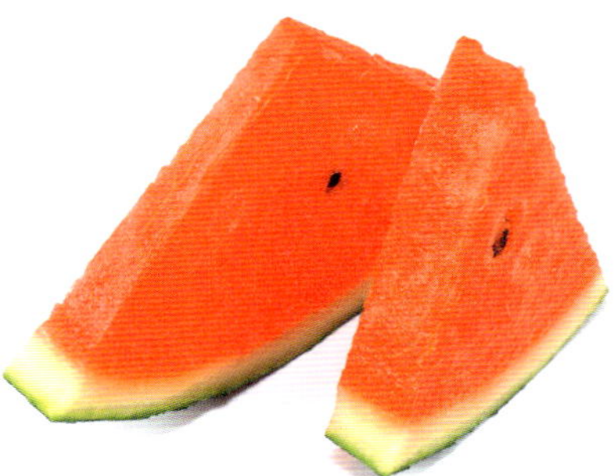

Wassermelonen-Cordyceps-Energizer

PALEO • VEGAN • GLUTENFREI • FETTARM

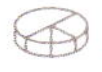 2 Portionen

 10 Minuten

- ½ kleine Wassermelone
- 500 g Erdbeeren, Stielansatz entfernt
- 1 TL (etwa 2 g) Cordyceps-Extrakt-Pulver
- 1 Stück (ca. 2,5 cm) Ingwer, geschält
- 10 Eiswürfel

Mit einem scharfen Messer das Fruchtfleisch aus der Wassermelone schneiden, inklusive möglichst viel vom weißen Inneren der Rinde. Das Fruchtfleisch mit allen anderen Zutaten in einen Standmixer geben und auf hoher Stufe 30 Sekunden glatt pürieren. Auf Gläser verteilen und servieren.

WER LIEBT NICHT das wärmende Wohlgefühl, das ein Becher heiße Schokolade spendet? Mit der Zugabe von Pilz-Extrakt erhält das Getränk zusätzlich gesundheitsfördernde Eigenschaften, ohne dass der Geschmack beeinflusst wird. Das Rezept an sich ist ziemlich einfach und es gibt zahllose Möglichkeiten, die heiße Schokolade nach Belieben dem eigenen Geschmack anzupassen. Fügen Sie z. B. Gewürze wie Cayennepfeffer oder Zimt hinzu, oder Superfoods wie gemahlene Hanfsamen oder Lucuma, oder Vanille- oder Mandelaroma … oder was Ihnen sonst noch schmecken könnte.

Heiße Schokolade mit Pilz-Extrakt

PALEO • VEGETARISCH • GLUTENFREI

 2 Portionen

 5 Minuten

- 70 g Kakaobutter (siehe Hinweis)
- 3 EL ungesüßtes Kakaopulver (siehe Hinweis)
- 2 EL Ghee
- 2 EL Kokosblütenzucker (für eine zuckerfreie Variante stattdessen Xylitol verwenden)
- 2 TL Pilz-Extrakt nach Belieben (wir empfehlen Chaga, Reishi und Cordyceps)
- 40 g rohe Cashewkerne, über Nacht eingeweicht
- ½ TL reines Vanilleextrakt
- 1 Prise Meersalz

Alle Zutaten zusammen mit 500 ml heißem Wasser in den Standmixer füllen. Auf hoher Stufe 15–30 Sekunden glatt pürieren, bis die Mischung super cremig ist. Vorsichtig beim Entfernen des Mixer-Deckels: Die heiße Flüssigkeit wird sehr heiß dampfen. Die heiße Schokolade abschmecken und nach Bedarf und Belieben mehr Pilz-Extrakt oder Kakaopulver zufügen, wenn man es bitter mag, oder mehr Süßungsmittel, wenn man dessertähnliche Getränke bevorzugt.

HINWEIS

Statt Kakaobutter und Kakaopulver können auch 70 g geschmolzene Zartbitterschokolade (70–80 % Kakaobestandteile) verwendet werden.

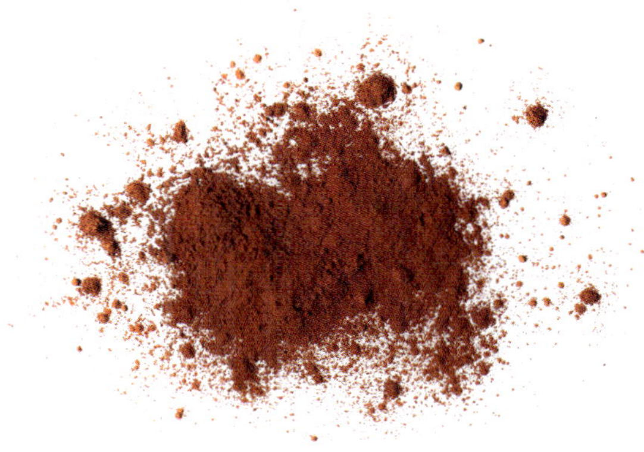

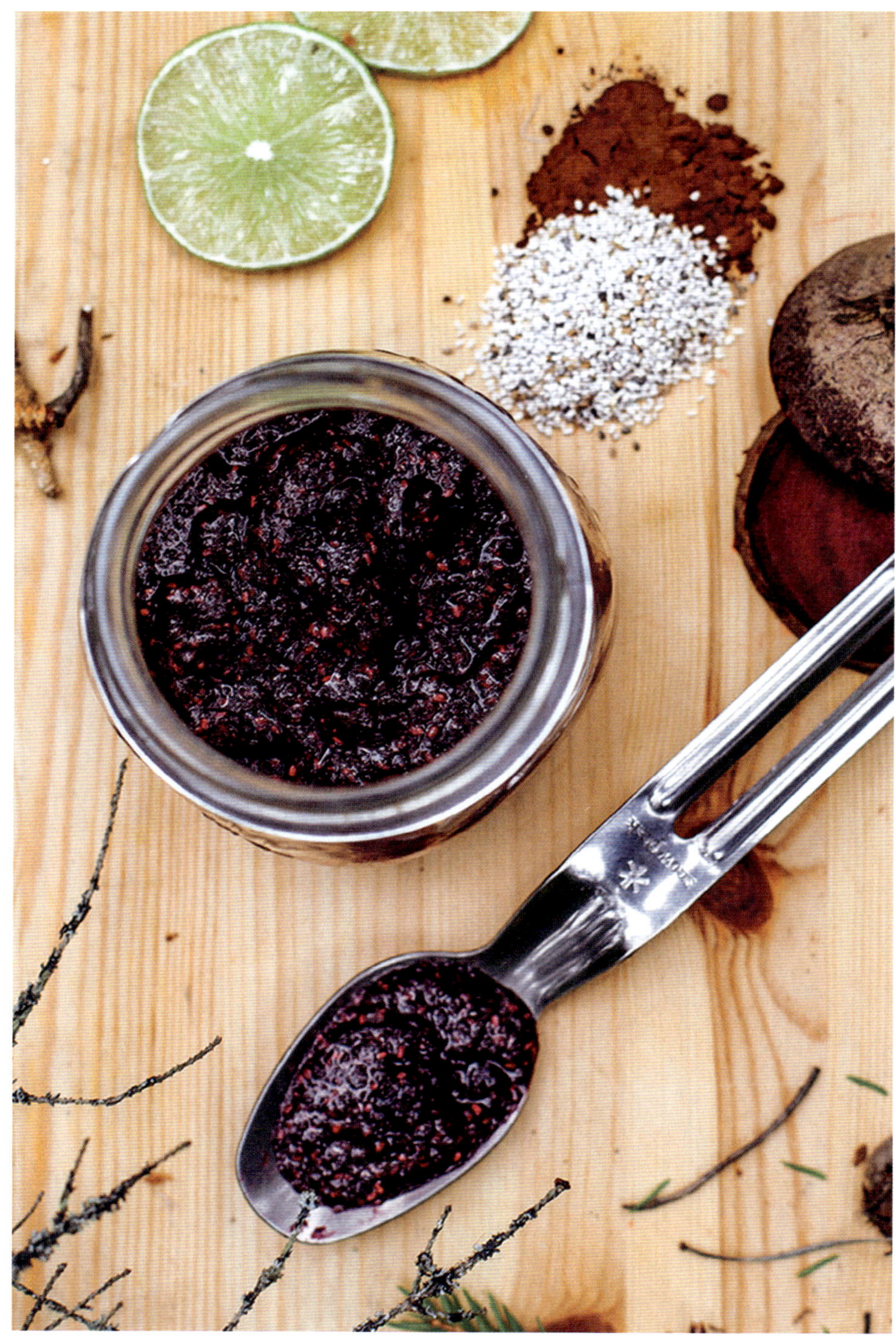

Superfood-Sport-Gel mit Cordyceps und Roter Bete

ROTE BETE ENTHÄLT wirksame chemische Verbindungen (Nitrate), die im Körper zu Stickstoffmonoxid umgewandelt werden. Stickstoffmonoxid steigert die Durchblutung, indem es die Zellwände entspannt und ausdehnt, außerdem steigert es die Sauerstoff-Verwendung auf Zellebene. All das bedeutet ein höheres körperliches Durchhaltevermögen, das für sportliche Leistungen absolut essentiell ist. Hier fügen wir noch das Superfood Chiasamen hinzu (deren Ballaststoffe, gute Fettsäuren und Proteine ebenfalls für mehr Energie sorgen), Cordyceps, Honig und Salz. Honig und Salz kann man sich als Buchstützen des Trainings vorstellen: Der Zucker aus dem Honig bietet einen ersten Energieschub, während das Salz die Elektrolyte auffrischt, die im Laufe eines intensiven Workouts verloren gehen. Dieses Gel gibt Energie wie kein anderes.

Superfood-Sport-Gel

mit Cordyceps und Roter Bete

PALEO • VEGETARISCH • GLUTENFREI • FETTARM

Ergibt 10 Energie-Shots

30 Minuten

- 2 Rote Bete, geschält und klein geschnitten
- 2 TL Chiasamen
- 2 EL roher Honig
- 2 TL Cordyceps-Extrakt-Pulver
- 2 Prisen Salz

1. Die Roten Bete mit 250 ml Wasser in einen kleinen Topf geben. Abgedeckt zum Kochen bringen und 20–30 Minuten köcheln lassen, bis sie gar ist.
2. Das Wasser entsorgen und die Roten Bete mit dem Stabmixer glatt pürieren, dann auf Raumtemperatur abkühlen lassen.
3. Sobald das Rote-Bete-Püree abgekühlt ist, Chiasamen, Honig, Cordyceps-Extrakt und Salz untermischen. Erneut mit dem Stabmixer pürieren, bis eine gel-artige Konsistenz erreicht ist. Nach und nach mehr Wasser zufügen, da die Konsistenz abhängig von den Chiasamen variiert.
4. Das Gel in einem gut schließenden Schraubglas im Kühlschrank aufbewahren, so ist es ein paar Wochen haltbar. Immer wenn man vor einem Workout extra Energie braucht, 1 TL Gel einnehmen.

HINWEIS

Sie können das Gel auch in einzelnen Portionen in Mini-Gefrierbeutel mit Zip-Verschluss abpacken, sodass individuelle Portionen auf lange Läufe, Fahrradtouren oder Wanderungen mitgenommen werden können. Das Gel dann einfach in den Mund drücken, wann immer man einen Energieschub braucht.

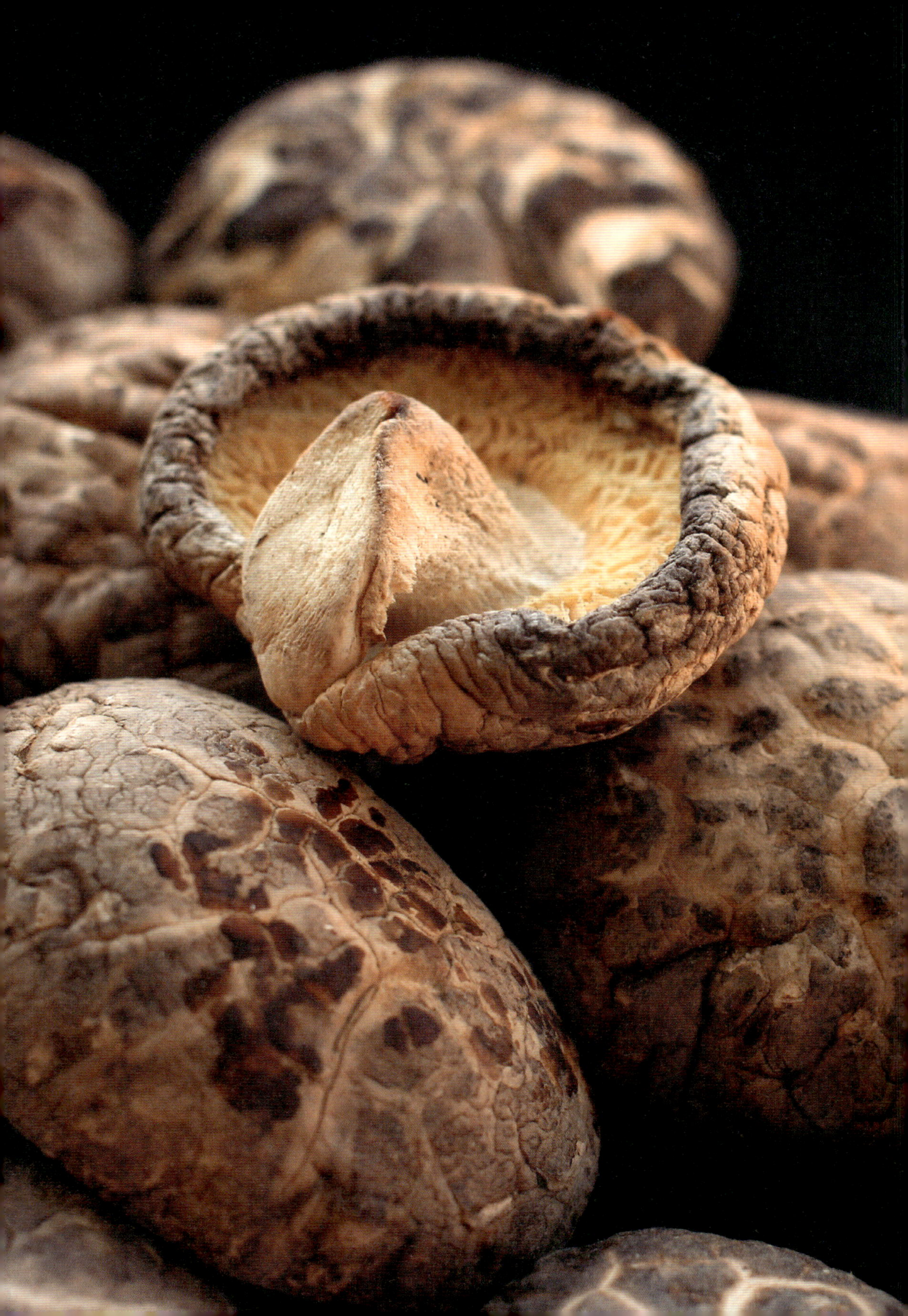

REZEPTE FÜR EIN GESUNDES GEHIRN

Wenn es um das kognitive und neurologische Wohlbefinden geht, übertrifft ein Pilz alle anderen Sorten. Es steht außer Frage, dass Igel-Stachelbart außergewöhnliche Auswirkungen auf die Gehirnfunktionen hat. Igel-Stachelbart bietet nicht nur Schutz vor Krankheiten wie Alzheimer, Demenz und Parkinson, sondern kann auch äußerst wirksam sein, wenn es darum geht, dem allgemeinen Rückgang der Gehirnfunktionen im Alter oder bei Hirntraumata entgegenzuwirken. Kognitive Verschlechterungen können sogar rückgängig gemacht werden. Wahrscheinlich wären Sie nie auf die Idee gekommen, dass der Verzehr von Pancakes und Pie Sie schlauer machen könnte – unsere mit Pilzen angereicherten Versionen sind dazu in der Lage. Also los: Füttern Sie Ihren Kopf.

WALNÜSSE, DIE SPITZEN-NÜSSE, wenn es um ein gesundes Gehirn geht, verleihen diesem Salat zusammen mit Igel-Stachelbart seine hirnförderlichen Eigenschaften. Walnüsse enthalten große Mengen Omega-3-Fettsäuren, die bewiesenermaßen die kognitive Funktion fördern und vor kognitivem Abbau schützen (darüber hinaus haben sie auch den guten Ruf den Blutdruck zu senken). Wir haben Sprossen wegen ihrer hirnförderlichen Vitamine und Mineralstoffe zugefügt, sowie Tomaten wegen des in ihnen enthaltenen Lycopens, eines Antioxidans, das als effektiver Bekämpfer zerebralen Abbaus ausführlich erforscht wurde. Dieser Superfood-Salat macht nicht nur schlau, er schmeckt auch noch super gut.

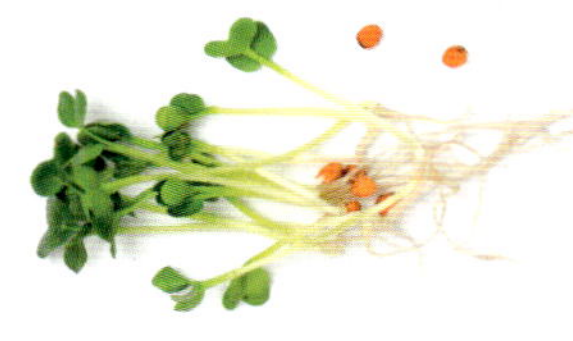

Grüner Wildsalat
mit Igel-Stachelbart

PALEO • VEGAN • GLUTENFREI • GLYX-DIÄT GEEIGNET • FETTARM

4 Portionen als kleine Vorspeise oder Beilage

30 Minuten

- 1 Handvoll Löwenzahnblätter, in Stücke gezupft
- 1 Handvoll Vogelmiere, in Stücke gezupft
- 1 Handvoll Blätter von Weißem Gänsefuß, in Stücke gezupft
- 1 Handvoll Portulak, in Stücke gezupft
- 2 Köpfe Baby-Romanasalat, in Stücke gezupft
- 3 EL Olivenöl
- 2 EL Balsamessig
- Salz
- 30 g Sprossen nach Belieben (Sonnenblume, Alfalfa, Brokkoli, etc.)
- 3 Tomaten, in Scheiben geschnitten
- 80 g entsteinte Kalamata- oder Botija-Oliven
- 50 g Walnusskerne geröstet
- 2 EL Butter oder Öl nach Belieben (wir bevorzugen in diesem Rezept Ghee)
- 170 g frische Igel-Stachelbart, gewürfelt, oder 70 g getrockneter Igel-Stachelbart, 2 Stunden in Wasser eingeweicht, abgetropft und gewürfelt
- 1 mittelgroße Zwiebel, in Scheiben geschnitten
- weißer Pfeffer, frisch gemahlen

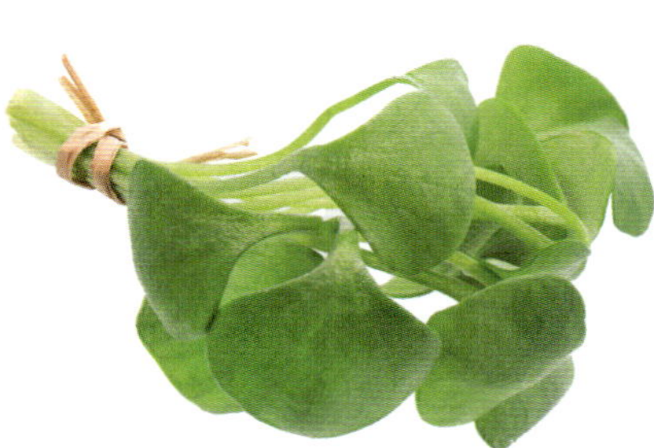

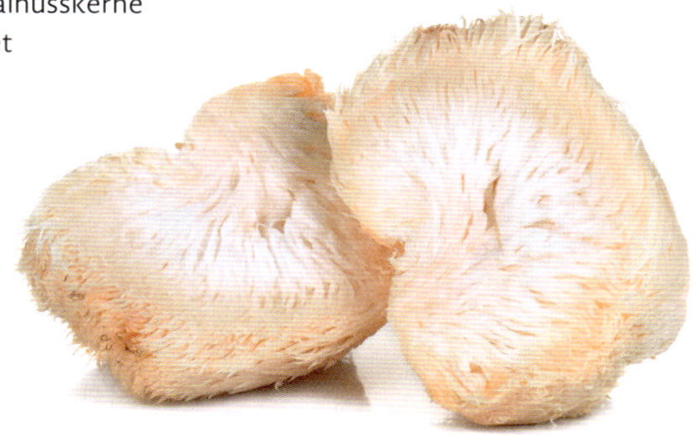

1. Die wilden Blattsalate und den Romanasalat in einer großen Schüssel mischen.
2. In einer kleinen Schüssel oder einem Messbecher Olivenöl, Essig und Salz mit dem Schneebesen verrühren, bis eine Emulsion entstanden ist. Unter die Salatblätter mischen und leicht mit den Händen einmassieren.
3. Sprossen, Tomaten, Oliven und Walnüsse zufügen und die Schüssel vorsichtig schwenken, um die Zutaten zu mischen. Im Kühlschrank ziehen lassen, damit sich die Aromen verbinden.
4. Währenddessen die Pilze zubereiten: In einer Pfanne die Butter auf mittlerer Stufe zerlassen. Pilze und Zwiebeln zufügen und 10 Minuten sautieren, bis sie leicht gebräunt sind. Mit Salz und weißem Pfeffer abschmecken.
5. Zum Servieren den Salat auf vier Teller verteilen und die Pilz-Mischung daraufgeben.

WAS GEHÖRT IN EINEN SALAT?

Wir haben dieses Gericht entwickelt, nachdem wir beim Pilzesammeln auch eine Menge verschiedener essbarer Blätter gefunden hatten. Wenn es in Ihrer Umgebung wildes Blattgemüse gibt, macht es Sinn, die essbaren Pflanzen auch identifizieren zu können. Das lernt man am besten unter Anleitung eines erfahrenen Sammlers, damit man eine sichere Auswahl treffen kann. Wilde Blätter sind viel nährstoffreicher als die kultivierten Sorten, die man im Lebensmittelhandel erhält. Wer nicht die Möglichkeit oder Lust hat sammeln zu gehen, sollte sich beim Gemüsehändler oder auf dem Bauernmarkt umsehen. Pfeffriger Blattsalat wie Rucola macht sich gut in diesem Rezept. Im Grunde genommen können aber alle möglichen Salatsorten verwendet werden, und es macht Spaß das traditionellere Grünzeug in Salaten zu variieren. Es ist beeindruckend, wie sich unterschiedliche Aromen abhängig von der Zusammenstellung der Zutaten entwickeln.

WENN MAN DIESE GESÜNDERE VARIANTE amerikanischer Pfannkuchen essen möchte, muss man nicht auf einen Geburtstags-Brunch oder einen verschneiten Sonntagmorgen zuhause warten, um sie sich zu gönnen. Pancakes sind vor allem ein Wohlfühl-Essen, also haben wir eine Menge gute Zutaten wie Butter, Eier und Sirup beibehalten. Aber weil es uns auch darum geht, alles etwas gesünder zu machen, haben wir außerdem etwas Spinat eingeschmuggelt und bieten darüber hinaus eine glutenfreie Variante. Zum Glück hilft uns Igel-Stachelbart als Zutat in diesen Pancakes dabei klar zu denken, denn zum Servieren muss man ein paar wichtige Entscheidungen treffen: Sirup oder Konfitüre? Saft oder Mimosa?

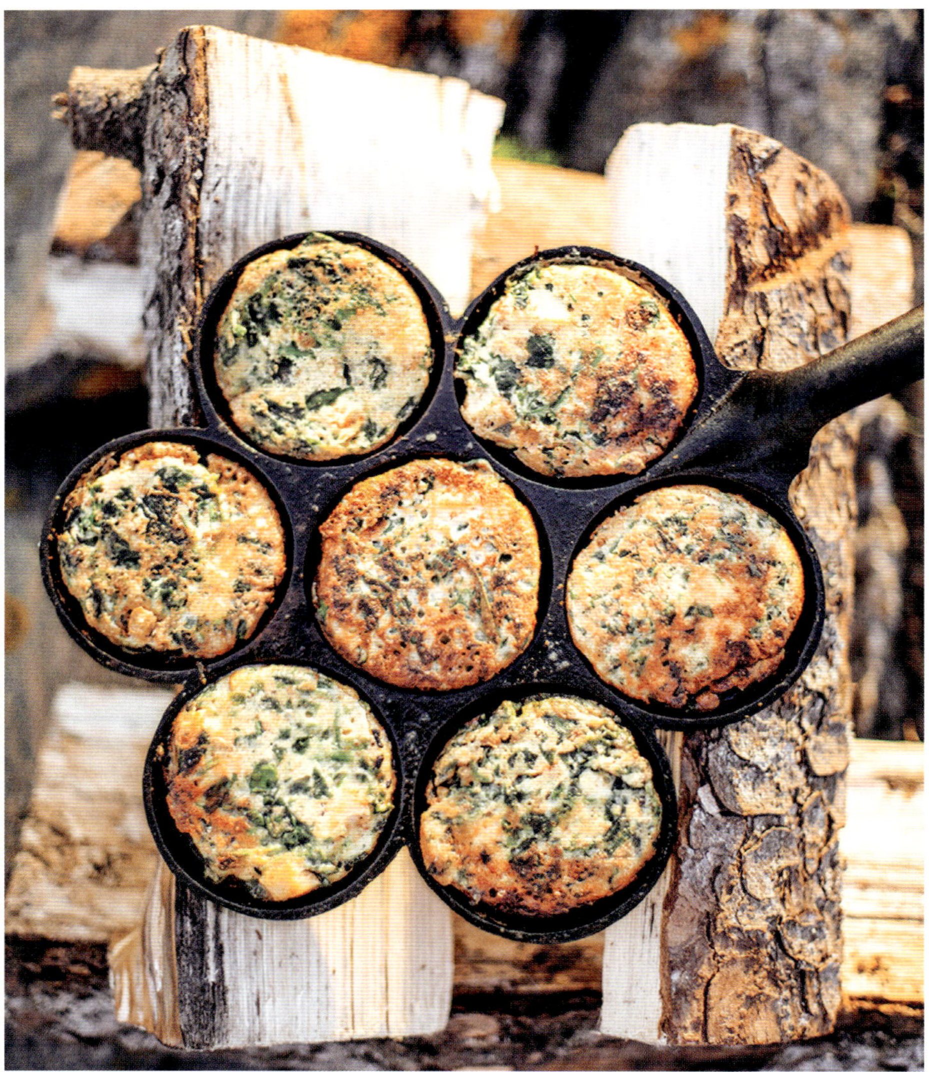

Igel-Stachelbart-Pancakes

Igel-Stachelbart-Pancakes

PALEO • VEGETARISCH • GLUTENFREI • GLYX-DIÄT GEEIGNET

5 Portionen (20 kleine oder 5 große Pancakes)

30 Minuten

- 3 große Eier
- 500 ml Mandelmilch
- 200 g frischer Spinat, fein gehackt
- 160 g Dinkelmehl (für eine glutenfreie Variante Maniokmehl verwenden)
- 3 EL Butter, zerlassen, plus mehr zum Braten und Servieren
- 1 TL Salz
- 1 TL schwarzer Pfeffer, frisch gemahlen
- 220 g frischer Igel-Stachelbart (oder 100 g getrockneter Igel-Stachelbart, 2 Stunden in Wasser eingeweicht; siehe Hinweis)
- Marmelade oder reiner Ahornsirup nach Belieben, zum Servieren

1. In einer großen Schüssel Eier und Mandelmilch mit dem Schneebesen glattrühren.
2. Spinat, Mehl, Butter, Salz, Pfeffer und Pilze zufügen und glattrühren. Bei Raumtemperatur 15 Minuten ruhen lassen.
3. Eine gusseiserne Pfanne auf hoher Stufe erhitzen. Sobald die Pfanne heiß ist, eine großzügige Menge Butter hineingeben und zerlassen. Eine kleine Kelle der Pancake-Masse in die Pfanne geben. Wenn kleine Bläschen auf der Oberfläche erscheinen, den Pancake mit dem Pfannenwender leicht anheben um zu prüfen, ob die Unterseite schön gebräunt ist. Wenn dem so ist, den Pancake wenden und von der zweiten Seite 1–2 Minuten länger braten. Wiederholen, bis der ganze Teig aufgebraucht ist.
4. Zu den Pancakes zerlassene Butter, Marmelade oder Ahornsirup servieren. Die Pancakes schmecken übrigens auch kalt am nächsten Tag noch. Einfach über Nacht in einem luftdicht verschlossenen Behälter im Kühlschrank aufbewahren.

HINWEIS

Sie können für dieses Rezept auch Shiitake, Austernpilze oder Enoki verwenden.

WENN SIE ZU DEN MENSCHEN GEHÖREN, die der Gedanke an die Genauigkeit, die traditionelles Backen erfordert, abschreckt, dann wird es Sie freuen, dass für unsere Version der Key Lime Pie keinerlei Back-Fähigkeiten benötigt werden. Es handelt sich um eine Eis-Pie, man kann also fast nichts falsch machen, muss die Pie einfach nur einfrieren. Und auch Sie können cool bleiben, denn für den Boden werden nur zwei Zutaten benötigt und überhaupt ist das Rezept super einfach. Das Endergebnis ist süß und säuerlich frisch, ein perfektes Sommerdessert. Servieren Sie die Pie am Abend vor einem wichtigen Treffen – das wird Ihrem Intellekt extra Anschub verleihen.

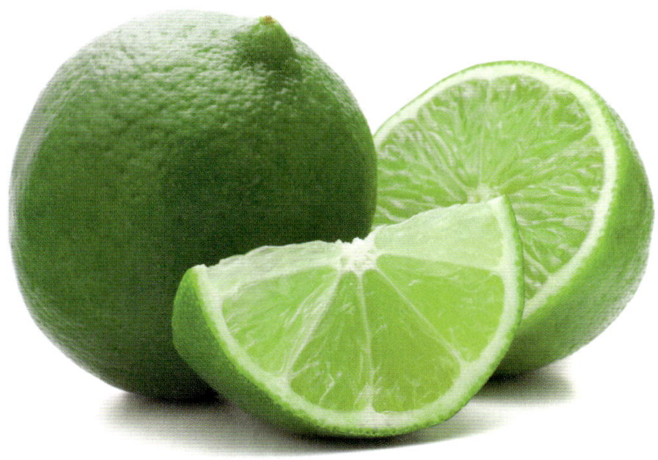

Limetten-Pie

mit Igel-Stachelbart

PALEO • VEGAN • GLUTENFREI

Ergibt 1 Pie mit 23 cm Durchmesser, für 8–10 Portionen

30 Minuten Vorbereitung plus 2 Stunden Einfrieren

Für den Boden

- 160 g entsteinte Datteln, plus mehr nach Bedarf
- 100 g rohe Walnusskerne, plus mehr nach Bedarf

Für die Füllung

- 150 g Cashewkerne, mindestens 4 Stunden eingeweicht und abgetropft
- 180 ml Kokosmilch, aus der Dose (gut geschüttelt)
- 60 ml Kokosnussöl, zerlassen, plus mehr zum Fetten
- 5 g Igel-Stachelbart-Extrakt-Pulver (etwa 1 gehäufter TL)
- Frisch abgeriebene Schale und frisch gepresster Saft von 4 Limetten
- 175 g roher Honig
- 1 Prise Salz

1. Eine runde Springform mit 23 cm Durchmesser mit Kokosfett ausfetten. Den Boden der Form mit passend zugeschnittenem Backpapier auslegen und dieses ebenfalls leicht einfetten.
2. Für den Boden die Datteln im Standmixer gleichmäßig klein hacken (nicht pürieren) und in eine Schüssel umfüllen.
3. Die Walnüsse im Mixer fein hacken, bis sie grobem Mehl ähneln (aber nicht zu lange mixen, sonst entsteht Nussbutter!). Die Datteln zurück in den Mixer zu den gehackten Walnüssen geben und alles zu einem lockeren Teig verarbeiten. Wenn die Mischung sich nicht zu einer lockeren Kugel fügt, ein paar weitere Datteln dazugeben. Ist die Masse hingegen zu klebrig, ein paar Nüsse untermischen. Der Teig sollte sich feucht anfühlen, darf aber nicht zu klebrig sein.
4. Den Teig in der vorbereiteten Form verteilen und gleichmäßig an Boden und Seiten drücken. Im Gefrierschrank ruhen lassen, während die Füllung zubereitet wird.
5. Alle Zutaten für die Füllung im Hochleistungsstandmixer cremig und glatt pürieren. Mit Limettensaft oder Honig abschmecken.
6. Die Füllung auf den gekühlten Boden gießen und mindestens 2 Stunden im Gefrierschrank fest werden lassen. Vor dem Anschneiden und Servieren 10 Minuten bei Raumtemperatur stehen lassen.

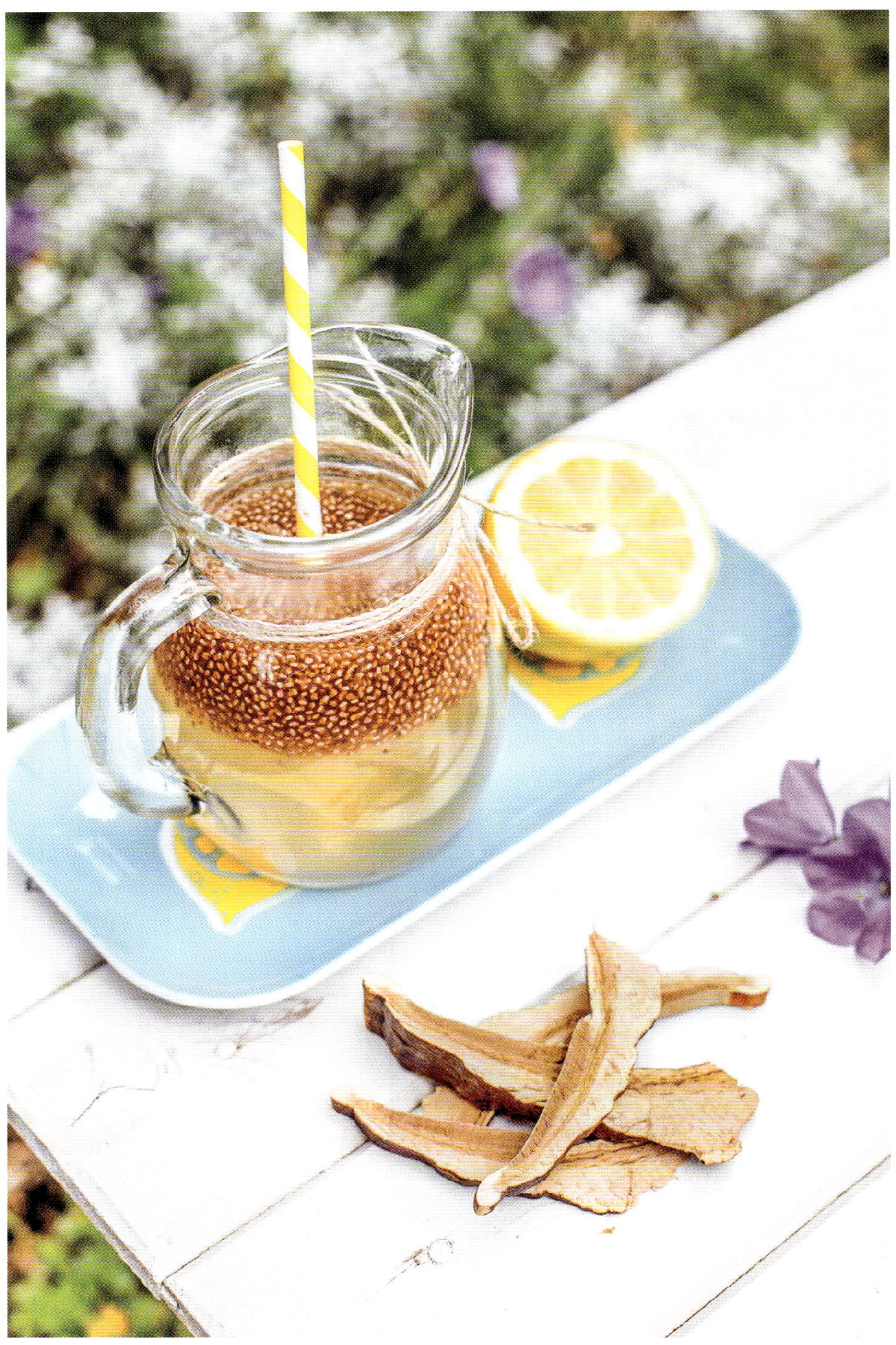

Reishi-Mucuna-Limonade

MUCUNA PRURIENS (auf Deutsch Juckbohne) wird oft auch als Samtbohne bezeichnet. Sie ist als Pulver im Internet und in Reformhäusern erhältlich. In manchen Kreisen ist sie vor allem wegen ihrer Wirksamkeit als Aphrodisiakum bekannt. Unser Hauptinteresse an Mucuna liegt jedoch an ihrer Eigenschaft sich positiv auf die Stimmung und die kognitiven Funktionen auszuwirken. Mucuna enthält L-Dopa, eine Aminosäure, die im Gehirn in Dopamin umgewandelt wird – d.h. sie sorgt für ein fröhlicheres Gemüt und gesteigerte Hirnleistung. Juckbohne hat einen süß-rauchigen Geschmack, ähnlich wie angebrannter Karamell, der einen wunderbaren Kontrast zur bittersüßen Limonade und zum Ahornsirup bildet. Chiasamen sorgen für ausreichend Energie, damit man aufmerksam bleibt, während Reishi als Königin der medizinischen Pilze Wunder wirkt.

Reishi-Mucuna-Limonade

PALEO • VEGAN • GLUTENFREI • GLYX-DIÄT GEEIGNET • FETTARM

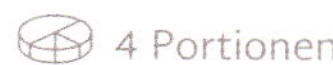 4 Portionen

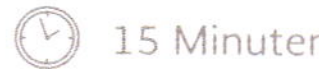 15 Minuten

- 2 EL Chiasamen
- 250 ml sehr starker Reishi-Sud (siehe Hinweis), auf Raumtemperatur abgekühlt
- 1 TL Mucuna-Extrakt
- 1 Prise Salz
- 80 g reiner Ahornsirup
- 125 ml Zitronensaft (von etwa 3 Zitronen), frisch gepresst

1. In einem Messbecher mit Ausguss die Chiasamen unter den Reishi-Sud rühren. Unter gelegentlichem Rühren etwa 10 Minuten ziehen lassen, bis die Samen die Flüssigkeit absorbiert und eine gelartige Textur haben.
2. Mucuna-Extrakt und Salz untermischen.
3. In einer Karaffe Ahornsirup und Zitronensaft mit dem Schneebesen kräftig glattrühren, damit sich der Sirup vollständig im Zitronensaft auflöst, dann 500 ml kaltes Wasser zufügen und gut umrühren.
4. Die Limonade auf vier Gläser verteilen und das Chia-Gel vorsichtig daraufgießen (siehe Hinweise). Mit Strohhalm servieren.

HINWEISE

Für die Zubereitung von Reishi-Sud zwei bis drei Reishi-Pilze mindestens 30 Minuten in sehr heißem Wasser ziehen lassen oder 1 TL Reishi-Extrakt-Pulver unter heißes Wasser rühren.

Wenn Sie die Limonade mitnehmen möchten, können Sie zwar auch Chiasamen untermischen, achten Sie aber auf die Menge, denn die Samen absorbieren weiterhin Flüssigkeit und wenn man nicht aufpasst, hat man am Ende ein schleimiges Gel statt eines köstlichen Getränks.

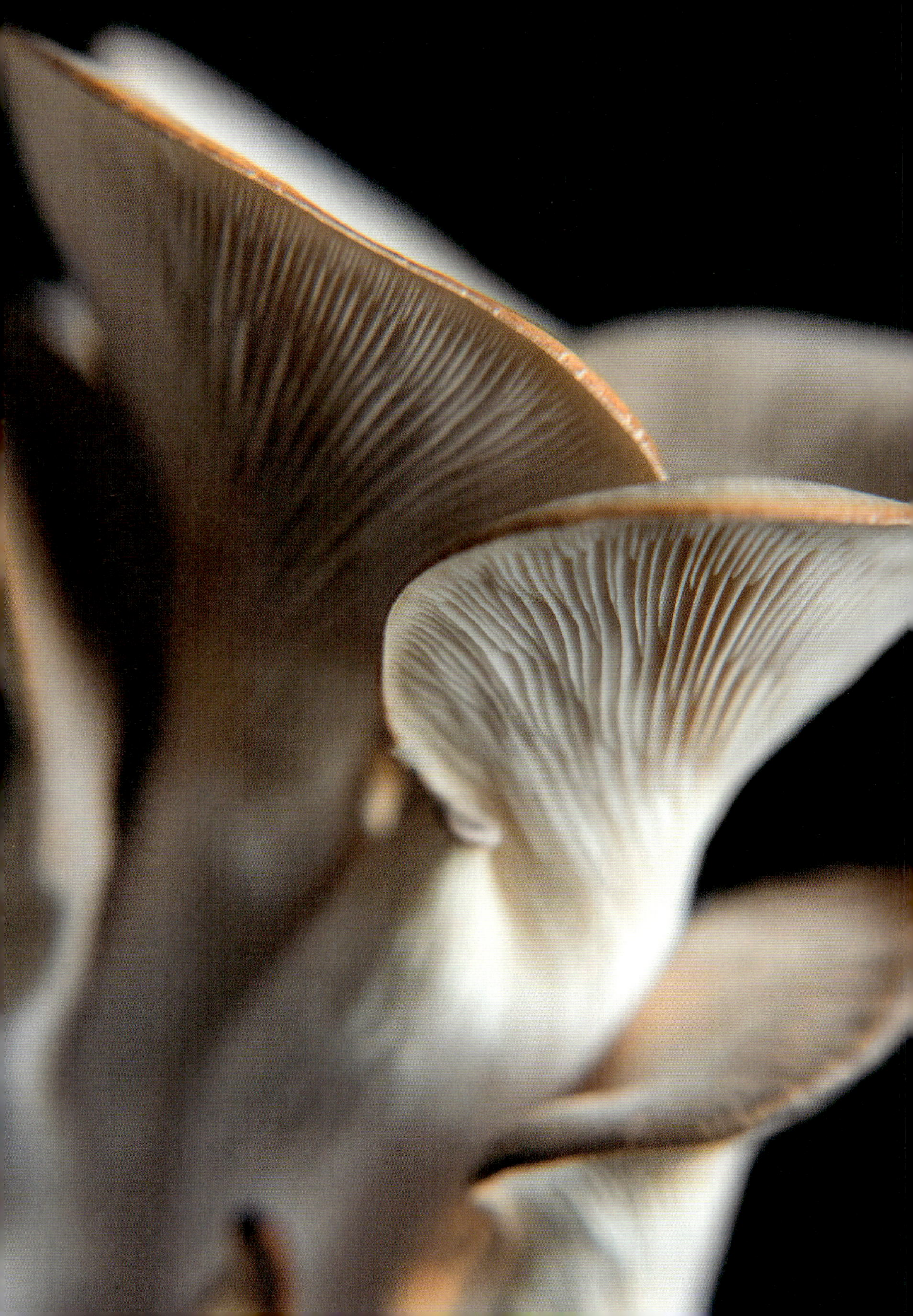

PILZ-KAFFEE-REZEPTE

Die Kaffee-Kultur ist zwar weit verbreitet, der Kaffee-Konsum kann jedoch erstaunlich vielfältig und unterschiedlich sein – von der unbedachten täglichen Gewohnheit bis hin zum Ritual mit fast spiritueller Natur. Abhängig vom Tag und von der Uhrzeit kann Kaffee eine Notwendigkeit, Belohnung, Gelegenheit zum Entspannen oder eine Methode sein um wieder auf Touren zu kommen. Kaffee ist eine große Sache, und ich sollte das wissen, schließlich trinken wir Finnen durchschnittlich eine Rekordmenge von 4–5 Bechern Kaffee am Tag.

Wenn man anderen erzählt, dass man Pilz-Kaffee trinkt, ist die unmittelbare Reaktion vermutlich Beunruhigung verbunden mit etwas Geringschätzung. Als würde man sagen, man trinke entkoffeiniert! Doch Pilzkaffee ist richtig leckeres, wirkungsvolles und gesundes Zeug. Sie können also Ihren Kaffee weiterhin genießen, wie auch immer Sie ihn mögen, Sie werden jedoch nicht den Absturz oder das zittrige Gefühl erleben, das normale Koffein-Stimulation begleitet. Sobald man einmal zum Pilz-Kaffee-Befürworter geworden ist (und das werden Sie), ist man bereit für die nächste Ebene von Kaffee-Rezepten im folgenden Abschnitt.

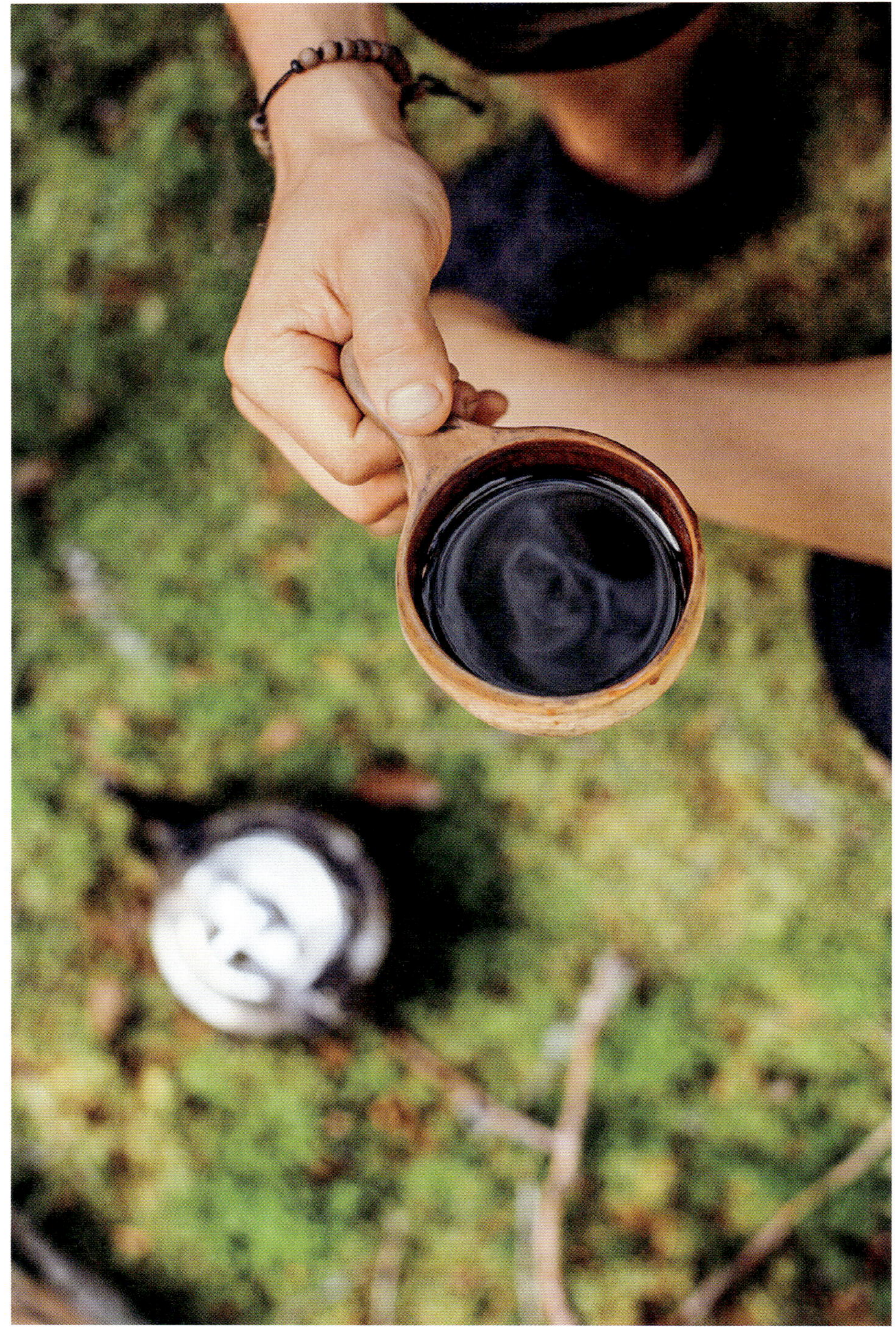

Chaga (Nicht-)Kaffee

IM GEGENSATZ ZU DEN PILZ-KAFFEES, die wir bei Four Sigmatic verkaufen und die eine Mikrodosis (echten) Kaffees enthalten, ist diese Version komplett koffeinfrei. Der Geschmack von Chaga ist dem von Kaffee sehr ähnlich und das macht dieses Getränk zu einer wunderbaren Alternative für all diejenigen, die empfindlich auf Koffein reagieren oder feststellen mussten, dass Kaffeegenuss am Spätnachmittag oder Abend die Qualität ihres Schlafes beeinträchtigt. Wir verwenden in diesem Rezept außerdem Löwenzahnwurzel wegen ihres natürlichen kaffeeähnlichen Geschmacks und der unzähligen Vorteile für die Gesundheit. Es fördert unter anderem die Eliminierung körperlicher Toxine, unterstützt das Immunsystem, stabilisiert den Blutzucker und fördert die Verdauung.

Mit den vielen zusätzlichen gesundheitlichen Vorteilen von Chaga werden Sie sehen, wie unglaublich gut dieser Nicht-Kaffee ist.

Chaga (Nicht-)Kaffee

PALEO • VEGAN • GLUTENFREI • GLYX-DIÄT GEEIGNET • FETTARM

 knapp 1 l

 5 Minuten plus 4 Stunden Kochen

- 2 EL gemahlene Chaga
- 1 EL geröstete Löwenzahnwurzel (siehe Kasten Seite 176)
- Außerdem nach Belieben: Nussmilch, Süßungsmittel, gemahlener Zimt, etc.

1. Die gemahlenen Chaga in einem großen Topf in knapp 1 l Wasser einrühren und zum Kochen bringen. Etwa 3 Stunden kochen lassen und immer wieder Wasser nachgießen, damit die Wassermenge im Topf etwa gleich bleibt (etwa 1 l). Den Topf nicht aus den Augen lassen, da das Wasser schnell verdampft und trockener Chaga schnell Feuer fängt.
2. Nach 3 Stunden Kochzeit die geröstete Löwenzahnwurzel zu den anderen Zutaten in den Topf geben. Eine Stunde weiter kochen lassen. Den Kaffee durch ein feines Sieb filtern und auf vier Becher verteilen. Heiß servieren, nach Belieben mit Nussmilch und weiteren Zutaten würzen.

LÖWENZAHNWURZELN SELBST RÖSTEN

Geröstete Löwenzahnwurzel gibt es online bei Amazon und in vielen Naturkostläden, man kann sie aber auch leicht selbst herstellen. Und so geht's:

1. Mehrere Löwenzahnpflanzen ausgraben. Löwenzahn ist weit verbreitet, sollte also nicht schwer zu finden sein. Am besten wird Löwenzahn Anfang Frühling geerntet oder im Spätherbst, wenn die Energie der Pflanze vor allem in den Wurzeln konzentriert ist statt in den Pflanzenteilen, die über dem Erdboden wachsen (es funktioniert aber auch, wenn der Löwenzahn zu anderen Zeiten geerntet wurde).
2. Die Löwenzahnwurzeln sorgfältig waschen, dann in mittelgroße Stücke schneiden. Die Stücke im Dörrgerät oder im auf 160 °C vorgeheizten Ofen etwa 1 Stunde rösten, bis sie vollständig getrocknet sind.
3. Die Wurzelstücke aus dem Ofen nehmen und die Temperatur auf 175 °C erhöhen. Die Wurzelstücke in noch kleinere Stückchen hacken, dann wieder auf dem Backblech verteilen und zurück in das Dörrgerät/den Ofen schieben. Noch 30–40 Minuten rösten.
4. Aus dem Ofen nehmen und leicht abkühlen lassen. Sobald die Wurzelstücke ausreichend abgekühlt sind mit einem stabilen Pfannenwender fest auf die Stücke drücken, sodass sie zu Pulver zerfallen.
5. Das Pulver zurück in den Ofen schieben und 5–10 Minuten weiter rösten. Aus dem Ofen nehmen und das Pulver vollständig abkühlen lassen. Das vollständig abgekühlte Pulver in einem luftdicht verschlossenen Behälter bei Raumtemperatur aufbewahren, wie normalen Kaffee auch.

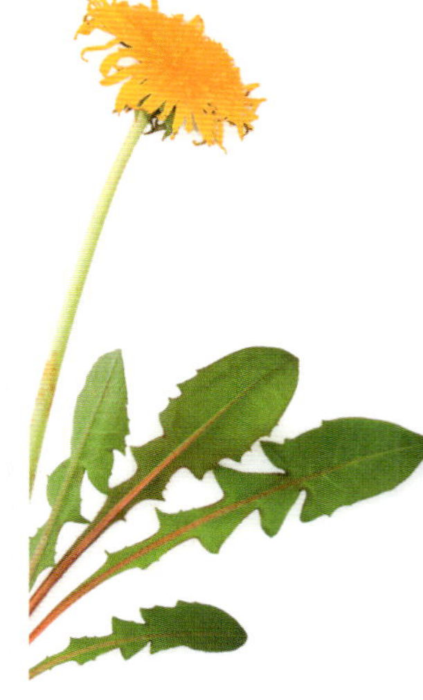

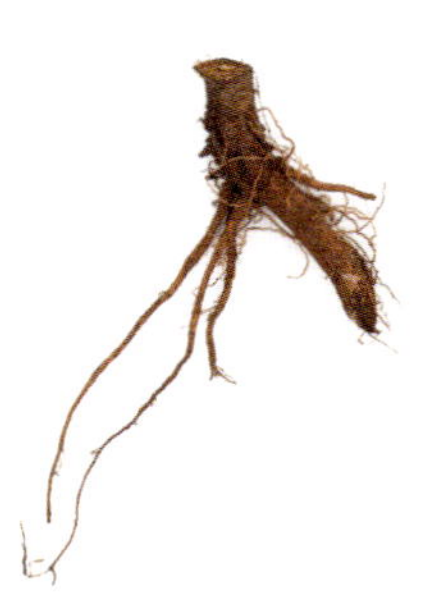

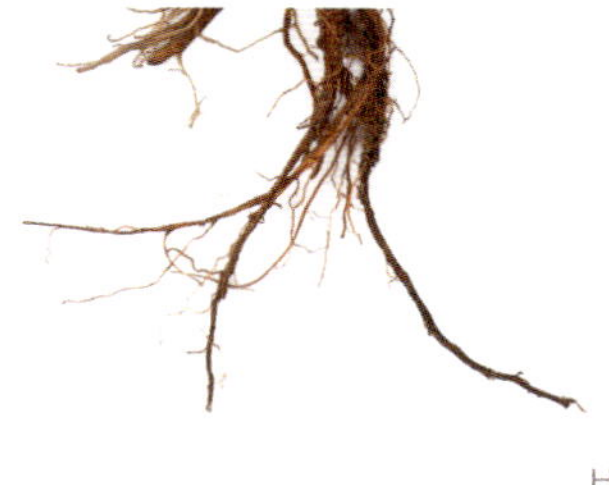

WENN SIE BEIM LESEN des Wortes „Butter-Kaffee" nicht mit der Wimper gezuckt haben, sind Sie ziemlich auf dem Laufenden, was aktuelle Ernährungstrends betrifft. Butter-Kaffee hat eine Menge mediale Aufmerksamkeit bekommen – allein schon, weil es sich so bizarr anhört. Doch wenn man an all die guten Fettsäuren in Butter denkt, z. B. Omega-3- und Omega-6-Fettsäuren, an die Tatsache, dass Butter ein guter Energielieferant ist und dass die konjugierte Linolsäure (CLA) in Butter das Körperfett reduzieren kann, dann verdient Butter-Kaffee es ein Trend zu sein. Die Kombination dieser buttrigen Vorteile mit den immunmodulatorischen und adaptogenen Eigenschaften von Pilzen ergibt ein gesundheitsförderndes Getränk wie kein anderes.

Pilz-Butter-Kaffee

PALEO • VEGETARISCH • GLUTENFREI • GLYX-DIÄT GEEIGNET

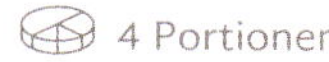 4 Portionen

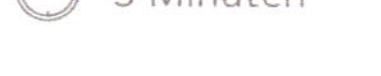 5 Minuten

- 4 Becher heißer Kaffee, frisch zubereitet
- 2 EL Butter oder Ghee
- 2 EL Kokosfett
- ½ TL Pilz-Extrakt nach Belieben (Igel-Stachelbart für das Gehirn, Cordyceps für Energie, Maitake für Hilfe beim Abnehmen, etc.)
- Außerdem nach Belieben: gemahlener Zimt, Vanilleextrakt, ungesüßtes Kakaopulver, etc.

Im Hochleistungsstandmixer Kaffee, Butter, Kokosfett und Pilzextrakt 15–30 Sekunden mixen. Achtung beim Öffnen des Deckels – der Dampf ist sehr heiß! Den Butter-Kaffee auf vier Becher verteilen und sofort servieren. Nach Belieben abschmecken (siehe Zutatenliste).

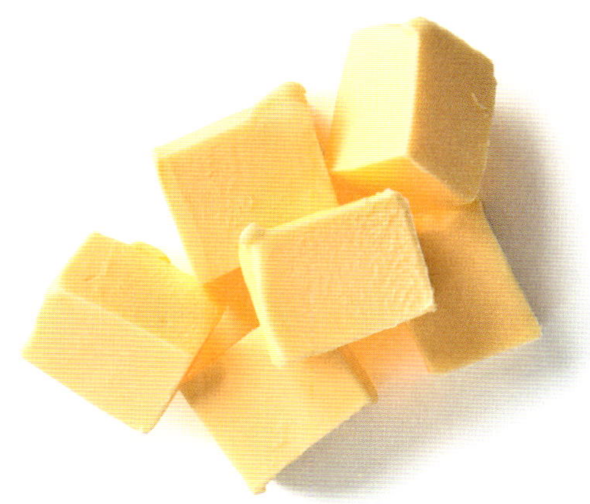

WIR ALLE KÖNNEN AB UND AN etwas Förderung für unser Gehirn vertragen. Das Problem ist, dass wir diese Momente geistiger Scharfsinnigkeit nicht einfach bestellen können bzw. konnten. Dank dieses Kaffee Latte mit Igel-Stachelbart werden Sie geistesgegenwärtiger sein. Das Getränk lässt sich zwar leichter zubereiten, wenn man eine Espresso-Maschine hat, wir haben das Rezept aber so konzipiert, dass es auch ohne geht. Was die verwendete Pflanzenmilch betrifft: Sojamilch ergibt besonders seidigen Schaum und ist daher eine gute Option für all diejenigen, die sich als Latte-Schaum-Künstler outen wollen. Mit Mandelmilch ist es am schwierigsten gleichmäßigen Schaum zuzubereiten, ein wenig Kokosmilch unterzumischen kann hier helfen (und die Kombination ist köstlich). Experimente sind erwünscht ... und eventuell unvermeidlich. Schließlich wird Ihr Gehirn auf Hochtouren arbeiten, wenn Sie diese Latte getrunken haben.

Gesunde Igel-Stachelbart-Latte

PALEO • VEGAN • GLUTENFREI • GLYX-DIÄT GEEIGNET • FETTARM

 1 Portionen

 5 Minuten

- 125 ml starker Kaffee, frisch gebrüht (Espresso wird empfohlen, Sie können aber Kaffee nach Belieben verwenden)
- ½ TL Igel-Stachelbart-Extrakt
- 125 ml pflanzliche Milch (z. B. Soja, Mandel, Cashew, Kokos, Hanf, etc.)
- 1 Prise Zimt, gemahlen
- 1 Prise Muskatnuss, gemahlen
- 2 EL Schlagsahne nach Belieben

1. Das Igel-Stachelbart-Extrakt in einem Becher unter den Kaffee mischen.
2. Die Milch mit der Dampfdüse der Espresso-Maschine erhitzen und nach Belieben aufschäumen. Alternativ den Milchkarton kräftig schütteln und die leicht schaumige Milch dann in einem kleinen Topf aufwärmen.
3. Die aufgeschäumte Milch in das Kaffee-Getränk gießen. Nach Belieben mit Zimt oder Muskatnuss abschmecken und mit Schlagsahne servieren.

HINWEIS

Für eine Iced-Latte ganz einfach kalte Milch verwenden und ein paar Eiswürfel in das fertige Getränk geben.

Espresso : Milch
Verhältnis

2:1 — MACCHIATO

1:2 — CAPPUCCINO

1:3+ — LATTE

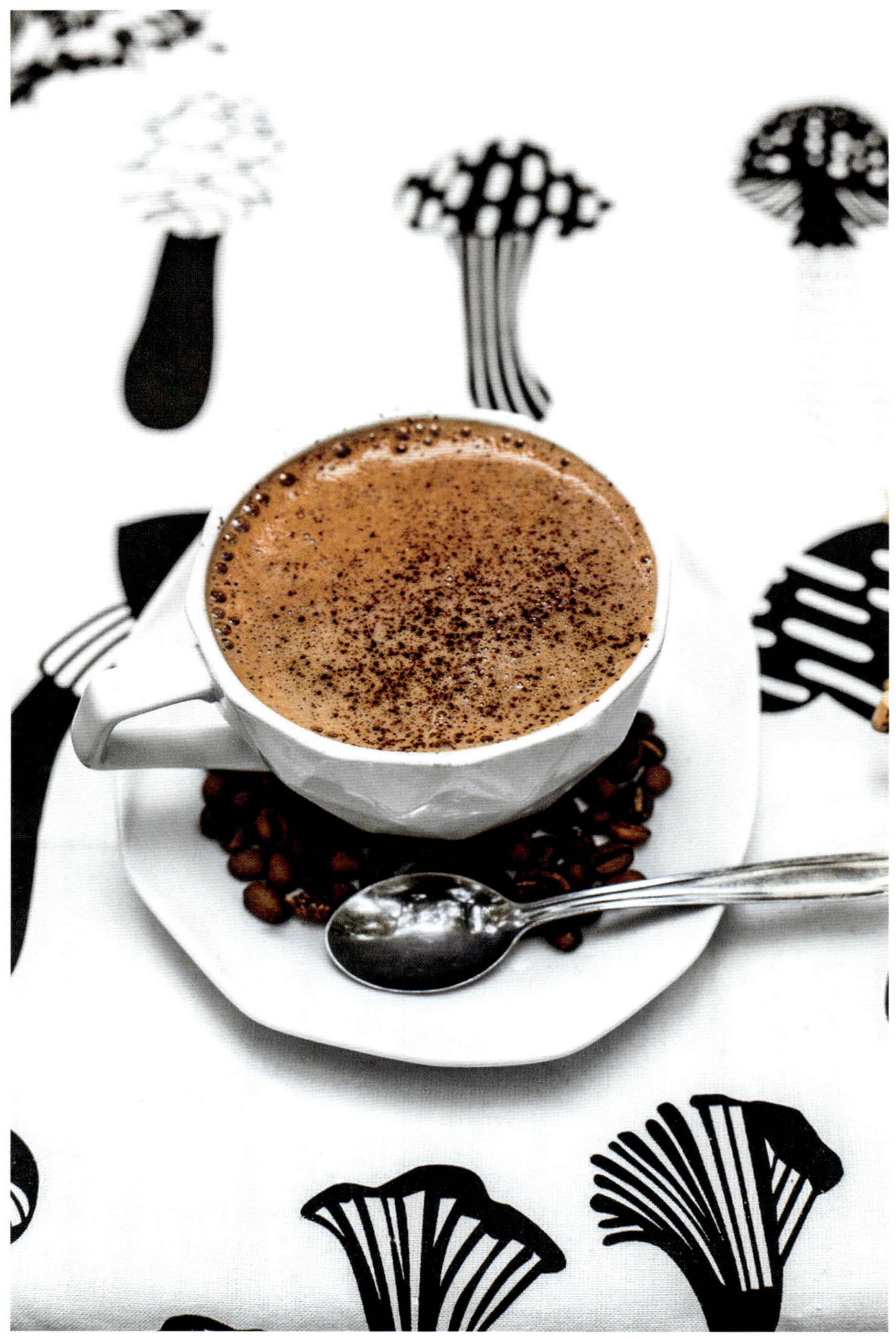

Reishi-Cappuccino

PILZ-KAFFEES SIND SO FANTASTISCH, weil man auf das geliebte Heißgetränk nicht verzichten muss, gleichzeitig aber einige der weniger guten Auswirkungen von Koffein ausgeschlossen werden. In diesem Cappuccino unterstützen die adaptogenen Eigenschaften von Reishi das Hormonsystem. Sie verhindern dadurch eine übermäßige Stimulation und mindern die Zittrigkeit, die schwarzer Kaffee auslösen kann. Außerdem gleicht Reishi die Säure des Kaffees aus, sodass er leichter verdaulich ist. Wir fügen außerdem Kokosfett und Pflanzenmilch zu, als gute Fette und nachhaltige Energieträger. Das Ergebnis ist ruhige und anhaltende Konzentration, im Gegensatz zu einem schnellen, hektischen Schub mit darauffolgendem Absturz. Außerdem ist der Cappuccino unheimlich samtig.

Reishi-Cappuccino

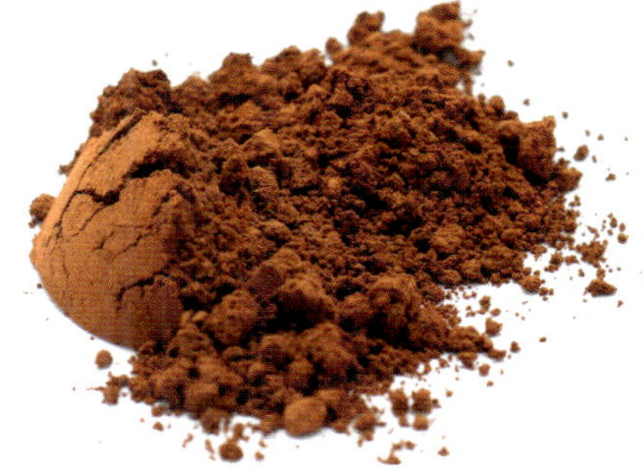

PALEO • VEGAN • GLUTENFREI • GLYX-DIÄT GEEIGNET

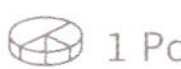 1 Portionen

 10 Minuten

- 125 ml Kaffee (so stark, wie Sie es mögen), frisch zubereitet
- 1 TL Kokosfett
- ½ TL Reishi-Extrakt
- 125 ml Reis- oder Nussmilch
- Nach Belieben: ungesüßtes Kakaopulver, Kokosblütenzucker

1. Solange der Kaffee noch sehr heiß ist, Kokosfett und Reishi-Extrakt zufügen und sorgfältig umrühren. In einen Becher füllen.
2. In einem Topf die Milch auf mittlerer Stufe erhitzen. Die heiße Milch mit dem Schneebesen kräftig umrühren (oder den Aufschäumer verwenden), bis ein samtiger Schaum entstanden ist.
3. Die aufgeschäumte Milch in den Kaffee gießen, dabei mit einem Löffel den Schaum zunächst zurückhalten, sodass erst die flüssige Milch in den Kaffee kommt, abschließend eine dicke Schicht Schaum auf der Oberfläche verteilen. Nach Belieben mit Kakaopulver garnieren und mit Kokosblütenzucker würzen.

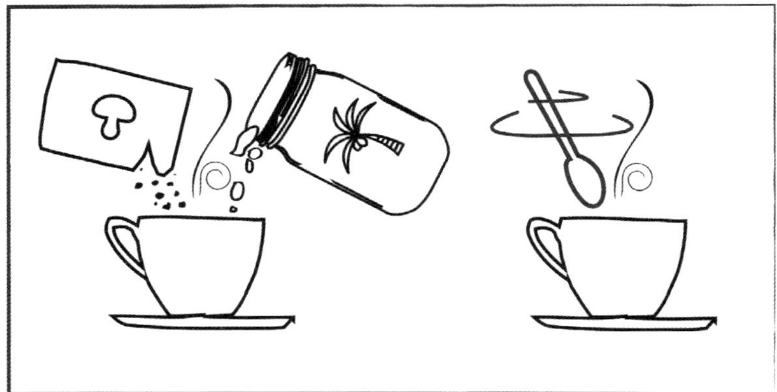

Brühen Sie den Kaffee nach Ihren Wünschen auf(Espressomaschine, French Press, AeroPress usw.). Während der Kaffee noch sehr heiß ist, fügen Sie Kokosnussbutter und Reishi-Extrakt hinzu und rühren Sie gut um, um alles zu vermengen. Füllen Sie die Mischung in einen Kaffeebecher.

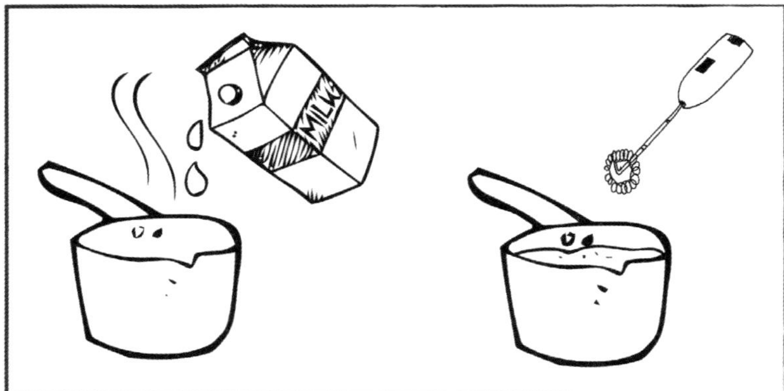

Erhitzen Sie die Milch bei mittlerer Hitze (... nein, die Verwendung einer Mikrowelle ist nicht cool!). Wenn die Milch heiß genug ist, verquirlen Sie sie (oder verwenden Sie einen Milchaufschäumer), um eine schöne Menge seidigen Schaums zu erzeugen.

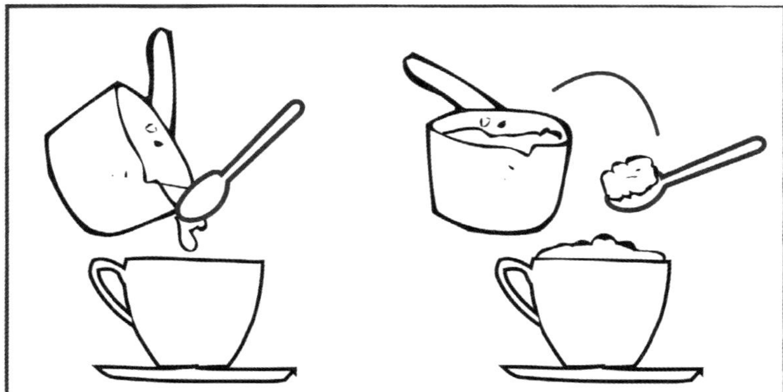

Gießen Sie die erhitzte Milch in den Kaffee. Benutzen Sie einen Löffel, um sie abzuseihen und überziehen dann Sie sie mit einer dicken Schaumschicht (siehe Bild). Nach Belieben mit etwas Kakaopulver und Kokoszucker bestreuen.

FÜR FORTGESCHRITTENE

Wenn Sie das Getränk weiter aufpeppen möchten, fügen Sie z. B. ½ TL Ashwagandha, He Shou Wu, Cistanche, Mucuna oder Maca hinzu. Alle diese Superfoods werden dafür sorgen, dass der Reishi-Cappuccino das Hormonsystem zusätzlich unterstützt.

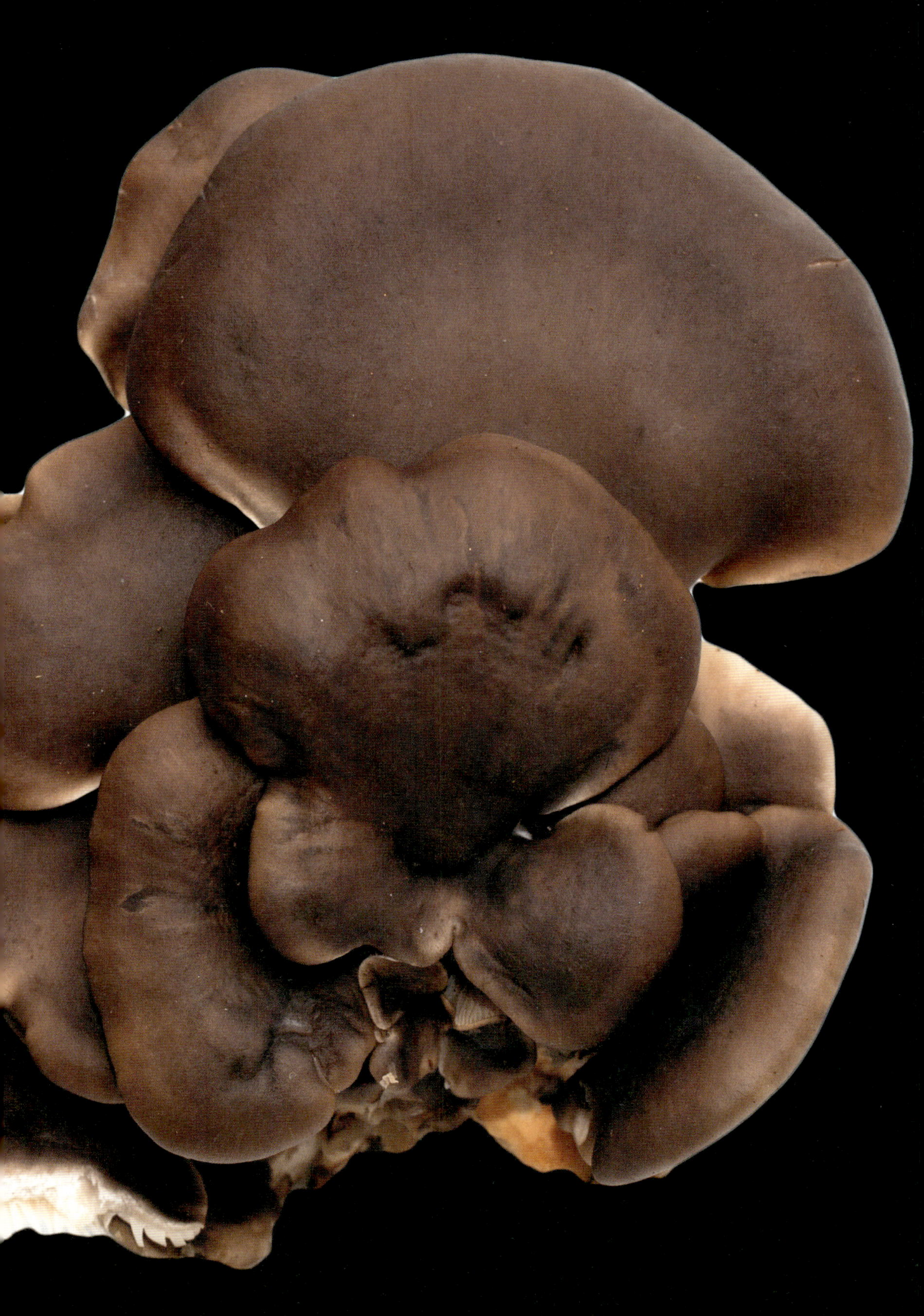

AUSSERGEWÖHNLICHE DESSERTS

Als wir diese Desserts entwickelten, ging es uns darum eine Balance zu finden zwischen dem „Verstecken" der Pilze in den süßen Leckereien und dem stolzen Präsentieren der Fungi als essentieller Zutat des Rezeptes (siehe z. B. unser Rezept für Eiscreme mit Pilz-Stückchen auf Seite 192). Sie müssen Ihren Gästen nicht verraten, dass der wunderbar reichhaltige Schokoladenkuchen, den sie gerade genossen haben, eine Menge Chaga enthält, aber warum sollten Sie es verschweigen? Niemand möchte ein schlechtes Gewissen nach dem Dessert haben – und mit diesen Rezepten muss man das auch nicht mehr. Vielleicht warten Sie sogar, bis alle die letzten Krümel von ihren Tellern verzehrt haben, bis Sie ihnen verraten, dass sie gerade Pilze gegessen haben – allein schon um den Ausdruck auf ihren Gesichtern zu sehen. Ein Dessert, das doppelt zufriedenstellt – wir haben Ihnen ja versprochen, dass wir Ihnen was bieten würden!

WENN SIE DAS WORT „PILZE“ hören, denken Sie wahrscheinlich nicht unbedingt an Romantik. Nachdem Sie dieses Dessert gekostet haben, ändert sich das aber vielleicht. Die delikate, cremige Textur dieses veganen Rohkost-Cheesecakes ist einfach fantastisch. Und da er Cordyceps enthält, die bekanntermaßen die Libido fördern, ist dieses Dessert der perfekte Abschluss eines romantischen Abendessens zu zweit.

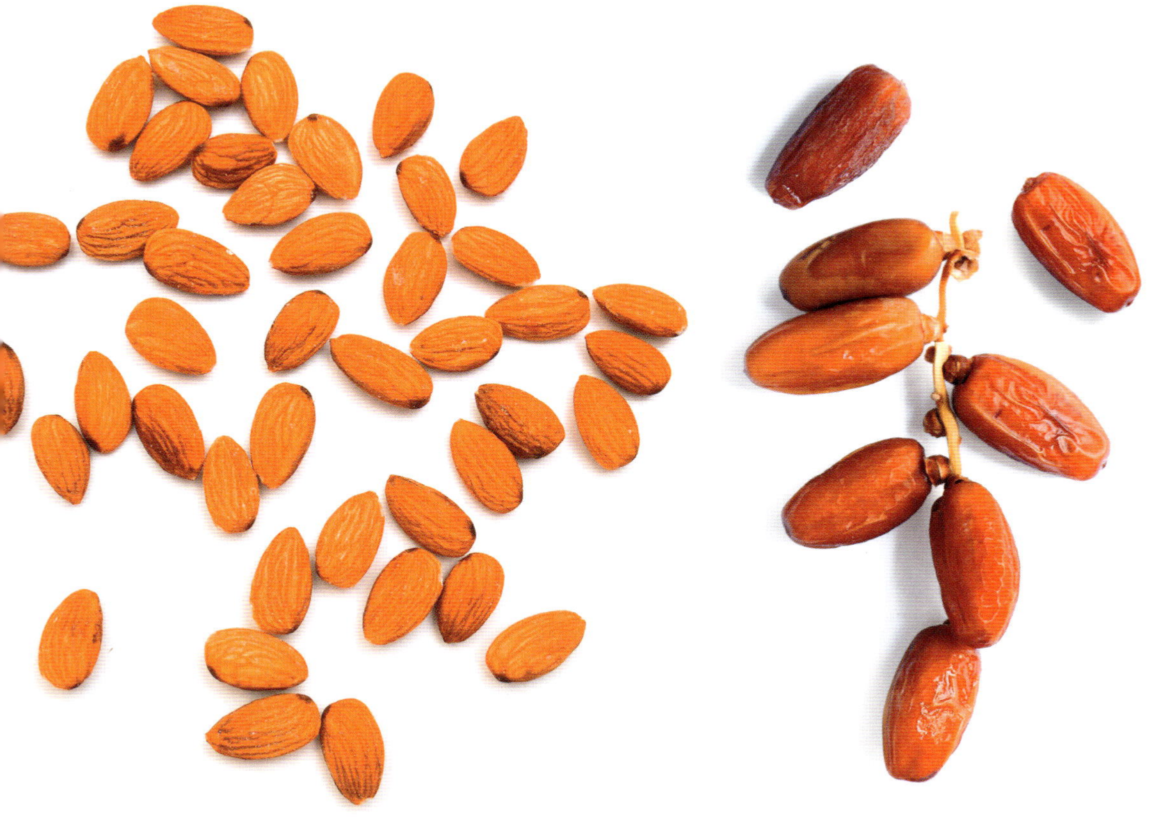

Veganer Rohkost-Cordyceps-Cheesecake

PALEO • VEGAN • GLUTENFREI

 10 Portionen

 30 Minuten plus 4 Stunden Kühlen

Für den Boden

- 70 g rohe Mandelkerne
- 90 g entsteinte Datteln
- 2 TL Zitronensaft, frisch gepresst
- 1 EL Kokosfett, zerlassen
- 1 Prise Salz

Für die Füllung

- 300 g rohe Cashewkerne
- 1 TL Meersalz
- 115 g reiner Ahornsirup
- 110 g Kokosfett, zerlassen
- 2 EL frisch gepresster Zitronensaft
- 5 g Cordyceps-Extrakt-Pulver (etwa 1 gehäufter TL)
- 60 ml Kokosmilch
- ¼ TL reines Vanilleextrakt
- ¼ TL Meersalz

1. Die Cashewkerne mit knapp 1 l Wasser und 1 TL Meersalz in eine mittlere Schüssel füllen. Vorsichtig umrühren und die Schüssel mit einem sauberen Küchentuch abdecken. Bei Raumtemperatur mindestens 2 Stunden ziehen lassen.
2. Für den Boden Mandeln und Datteln in der Küchenmaschine zu einer gleichmäßigen Paste verarbeiten. Zitronensaft, Kokosfett und Salz untermischen, bis eine glatte Masse entstanden ist.
3. Die Masse gleichmäßig auf dem Boden einer runden Springform mit 15–18 cm Durchmesser verteilen und andrücken. Im Gefrierschrank etwa 2 Stunden einfrieren, bis die Masse fest ist.
4. Die eingeweichten Cashewkerne abgießen, abtropfen lassen und mit Küchenpapier sorgfältig trocken tupfen.
5. Die Füllung zubereiten. Dafür im Standmixer Cashews, Ahornsirup, Kokosfett, Zitronensaft, Cordyceps-Extrakt, Kokosmilch, Vanille und Salz mischen. Auf hoher Stufe mehrere Minuten mixen, bis eine vollständig glatte, cremige Masse entstanden ist.
6. Die Füllung auf den fest gefrorenen Boden in die Springform gießen und 2 Stunden im Kühlschrank ruhen lassen, bis die Masse schnittfest ist. Vor dem Anschneiden und Servieren 10 Minuten bei Raumtemperatur stehen lassen.

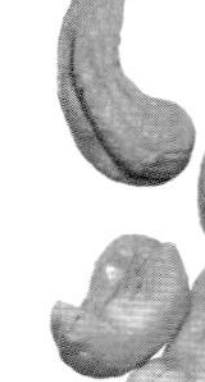

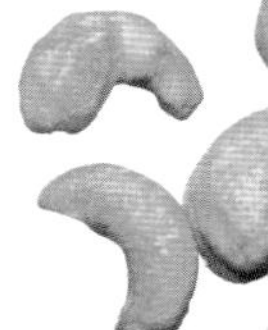

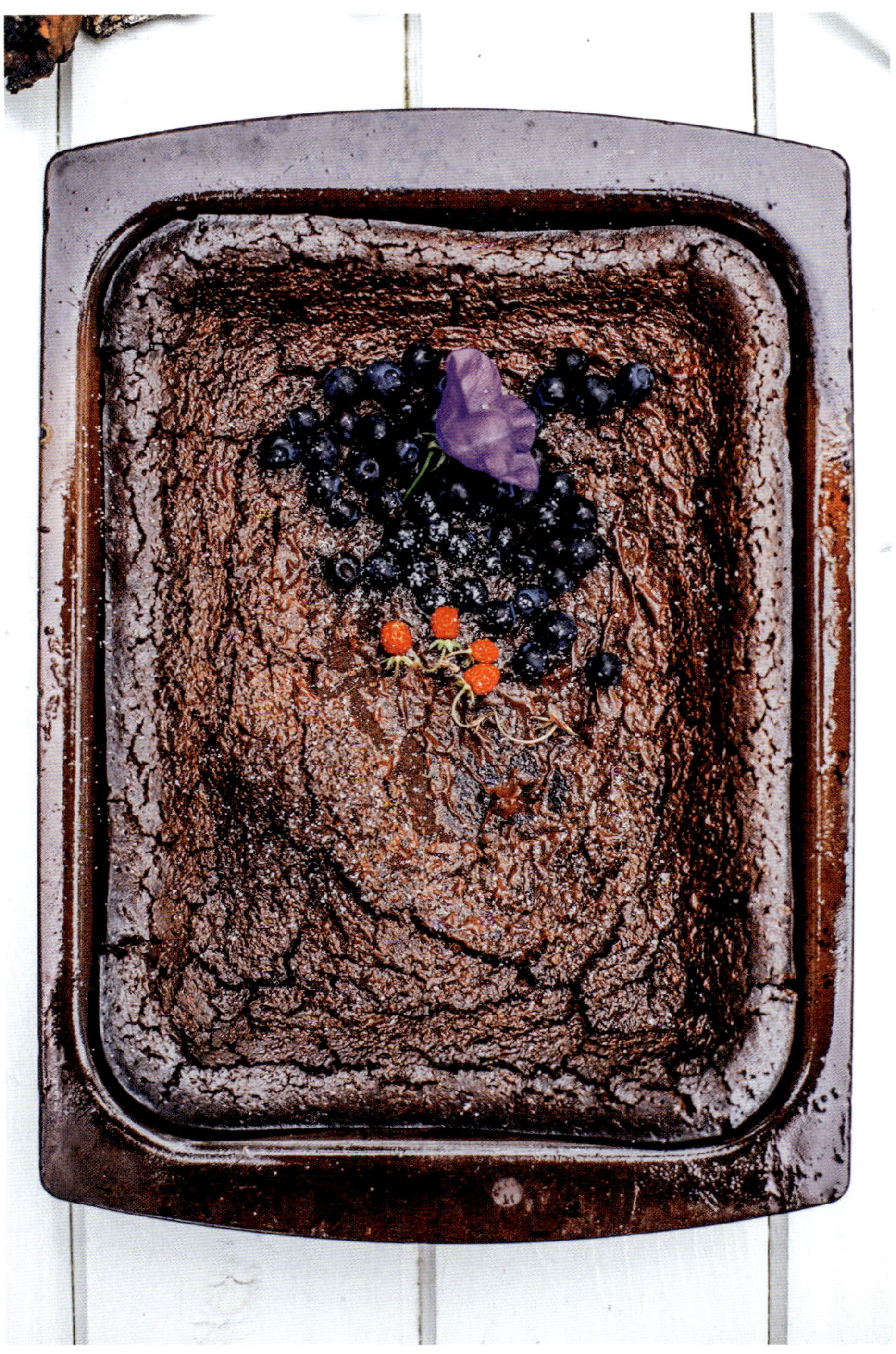

Superfood-Mudcake

INTENSIV-SCHOKOLADIGE DESSERTS kommen immer gut an und dieser saftige Kuchen ist da keine Ausnahme. Die Zubereitung ist super einfach und mit Sicherheit werden alle nach Nachschlag und dem Rezept fragen. Was diesen Kuchen ausmacht, ist die Qualität der Zutaten, verwenden Sie also richtig gute Butter und die hochwertigste Schokolade, die Sie finden und sich leisten können. Sie werden sehen – es lohnt sich. Dieses Rezept enthält Chaga und Superfood-Beeren, die zusammen verwendet für gute Sehkraft und gesunde Haut sorgen. Die großzügigen Mengen Butter, Eier und Sahne machen diesen Kuchen nicht gerade leicht, doch er ist perfekt für feierliche Anlässe geeignet. Er ist vielleicht nicht gerade kalorienarm, der hohe Nährstoffgehalt macht das aber wieder wett.

Superfood-Mudcake

GLUTENFREI

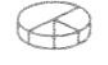 8 Portionen

 1 Stunde

- Kokosfett für die Form
- 205 g Butter
- 225 g Zartbitterschokolade (70–80 % Kakaobestandteile), gehackt
- 4 große Eier, leicht aufgeschlagen
- 110 g Kokosblütenzucker
- 50 g Maca-Pulver
- 25 g Beeren-Pulver nach Belieben (Goji, Heidelbeere, Açai, etc.)
- 1 TL Chaga-Extrakt-Pulver
- 1 TL Natron
- 1 Prise Salz
- 60 ml Sahne

1. Den Backofen auf 200 °C vorheizen. Eine runde Springform mit 20 cm Durchmesser mit Kokosfett ausfetten. Den Boden mit zurechtgeschnittenem Backpapier auslegen und das Backpapier ebenfalls leicht fetten.
2. Butter und Schokolade zusammen über einem Wasserbad schmelzen. Glattrühren und vom Wasserbad nehmen. Mit dem Schneebesen die Eier und den Kokosblütenzucker unterrühren, bis eine glatte Masse entstanden ist.
3. Maca- und Beeren-Pulver sowie Chaga-Extrakt, Natron, Salz und Sahne zufügen und mit dem Schneebesen glattrühren.
4. Die Masse in die vorbereitete Backform gießen und im vorgeheizten Ofen 40 Minuten backen. Vor dem Anschneiden und Servieren leicht abkühlen lassen.

DIESE SCHOKOLADEN-KÖSTLICHKEITEN sind vegan und gesund. Wir verwenden hier Reishi-Sporen statt eines Extraktes – Reishi-Sporen gehören zu den wirkungsvollsten Superfoods der Welt, dank der großen Menge an Triterpenen, die sie enthalten. Die Triterpene verleihen den Sporen ihren charakteristischen bitteren Geschmack, in diesem Rezept verbinden sie sich jedoch mit dem süßen Geschmack der Schokolade, sodass ein köstlich rauchiges, nussiges Aroma zurückbleibt. Die Verwendung von Kokosblütenzucker und Stevia senkt die Glykämische Last. Wer den Geschmack von Stevia jedoch nicht mag, kann stattdessen einfach Honig oder Agavendicksaft verwenden. Reishi-Sporen sind leicht im Internet erhältlich (siehe Einkaufsführer auf Seite 213).

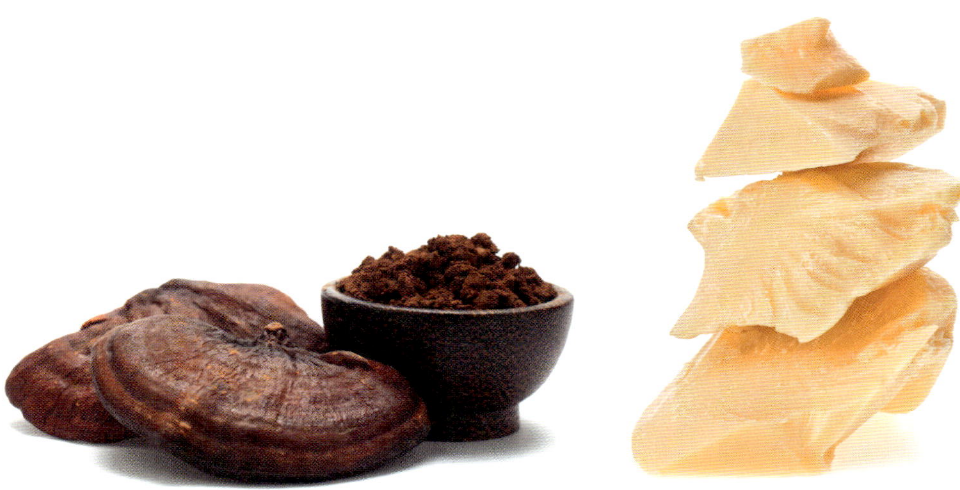

Reishi-Schokoladen-Häppchen

PALEO • VEGAN • GLUTENFREI • GLYX-DIÄT GEEIGNET

 etwa 24 Stück

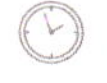 25 Minuten plus 2 Stunden Einfrieren

- 125 g Kakaobutter oder weiße Schokolade, gehackt
- 200 g Kokosfett, zerlassen
- 1 EL Reishi-Sporen
- 1 EL Kokosblütenzucker
- ½ TL reines Vanilleextrakt
- 1 Prise Meersalz
- 100 g ungesüßtes Kakaopulver
- Stevia, flüssig
- Getrocknete Beeren, Nüsse oder Samen (optional)

1. Die Kakaobutter über einem Wasserbad auf niedriger Stufe zerlassen (die geringe Hitze ist wichtig, um die Enzyme der Kakaobutter zu erhalten). Sobald die Kakaobutter vollständig geschmolzen ist, das Kokosfett unterrühren. Mit einem Schneebesen oder Milchschäumer kräftig umrühren, bis eine Emulsion aus den beiden Fetten entstanden ist.
2. Die Reishi-Sporen, Zucker, Vanille und Salz zufügen und mit dem Schneebesen vollständig untermischen.
3. Das Kakaopulver mit einem feinen Sieb nach und nach über die Mischung sieben und unterrühren, bis eine glatte Masse entstanden ist. Es kann sein, dass etwas mehr oder etwas weniger Kakaopulver benötigt wird – die Schokoladenmasse darf weder zu flüssig noch zu fest sein. Nach Bedarf und Belieben mit ein paar Tropfen Stevia abschmecken.
4. Die Masse auf zwei Eiswürfel-Behälter oder zwei Mini-Muffin-Bleche verteilen und nach Belieben mit getrockneten Beeren, Nüssen oder Samen garnieren. Etwa 2 Stunden einfrieren, bis die Masse fest ist. Zum Genießen sollten die Häppchen kalt, aber nicht gefroren sein, sie müssen vor dem Servieren also 5–10 Minuten bei Raumtemperatur auftauen.

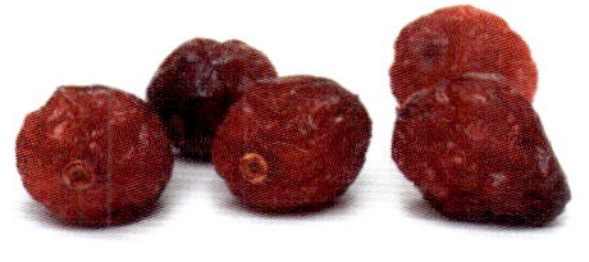

FÜR FORTGESCHRITTENE

Tocotrienole untermischen (siehe Seite 163), damit die rohe Schokolade cremiger wird.

EISCREME MAG FAST JEDER! Und daher war es uns klar, dass unser Eis die gleiche reichhaltige, cremige Versuchung sein muss, wie man es vom Original her kennt. Wir mussten eine Menge ausprobieren und testen, bis wir diese kinderleichte Version kreiert hatten. Die optimale Gefrierdauer beträgt zwei Stunden, doch im Gegensatz zu herkömmmlicher Eiscreme darf dieses Eis nicht länger im Gefrierfach bleiben, da sich sonst Eiskristalle bilden und die Textur nicht so cremig bleibt. Auch wenn die Pilze und das rohe Eigelb (ja, rohes Eigelb ist ein Muss für dieses Rezept!) nicht herauszuschmecken sind, werden Sie überrascht sein, dass das cremig-buttrige Topping viel Gutes von Pilzen enthält. Wenn wir vor der Eisdiele in der Schlange standen, haben wir bisher nie gehört: „Pilzstückchen, bitte!", wenn es darum ging, ob man Zuckerstreusel, Nussstückchen oder ähnliches als Topping möchte. Wir glauben aber, dass es nicht lange dauern wird, bis es soweit ist.

Paleo-Eiscreme

mit honigsüßen Pilz-Stückchen

PALEO • GLUTENFREI • GLYX-DIÄT GEEIGNET

 4 Portionen

 10 Minuten plus 2 Stunden Einfrieren

- 5 EL Butter, Raumtemperatur
- 50 g Kokosfett, zerlassen
- 2 große Bio-Eier
- 2 große Bio-Eigelbe
- 2 EL Kokosblütenzucker
- 1 Handvoll Eiswürfel
- ½ TL Apfelessig
- 20 Tropfen Stevia, flüssig
- 2–4 g Cordyceps-, Igel-Stachelbart- oder ein anderes mildes Pilz-Extrakt-Pulver (etwa 1 TL; siehe Hinweis)

Außerdem (nach Belieben)

- 1 TL Matcha-Pulver plus 1/2 TL Spirulina (für eine wunderbar grüne Farbe)
- 1 Vanilleschote, das Mark herausgeschabt
- ½ TL gemahlener Kardamom
- ½ TL gemahlener Zimt
- 1 EL ungesüßtes Kakaopulver
- Frische Beeren
- Honigsüße Pilz-Stückchen (siehe Rezept unten)

1. Alle Zutaten – inklusive der gewünschten optionalen Zutaten – im Standmixer etwa 30 Sekunden pürieren, bis eine cremige, glatte Masse entstanden ist.
2. Die Mischung in einen gefrierfesten Behälter füllen und 2 Stunden einfrieren. Alternativ kann auch die Eiscreme-Maschine verwendet werden (laut Herstellerangaben). Die Eiscreme ist 2–3 Monate haltbar. Vor dem Servieren 10 Minuten bei Raumtemperatur stehen lassen und dann die Pilz-Stückchen darüberstreuen.

HINWEIS

Es können auch andere Pilz-Extrakte verwendet werden, solange Pilze mit mildem Geschmack gewählt werden. Reishi und Chaga sind hier nicht zu empfehlen, da beide zu bitter sind.

Honigsüße Pilz-Stückchen

- 1 TL Butter
- 1 TL Honig
- 4 Shiitake-Pilze, Stiel entfernt und fein gehackt (Igel-Stachelbart ist auch gut geeignet)

Butter und Honig in einem kleinen Topf bei mittlerer Temperatur zerlassen. Die gehackten Pilze untermischen und unter Rühren etwa 5 Minuten sautieren. Beiseitestellen und vollständig abkühlen lassen.

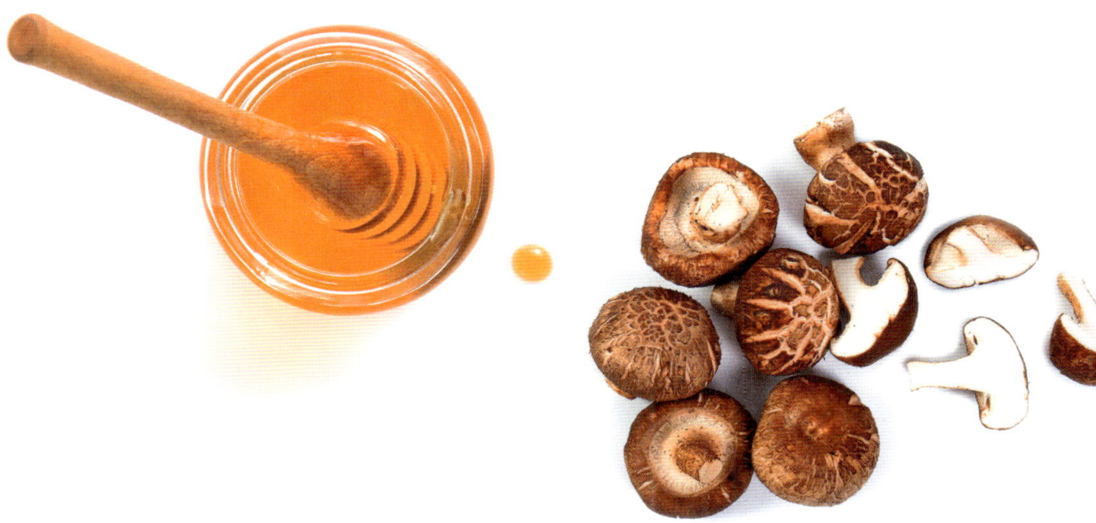

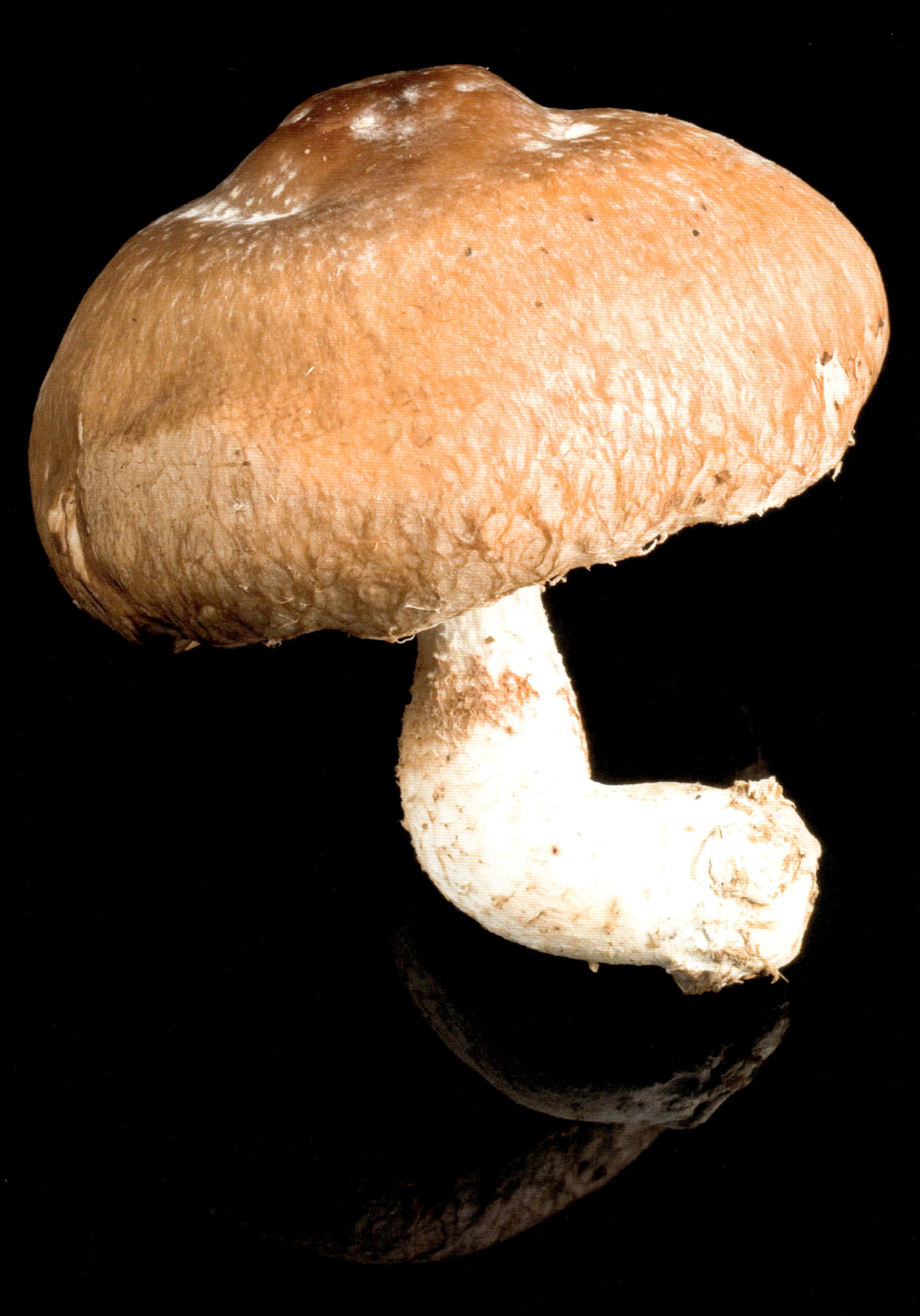

PILZ-COCKTAILS

Jeder Barkeeper hat gerne ein paar Geheimtipps parat und diese Drinks mit Pilzen sind wirklich etwas Besonderes. Cocktails entstehen durch Experimentieren, betrachten Sie diese Rezepte also als Orientierung für den Anfang und entwickeln Sie daraus Ihr eigenes Repertoire. Haben Sie Spaß dabei und machen Sie Ihr Ding! Wir könnten hier weitere Informationen präsentieren, aber wir haben gerade mehr als vierzig Rezepte serviert und können einen Cocktail vertragen. Prost in die Runde!

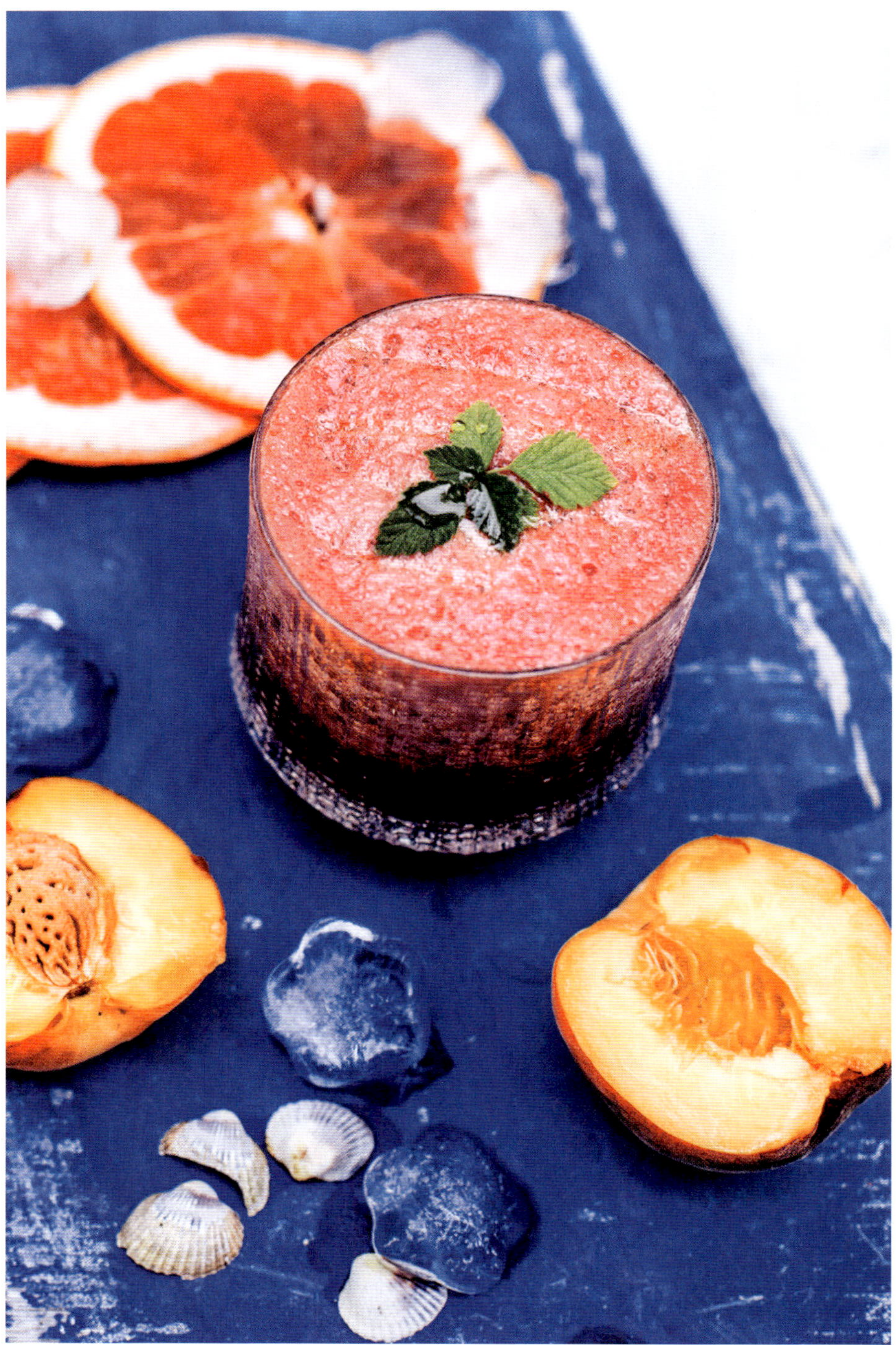

Cordysex on the Beach

IM LAUFE DER ZEIT hat sich dieser Drink bei uns zu einer wahren Legende entwickelt. Das liegt vielleicht daran, dass das Wortspiel so unglaublich passend ist (wie Sie inzwischen wissen, machen Cordyceps einige Leute „heiß“). Seien Sie also vorsichtig.

Cordysex on the Beach

PALEO • VEGAN • GLUTENFREI • FETTARM

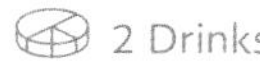 2 Drinks

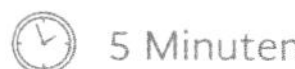 5 Minuten

- 250 ml Cranberry-Saft, 100% Frucht
- 1 Pfirsich, entsteint
- 1 Orange oder Grapefruit, die einzelnen Segmente herausgeschnitten (siehe Hinweis)
- 2 g Cordyceps-Extrakt
- 3–9 cl Wodka (nach Belieben)
- 3 große Eiswürfel
- Orangenscheiben, zum Garnieren

Cranberry-Saft, Pfirsich, Orange, Cordyceps, Wodka (falls verwendet) und 125 ml Wasser im Standmixer glatt pürieren. In Highball-Gläsern auf Eis servieren, garniert mit Orangenscheiben.

HINWEIS

Um die einzelnen Segmente einer Zitrusfrucht zu filetieren, mit einem scharfen Messer jeweils eine Scheibe vom oberen und unteren Ende der Frucht abschneiden. Dann die Schale, inklusive des weißen Marks, von oben nach unten abschneiden und dabei der Form der Frucht folgen. Legen Sie nun die Frucht in die Hand und schneiden Sie entlang der Trennhäute die einzelnen Fruchtspalten aus den Trennhäuten heraus.

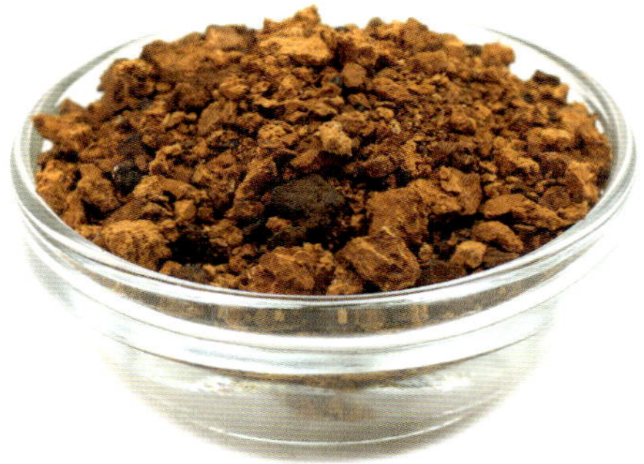

KENNEN SIE DEN COCKTAIL MUDSLIDE? Dieser Pilz-Cocktail könnte die heiße Antwort auf dieses verrückte frostige Cocktail-Phänomen der Neunzigerjahre sein. Und wenn Sie so richtig ausgelassen sein möchten, mischen Sie doch noch etwas Nussmilch unter.

Kahlúa-Pilz-Kaffee

VEGAN • GLUTENFREI • GLYX-DIÄT GEEIGNET • FETTARM

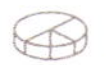 1 Drink

 5 Minuten

- 1 TL Chaga, Reishi oder Cordyceps-Extrakt-Pulver
- 250 ml heißer Kaffee, frisch gebrüht
- 30 ml Kahlúa

Das Pilz-Extrakt in einem großen Becher unter den heißen Kaffee rühren. Den Kahlúa untermischen und servieren.

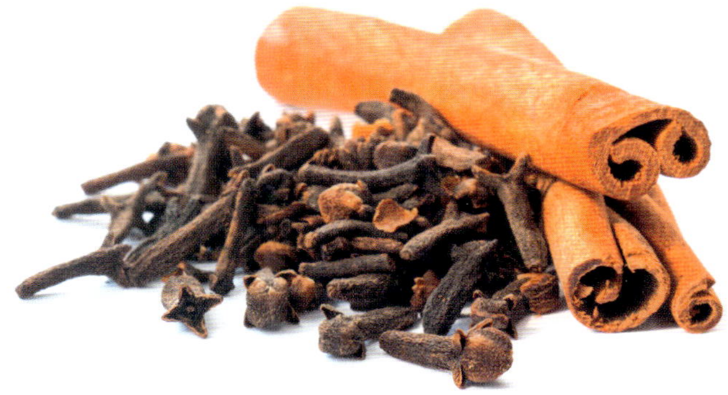

HEISSER AROMATISCHER GLÜHWEIN ist im Winter bei uns Tradition. Wir fügen noch gesundes Pilz-Extrakt hinzu, um den Winter-Blues weiter zu vertreiben.

Pilz-Glühwein

PALEO • VEGAN • GLUTENFREI • FETTARM

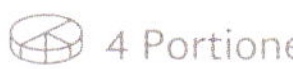 4 Portionen

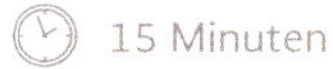 15 Minuten

- 500 ml 100% Apfel-Saft
- 500 ml vollmundiger Rotwein
- 1 TL Chaga-Extrakt
- Abrieb und Saft von 1 Bio-Orange
- 3 Gewürznelken
- 1 Zimtstange
- 4 Pimentkörner
- Honig (nach Belieben)

Alle Zutaten (abgesehen vom Honig) in einem mittleren Topf mischen und auf mittlerer Stufe fast bis zum Kochen erhitzen (nicht zum Kochen bringen, sonst verkocht der Alkohol). Die Temperatur reduzieren und die Mischung 10 Minuten leicht köcheln lassen. Den Glühwein durch ein feines Sieb auf vier Becher verteilen und nach Belieben mit Honig abschmecken. (Falls Sie Honig verwenden, ist das Rezept natürlich nicht länger vegan.)

WIR MOTZEN DEN TRADITIONELLEN EIERPUNSCH mit Kakao, Brandy und Cordyceps auf. Schnappen Sie sich einen Becher und machen Sie es sich unter dem Weihnachtsbaum bequem.

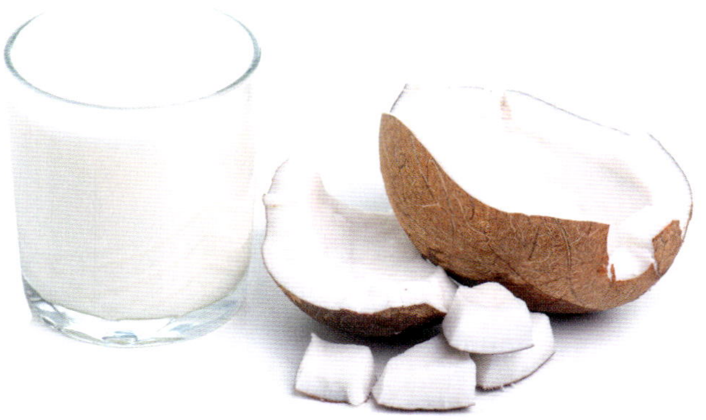

Pilz-Schokoladen-Eierpunsch

PALEO • VEGETARISCH • GLUTENFREI • FETTARM

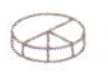 1 Drink

 10 Minuten

- 125 ml fertiger Eierpunsch, zubereitet mit Mandel- oder Kokosmilch
- 1 TL ungesüßtes Kakaopulver
- 1 TL Kokosblütenzucker
- 1 TL Cordyceps-Extrakt-Pulver
- 1–2 cl Weinbrand (nach Belieben)

Den Eierpunsch in einem kleinen Topf vorsichtig aufwärmen. In einen kleinen Becher gießen und Kakaopulver, Kokosblütenzucker und Cordyceps-Extrakt mit dem Schneebesen unterrühren. Nach Belieben noch einen Schuss Weinbrand zufügen.

ES HEISST, dass ein Drink mit ordentlichen Umdrehungen medizinische Wunder bewirken kann, doch wir waren uns nie sicher, ob das wirklich wahr ist oder nur Wunschdenken. Dieser Drink wird jedoch garantiert dafür sorgen, dass Sie sich besser fühlen und besser denken können.

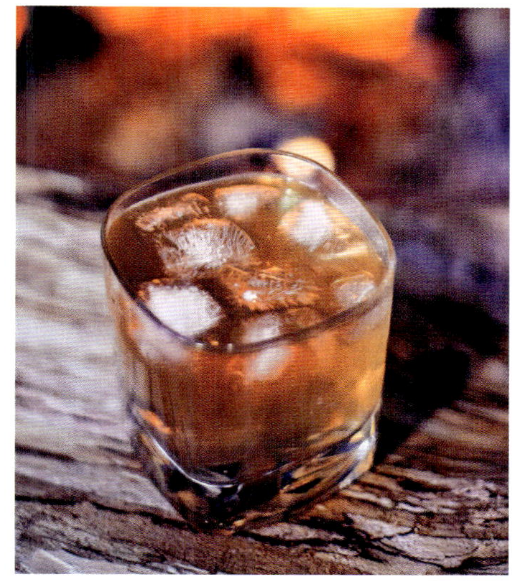

Igel-Stachelbart-Whiskey

Igel-Stachelbart-Whiskey

PALEO • VEGAN • GLUTENFREI • GLYX-DIÄT GEEIGNET • FETTARM

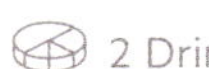 2 Drinks

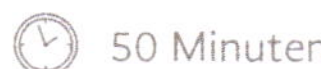 50 Minuten

- 70 g getrocknete Igel-Stachelbart-Pilze, grob gehackt
- 2 Sternanis
- 10 Blättchen frische Minze
- 5–10 Tropfen Stevia, flüssig
- 10 Eiswürfel
- 3 cl hochwertiger Whiskey (nicht auf Getreidebasis)

1. In einem mittleren Topf 500 ml Wasser zum Kochen bringen. Pilze, Sternanis und Minze zufügen. Abgedeckt 10 Minuten köcheln lassen.
2. Den Topf vom Herd nehmen und den „Pilz-Sud“ etwa 20 Minuten ziehen lassen.
3. Den Tee durch ein feines Sieb filtern, auf zwei Serviergläser verteilen und 20 Minuten abkühlen lassen.
4. Kurz vor dem Servieren Stevia, Eiswürfel und Whiskey auf die beiden Gläser verteilen.

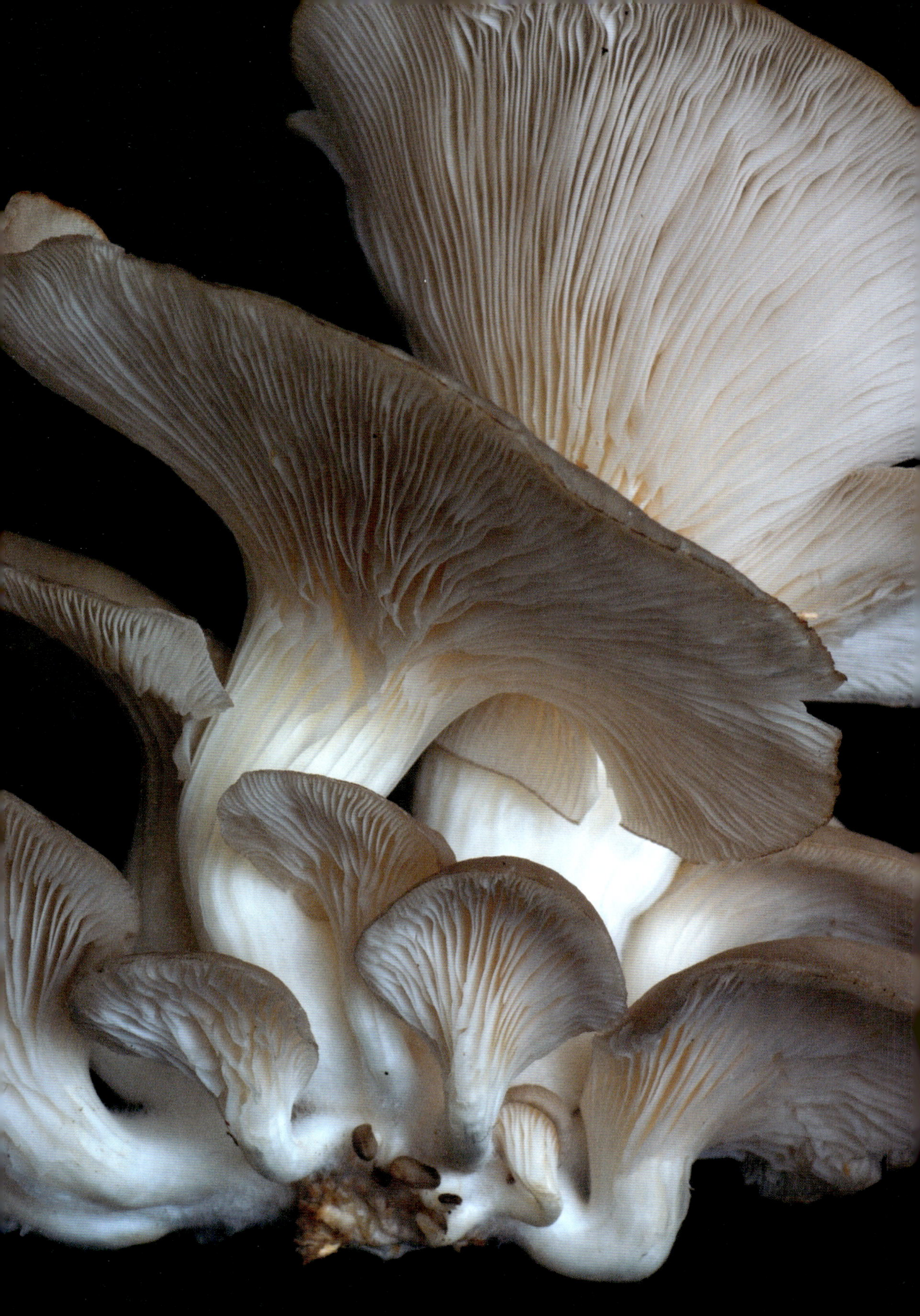

WOHLFÜHLGERICHTE MIT PILZEN

Die Gerichte in diesem Kapitel sind eine gute Einführung in die Pilz-Welt für all diejenigen, die noch zögern, ob sie sich voll und ganz als Funguy den Pilzen verschreiben wollen. Für Kinder sind die Gerichte auch gut geeignet – sowohl zum Helfen als auch zum Essen! Pizza, Pommes, Dips und cremig-geschmolzener Käse sind Gerichte, mit denen wir alle etwas anfangen können, also haben wir uns ein paar beliebte Wohlfühlgerichte vorgenommen und ihnen eine „Pilz-Behandlung" verpasst. Sie sollen nicht genauso schmecken wie die jeweiligen Originale, wir sind vielmehr der Meinung, dass sie noch köstlicher sind. Das Resultat ist auf jeden Fall das gleiche: volle Zufriedenheit.

WIR KÖNNEN UNS KEINE BESSERE MÖGLICHKEIT vorstellen Kinder für Pilze zu interessieren, als ihnen einen Teller Pilz-Pommes anzubieten. Allerdings raten wir, Kinder bei diesem Rezept nicht beim Kochen helfen zu lassen. Da heißes Öl leicht spritzen kann, muss man bei der Zubereitung also sehr vorsichtig sein. Wenn Sie möchten, dass Kinder Ihnen beim Kochen helfen, lassen Sie sie den Pilz-Knoblauch-Dip zubereiten, als Alternative zum Ketchup – er schmeckt köstlich zu den Enoki-Pommes. Für die Panade wird Bier benötigt, es ist jedoch nur eine sehr geringe Menge und der Alkohol verkocht, während die Pommes garen. Soll das Rezept jedoch 100% kinderfreundlich sein, kann ein anderes kohlensäurehaltiges Getränk verwendet werden. Niemand wird diese Pilz-Pommes mit dem Original aus Kartoffeln verwechseln, doch der erdige nussige Geschmack zusammen mit der krossen Kruste und dem weichen Inneren machen sie ebenso begehrenswert.

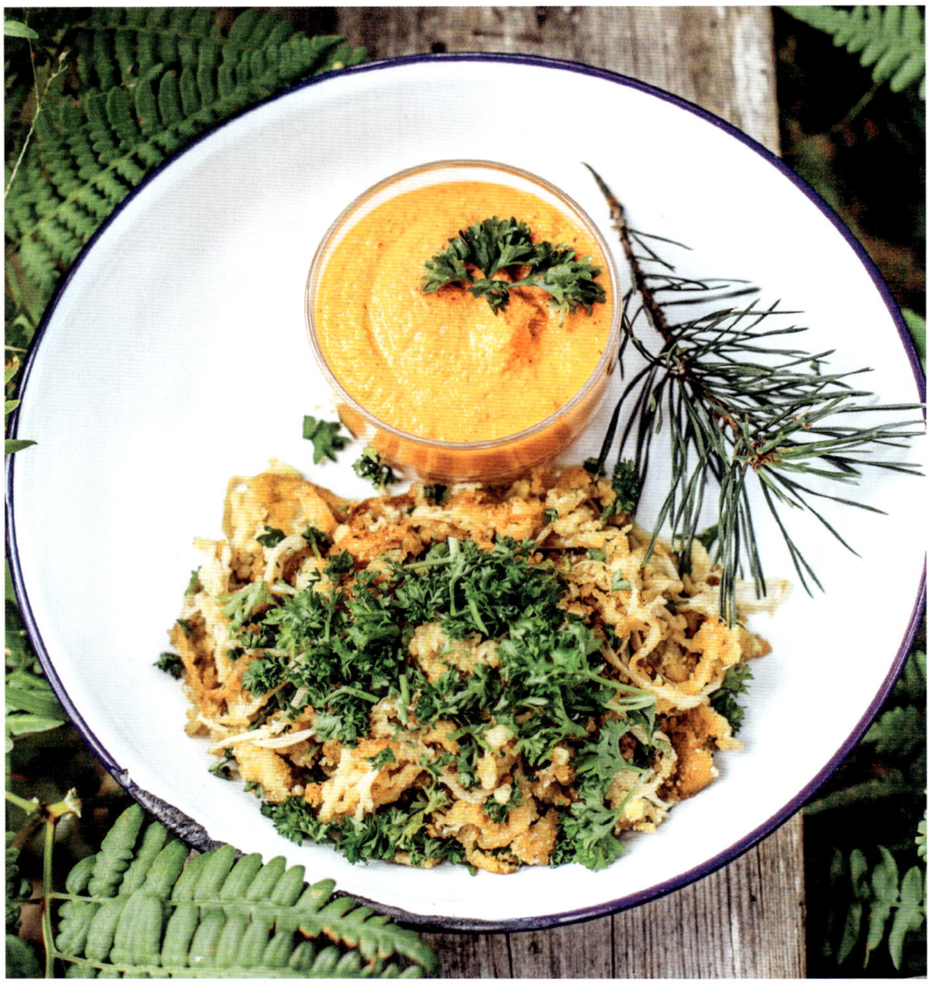

Enoki-Pilz-Pommes

Enoki-Pilz-Pommes

PALEO • VEGETARISCH • GLUTENFREI • GLYX-DIÄT GEEIGNET

 4 Portionen

 30 Minuten

- 30 g Maisstärke
- 30 g Kokosmehl (oder ein anderes Mehl nach Belieben)
- ½ TL Backpulver
- 1 TL gemahlene Kurkuma
- ½ TL gemahlener Kreuzkümmel
- 1 großes Ei
- 60 ml Bier, Kombucha oder ein anderes kohlensäurehaltiges Getränk
- 250 ml Öl/Fett zum Braten (wir verwenden gerne eine Kombination aus Traubenkernöl und Ghee zu gleichen Teilen)
- 200 g Enoki-Pilze
- Salz und Pfeffer, frisch gemahlen
- 1 Handvoll frische Kräuter, gehackt (Oregano, Thymian, Dill, etc.)

1. In einer großen Schüssel Maisstärke, Mehl, Backpulver, Kurkuma und Kreuzkümmel mischen. In einer separaten Schüssel Eier und Bier verquirlen und dann unter die trockenen Zutaten rühren. Die Masse sollte dickflüssig sein, aber so, dass man gut Zutaten hineintunken kann, nach Bedarf also mehr Flüssigkeit zufügen.
2. In einem großen Wok, Suppen- oder Schmortopf oder in der Fritteuse das Öl auf 165 °C erhitzen. Die Temperatureinstellung entsprechend anpassen, damit das Öl die erreichte Temperatur hält.
3. Die Pilze nacheinander in die Panade tunken, sodass sie vollständig überzogen sind. Vorsichtig etwa eine Handvoll der überzogenen Pilze in das heiße Öl gleiten lassen. Unter gelegentlichem Wenden mit dem Schaumlöffel in 4–6 Minuten goldbraun frittieren. Zum Abtropfen auf einem mit Küchenpapier ausgelegten Teller ausbreiten und mit Salz und Pfeffer würzen. Mit den restlichen Pilzen wiederholen.
4. Die Pilz-Pommes auf einem Servierteller verteilen. Die frisch gehackten Kräuter darüberstreuen und mit dem Knoblauch-Dip (Seite 228) oder Ketchup servieren.

DIESER DIP IST SO VIELSEITIG, dass Sie ihn sicher häufiger zubereiten werden. Er ist schnell gemacht und kann mit Rohkost als Snack nach der Schule oder als Last-Minute-Vorspeise serviert werden. Reste machen sich großartig als Sandwich- oder Toast-Aufstrich. Variieren Sie das Rezept ruhig nach Belieben und mischen Sie weitere Kräuter oder Gewürze unter.

Pilz-Knoblauch-Dip

VEGETARISCH • GLUTENFREI • GLYX-DIÄT GEEIGNET

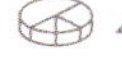 4 Portionen

 5 Minuten

- 2 Knoblauchzehen, fein gehackt
- 250 g griechischer Joghurt
- 2 TL frisch gepresster Zitronensaft
- 1 TL Schmetterlingstramete-Extrakt-Pulve
- Salz und schwarzer Pfeffer, frisch gemahle

In einer kleinen Schüssel Knoblauch, Joghurt, Zitronensaft und Pilz-Extrakt-Pulver sorgfältig glattrühren. Mit Salz und Pfeffer würzen. Mit Enoki-Pilz-Pommes (Seite 227) oder Gemüsestäbchen servieren.

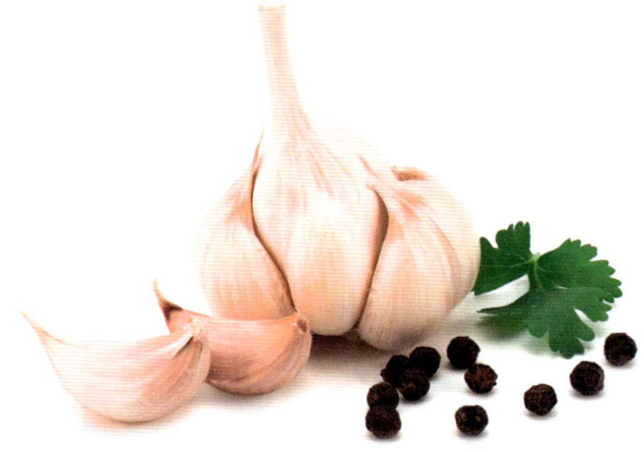

WER MAG SCHON KEINE PIZZA? Auf das Original möchten wir sicherlich nie verzichten, doch verlangt es uns meist häufiger danach, als es uns guttun würde (es ist nicht zu bestreiten: Pizza lässt sich nur schwer als gesundes Gericht verkaufen). Wir haben uns diese Rohkost-Version als wertige Alternative ausgedacht, sodass man kein schlechtes Gewissen haben muss, wenn man sie Kindern (und sich selbst) vorsetzt. Ein leicht süßer Boden mit viel Gemüse, eine frische Interpretation der traditionellen Tomatensauce sowie Käseersatz und mariniertes Gemüse als Belag haben diese Pizza außerordentlich beliebt gemacht.

Die Zubereitung der Pizza muss im Voraus geplant werden, da das Trocknen des Bodens 12 Stunden dauert. Kindern macht die Zubereitung Spaß – und nach all der Wartezeit werden alle ganz wild darauf sein das fertige Gericht zu verputzen.

Rohkost-Pizza

PALEO • VEGAN • GLUTENFREI • GLYX-DIÄT GEEIGNET • FETTARM

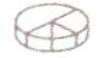 Ergibt 10 kleine Pizzen

 45 Minuten plus Trocknen (10–12 Stunden)

Für den Boden

- 1 mittlerer Blumenkohl, in Röschen geteilt
- 2 Knoblauchzehen, grob gehackt
- 25 g Walnüsse, grob gehackt
- 2 Tomaten, grob gewürfelt
- 1 kleine Zwiebel, grob gehackt
- 2 EL frischer Zitronensaft
- 3 frische Datteln, entsteint und grob gehackt
- 1 TL getrockneter Oregano
- 1 TL Salz
- ½ TL Pfeffer, frisch gemahlen

Für die Sauce

- 30 g sonnengetrocknete Tomaten, in Wasser 1 Stunde eingeweicht, dann abgetropft
- 65 g Walnusskerne
- ½ Paprika, Stielansatz, Samen und Scheidewände entfernt, in grobe Stücke geschnitten
- 3 frische Datteln, entsteint
- 2 kleine Zwiebeln, grob gehackt
- 1 EL frischer Zitronensaft
- 1 EL Olivenöl
- 1 EL Sojasauce
- 100 g Shiitake, Austernpilze oder Enoki, klein geschnitten

Für den Käseersatz

- 120 g Tahin (Sesampaste)
- 3 EL Miso-Paste
- 2 EL Lezithin (Pulver, siehe Hinweis)

Für den Belag

- 2 EL Apfelessig
- 1 EL Sojasauce
- 1 EL roher Honig
- 100 g frische Shiitake, Stiele entfernt, in Streifen geschnitten
- 2 Zwiebeln, in dünne Ringe geschnitten
- ½ Paprika, Stielansatz, Samen und Scheidewände entfernt, in feine Streifen geschnitten
- Frische Basilikumblätter, zum Garnieren

1. Den Backofen auf 70 °C vorheizen (oder die niedrigste Temperatur, die möglich ist – am besten 45 °C, alternativ kann ein Dörrgerät verwendet werden), dabei einen Holzkochlöffel in die Ofentür schieben, sodass sie leicht geöffnet bleibt. Das sorgt dafür, dass die Ofentemperatur leicht sinkt. Zwei Backbleche mit Backpapier auslegen.
2. Die Blumenkohlröschen im Standmixer oder der Küchenmaschine zu feinen Krümeln verarbeiten und dann in eine große Schüssel füllen.
3. Im Standmixer Knoblauch, Walnüsse, Tomaten, Zwiebeln, Zitronensaft, Datteln, Oregano, Salz und Pfeffer auf hoher Stufe in 30–40 Sekunden zu einer glatten Masse pürieren. Das Püree in die Schüssel mit den Blumenkohl-Krümeln geben und die Zutaten zu einer glatten Masse verarbeiten.
4. Aus der Blumenkohl-Mischung mit den Händen 0,5 cm dicke Fladen mit ungefähr 13,5 cm Durchmesser formen und mit Abstand auf die vorbereiteten Backbleche setzen.
5. Im Ofen (oder in einem Dörrgerät) 5–6 Stunden trocknen lassen, bis die Masse fester, aber nicht hart ist. Die Fladen wenden und weitere 5–6 Stunden trocknen. Die Pizzaböden schmecken frisch am besten, sind in Frischhaltefolie gewickelt im Kühlschrank aber bis zu 5 Tagen und im Gefrierschrank mehreren Monaten haltbar.
6. Inzwischen die Sauce zubereiten. Dafür alle Zutaten im Standmixer auf hoher Stufe etwa 45 Sekunden glatt pürieren. Ist die Sauce zu dickflüssig, etwas Wasser untermischen, bis die gewünschte Konsistenz erreicht ist. Bis zur Verwendung in einem luftdicht verschlossenen Behälter im Kühlschrank aufbewahren. Die Sauce kann bis zu 1 Woche im Voraus zubereitet werden.
7. Für die Zubereitung des Käseersatzes die entsprechenden Zutaten auf mittlerer Stufe im Standmixer etwa 30 Sekunden glatt pürieren. Bis zur Verwendung in einem luftdicht verschlossenen Behälter im Kühlschrank aufbewahren. Der „Käse“ kann bis zu 1 Woche im Voraus zubereitet werden.
8. Für den Pizza-Belag in einer mittleren Schüssel Essig, Sojasauce und Honig glattrühren. Pilze, Zwiebeln und Paprika zufügen, untermischen und die Marinade mit den Händen leicht einmassieren. Das Gemüse 2–3 Stunden ziehen lassen, bis es zart ist.
9. Zum Servieren die Pizzaböden auf einer Servierplatte oder Tellern arrangieren und Tomatensauce daraufstreichen. Den „Käse“ reiben und gleichmäßig auf die Pizzaböden streuen. Das marinierte Gemüse darauf verteilen und mit frischen Basilikumblättchen garnieren.

HINWEIS

Lezithin ist ein Emulgator auf Soja- oder Sonnenblumenkern-Basis, der dem Käseersatz käseartige Konsistenz und Geschmack verleiht. Das Pulver ist online und teils in Reformhäusern und im Lebensmittelhandel erhältlich.

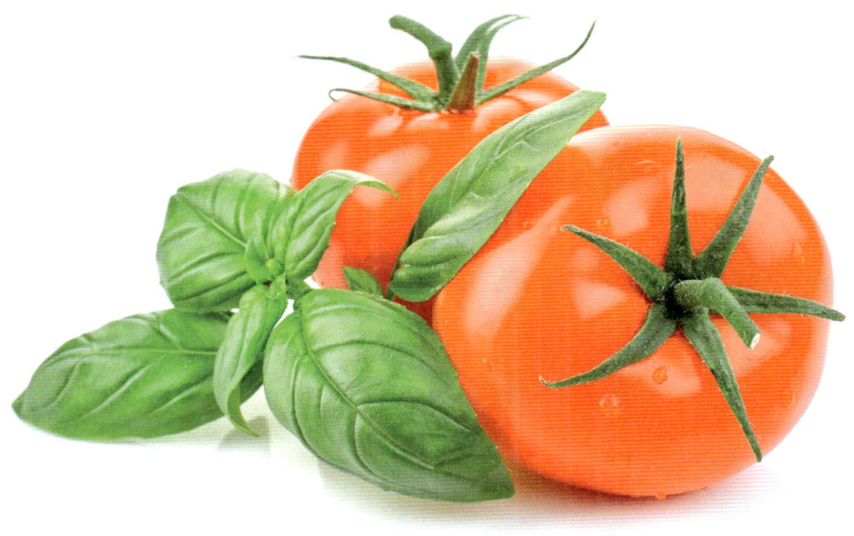

DIESE GEFÜLLTEN PAPRIKA sind ein großartiges Wohlfühlgericht. Warm, mit geschmolzenem Käse und einem Klecks Sauerrahm werden sie zur Funguy-Alternative für Ofenkartoffeln – bloß gesünder und geschmacksintensiver. Ein bisschen Butter macht das Gericht reichhaltiger und die fleischigen Maitake machen es genussvoll und sättigend. Kinder mögen alles mit geschmolzenem Käse (ähm ... wir alle mögen alles mit geschmolzenem Käse), dies ist also eine weitere gute Möglichkeit, Kinder für Gemüse zu begeistern.

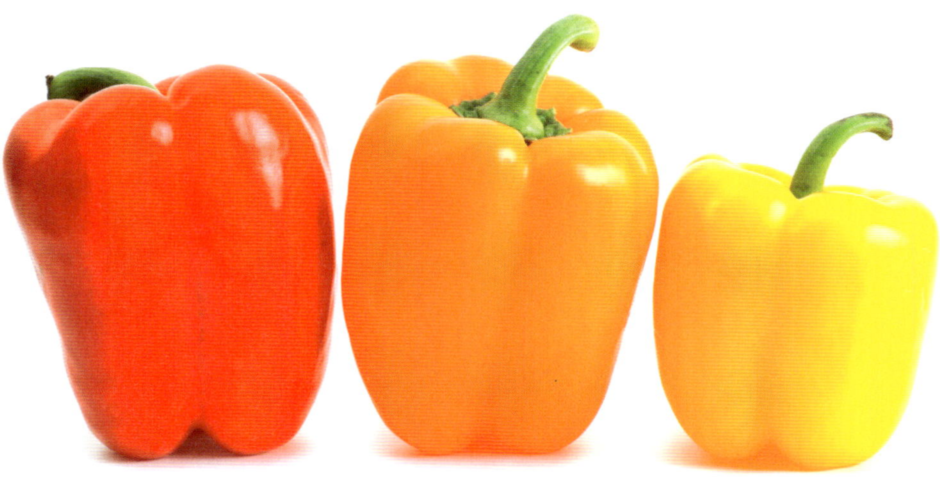

Maitake gefüllte Paprika

VEGETARISCH • GLUTENFREI • GLYX-DIÄT GEEIGNET

 2 Portionen

 45 Minuten

- 1 EL Butter oder Kokosfett
- ½ mittlere weiße Zwiebel, gewürfelt
- 120 g Vollkornreis
- 150 g Maitake, in Streifen geschnitten
- Saft von ½ Zitrone
- 1 kleines Bund glatte Petersilie, gehackt
- 1 TL Salz
- 2 große Paprika, quer halbiert, Samen und Scheidewände entfernt, abgespült
- 30 g geriebener Cheddar
- Sauerrahm, nach Belieben

1. Den Backofen auf 200 °C vorheizen.
2. Die Butter in einer Pfanne auf mittlerer Stufe zerlassen. Die Zwiebeln zufügen und unter Rühren 3–5 Minuten glasig dünsten.
3. Den Reis unter fließendem Wasser abspülen und mit etwa 200 ml Wasser zu den Zwiebel in die Pfanne geben. Zum Kochen bringen und 10 Minuten sanft köcheln lassen, bis ein Großteil des Wassers vom Reis absorbiert wurde.
4. Maitake, Zitronensaft, Petersilie und Salz unterrühren. Etwa 5 Minuten weiter köcheln lassen.
5. Die Pilz-Reis-Mischung vom Herd nehmen und gleichmäßig in den Paprika-Hälften verteilen. Den geriebenen Käse darüberstreuen.
6. Die gefüllten Paprika aufrecht auf ein Backblech oder in eine Auflaufform stellen und im vorgeheizten Ofen etwa 20 Minuten backen, bis der Käse geschmolzen ist und die Paprikaschoten weich sind. Sofort servieren, nach Belieben mit einem Klecks Sauerrahm garnieren.

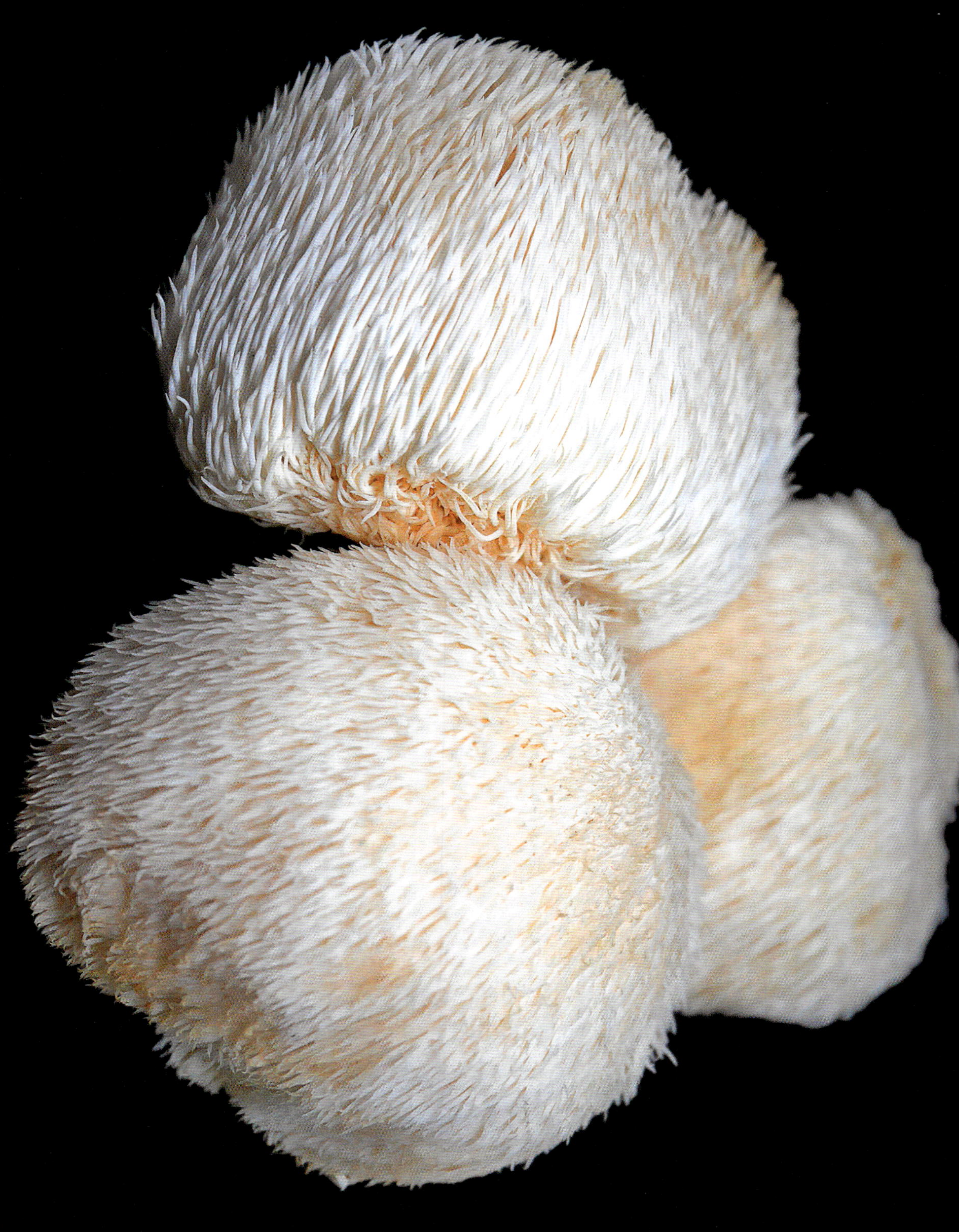

Einkaufstipps

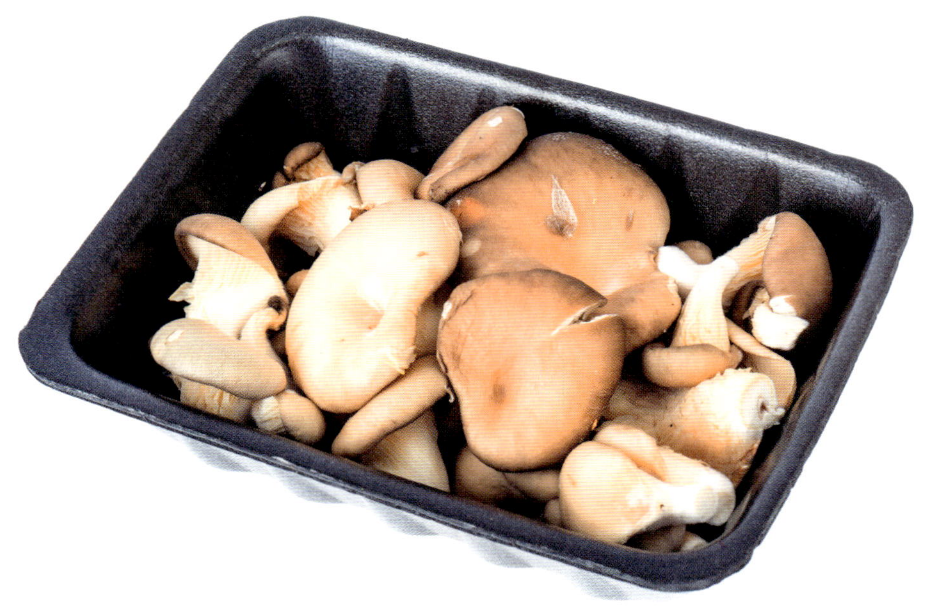

JETZT, DA SIE WISSEN, was Pilze für Ihre Gesundheit und Ihr allgemeines Wohlbefinden tun können, werden Sie möglichst schnell an die begehrten Fungi kommen wollen. Uns ist bewusst, dass nicht jeder in der Nähe eines chinesischen Viertels, eines Bauernhofs oder der Pilz-Sammel-Szene wohnt (obwohl diese immer häufiger zu finden sind). Man kann Pilze aber auch von einem Mykologen vor Ort, im Reformhaus oder Naturkostfachhandel oder online kaufen. Entscheidend ist die Qualität. Außerdem ist es wichtig zu wissen, dass es wenige Bestimmungen dafür gibt, was als „Pilz"-Produkt zu gelten hat. Daher könnte es sein, dass ein großer Unterschied besteht zwischen dem, was man meint zu bekommen und dem, was man tatsächlich bekommt. Es ist erforderlich sich vor dem Kauf gut zu informieren, denn wie so oft gilt auch hier, dass der Kunde das Risiko trägt.

Doch wir sind da um zu helfen, sodass Sie sich keine allzu großen Sorgen machen müssen. Wir möchten Ihnen in diesem Abschnitt Informationen an die Hand geben, damit Sie die qualitativ hochwertigsten Produkte erkennen können – neue Firmen und Produkte wachsen wie Pilze aus dem Boden und es gibt viele verlässliche und seriöse Quellen. Leider gibt es auch eine Menge Produkte, die im Grunde genommen völlig unwirksam sind. Eine hübsche Verpackung und eine gute Marketing-Strategie verleiten dazu, mangelhafte Pilz-Produkte zu kaufen, und die Käufer wundern sich, warum ihre teuren Nahrungsergänzungsmittel nicht helfen. Uns ist es so ergangen und jetzt möchten wir sichergehen, dass es Ihnen nicht passiert.

Worauf man beim Einkauf von Pilz-Produkten achten sollte

Man kann tagelang damit verbringen, Zutatenlisten durchzulesen oder sich mit zahllosen Kundenbewertungen des in Frage kommenden Produktes zu beschäftigen, aber man muss es sich nicht so schwer machen. Stattdessen haben wir den Einkaufsprozess in vier leicht verdauliche Teile zerlegt.

1. MACHEN SIE'S DUAL

Denken Sie an die Bedeutung der Dualen Extraktion, die wir in Kapitel 1 besprochen haben. Pilze enthalten sowohl wasserlösliche als auch fettlösliche Verbindungen, die jeweils eine wichtige Rolle dabei spielen, dass die medizinischen Pilze ihre gesundheitsfördernden Eigenschaften im Körper gut entfalten können. Beide Verbindungen müssen dem Fruchtkörper der Pilze durch Extraktion mit heißem Wasser und außerdem mit Alkohol entzogen werden, um sicherzugehen, dass man die maximale

Menge an Nährstoffen erhält und in den Genuss möglichst vieler gesundheitlicher Vorteile kommt. Wenn Sie Pilz-Produkte kaufen, achten Sie also immer drauf, dass auf der Verpackung angegeben wird, dass beim Herstellungsprozess die Duale Extraktion eingesetzt wurde.

2. WÄHLEN SIE DIE FRUCHTKÖRPER-PRODUKTE

In der Natur spielen zwar alle Teile des Pilzes eine wichtige Rolle, für Menschen ist es jedoch der Fruchtkörper, der Nährstoffe und gesundheitsfördernde Eigenschaften bereithält. Menschen und Tiere haben die Fruchtkörper schon immer gegessen, da diese in der Natur verfügbar sind. Wenn Sie anfangen, sich über verschiedene Pilz-Produkte zu informieren, werden Sie bemerken, dass viele aus dem Myzel hergestellt werden. Diese Produkte sind in Hinblick auf die gesundheitsfördernden Eigenschaften weniger effektiv als Produkte auf Fruchtkörper-Basis, da Fruchtkörper deutlich besser extrahiert und konzentriert werden können als das Myzel.

Warum ist das so? Kommerziell wird Myzel auf Getreide angebaut (in der Regel Reis) und wenn die „Pilz"-Produkte dann daraus hergestellt werden, werden Myzel *und* Getreide zusammen zu einem Pulver vermahlen. Das bedeutet, dass große Mengen Substrat und Stärke (Zusatzstoffe, die Pilze in der Regel nicht enthalten) im Endprodukt enthalten sind. Auf Getreide angebaute Myzel-Produkte sind im Grunde genommen fermentierten Soja-Produkten (z. B. Tempeh) ähnlicher als echten Pilz-Produkten. Informieren Sie sich daher immer, wie das von Ihnen gewünschte Pilz-Produkt hergestellt wurde, und wenn es Myzel enthält, wie dieses angebaut wurde.

3. QUALITÄTSKONTROLLE

Pilze haben die Fähigkeit, ihre Umgebung zu säubern und zu reinigen. Sie sind die Staubsauger des Waldes, es ist also nicht überraschend, dass sie Schwermetalle, Strahlung und bestimmte Pestizide aufnehmen können. Auf der Oberfläche bestimmter Pilze können sich schädliche Bakterien ansammeln, obwohl sie antifungielle Wirkung haben. Versuchen Sie Marken und Produkte zu finden, die auf Pestizide (auch bei zertifizierten Bio-Produkten), Schwertmetalle, Strahlung und Mykotoxine getestet wurden. Dies betrifft gezüchtete Pilze ebenso wie solche aus der Natur.

4. IHRE TÄGLICHE DOSIS

Es ist grundsätzlich gesund, die Fruchtkörper medizinischer Pilze zu konsumieren, ihre Wirksamkeit ist jedoch nur nachgewiesen, wenn man die richtige Menge des Wirkstoffes zu sich nimmt. Eine gute Daumenregel ist es, medizinische Pilz-Extrakte mit mindestens 20% Polysaccharid-Gehalt zu verwenden. Achten Sie also darauf, dass dies auf die Produkte zutrifft, die Sie kaufen. Dann liegt es an Ihnen festzulegen, wie viel Sie täglich zu sich nehmen: 500–2000 mg ist die optimale Menge pro Dosis (siehe die Tabelle zu Dosierungen Seite 31).

Denken Sie daran, dass für das Verkapseln von Pilz-Pulver in der Regel Füll- und Schmierstoffe verwendet werden – unerwünschte Zutaten, die keine Vorteile für den Konsumenten bedeuten, sondern nur dafür sorgen, dass die Kapseln schneller von Maschinen hergestellt werden können. Wenn Pilz-Extrakt-Pulver lose in einzelne Portionen verpackt ist, besteht keine Notwendigkeit für Füllstoffe oder andere Zusatzmittel. Verstehen Sie uns nicht falsch: Pilz-Kapseln können sehr wirksam sein. Pilz-Pulver in Flüssigkeit zu mischen gewährleistet jedoch, dass die Nährstoffe vom Körper wirkungsvoller und effizienter aufgenommen werden können.

Bezugsquellen vor Ort

Wenn Sie einen regional ansässigen Pilzsammler finden, zögern Sie nicht ihn zu fragen, ob Sie bei der nächsten Tour dabei sein können – unserer Erfahrung nach sind Pilzsammler freundliche Menschen.

1. CHINATOWN

Wenn Sie das Glück haben, in der Nähe eines geschäftigen chinesischen Viertels zu wohnen, haben Sie tatsächlich Pilz-Glück. Weil medizinische Pilze in der Traditionellen Chinesischen Medizin bereits seit Jahrhunderten verwendet werden, müssen Sie bloß eine Unterhaltung mit einem Apotheker in Chinatown beginnen und schon werden sich die Dinge weiter entwickeln. Als nächstes gehen Sie dort einkaufen, wo die Bewohner des Viertels einkaufen, denn das ist in der Regel eine absolut sichere Methode (und auch die einfachste), um einen verlässlichen Anbieter beliebter essbarer Pilze wie Shiitake und auch ungenießbarer Pilze wie Reishi zu finden. Viele Apotheker und Naturkosthändler kaufen bei den gleichen Großhändlern, Sie können also sicher sein, hochwertige Produkte zu erhalten – egal, wo Sie in Chinatown einkaufen.

2. BAUERNMARKT

Bauernmärkte sind eine weitere ertragreiche Quelle für Pilze, nicht nur für essbare (und manchmal sogar ungenießbare) Sorten, sondern auch als Möglichkeit zum Netzwerken in der Pilzsammel-Szene. Wenn keiner der Händler eine größere Auswahl regionaler Pilze im Angebot hat, erkundigen Sie sich, wer die bekanntesten Pilz-Sammler der Region sind. So erfahren Sie womöglich ein oder zwei Namen und sind dann auf dem besten Weg zu Ihrer Pilz-Quelle vor Ort.

3. NATURKOSTFACHHANDEL

In Naturkostläden sollten Sie Pilze wie Shiitake, Enoki, Austernpilze und Maitake finden. Abhängig von Ihrem Wohnort werden Sie ab und an vielleicht sogar Igel-Stachelbart im Gemüseregal sehen. Zögern Sie nicht, den Gemüsehändler vor Ort darum zu bitten, eine möglichst gute Auswahl an Pilzen in sein Sortiment aufzunehmen. Viele Lebensmittelhändler bieten in der entsprechenden Abteilung hauptsächlich Gemüse an. Daher haben die Angestellten kein großes Pilz-Wissen, d.h. Sie müssen nicht nur Pilz-Konsument, sondern in diesem Fall auch -Ausbilder sein. Egal, wo Sie Ihre Pilze kaufen, schauen Sie sich die einzelnen Pilze vor der Verwendung gut an und prüfen Sie, dass sich – z. B. durch falsche Lagerung – kein Schimmel gebildet hat. Betroffene Flächen können abgeschnitten werden, manchmal reicht dies jedoch nicht, um den Schimmel loszuwerden. Um ganz sicher zu sein, sollten Sie betroffene Pilze entsorgen.

Auf Pilz-Suche im Netz

Eine Internet-Recherche nach Pilz-Nahrungsergänzungsmitteln wird schnell zur Informationsüberflutung. Fangen Sie also am besten mit den – allerdings englischsprachigen – Adressen an, die wir Ihnen hier empfehlen, und Sie werden im Nu eine gute Basis für verlässliche Internet-Bezugsquellen haben. Das Funguy-Netzwerk ist engmaschig.

- *foursigmatic.com* bietet qualitativ besonders hochwertige Pilz-Getränke in Form von Kaffee, heißer Schokolade, Limonade und eine Auswahl weiterer Superfood-Mischungen.

- *mountainroseherbs.com* ist eine der besten online Bezugsquellen für zahlreiche Naturprodukte wie Chaga, Reishi und Shiitake. Das hier erhältliche Cordyceps-Pulver ist ebenfalls sehr verlässlich.
- *mushroomscience.com* und *mushroomwisdom.com* sind zwei exzellente Quellen für Pilz-Kapseln, die wenig Füllstoffe enthalten und aus Pilz-Fruchtkörpern extrahiert werden.
- *rebeltonics.com* bietet fertige Drinks für alldiejenigen, die die gesunde Kraft der Pilze in köstlichen Getränken genießen möchten.

Zum Schluss

INZWISCHEN WISSEN SIE EVENTUELL MEHR über Pilze und Fungi, als Sie es sich jemals erträumt haben. Vielleicht haben Sie auch das Gefühl, nur einen kurzen Einblick in eine Welt bekommen zu haben, über die Sie sich in den nächsten Wochen, Monaten und Jahren weiter informieren möchten. Ich hoffe, Letzteres ist der Fall, da es über das Reich der Fungi so viel zu erfahren gibt und Fungi so viele unglaubliche Vorteile mit sich bringen. Wie auch immer Sie dazu stehen, ich würde mich freuen zu erfahren wie sich die Pilze, mit denen wir uns hier beschäftigt haben, positiv auf Ihr Leben auswirken – teilen Sie uns Ihre Erfahrungen über die sozialen Medien oder über E-Mail mit!

Es ist wirklich ein Jammer, dass Pilze meistens nicht an erster Stelle stehen, wenn man an wirkungsvolle Heilmittel denkt. Auf der anderen Seite ist es auch verständlich, da ihre Vorteile in den bekannten Medien nicht propagiert werden (abgesehen vom aktuellen Interesse an Chaga). Ich bin mir sicher, dass sich das bald ändern wird – und dann sind Sie ganz vorne dabei und werden sich vielleicht selbst erfolgreich an der Kampagne für Pilze beteiligen. Nachdem man in westlichen Kulturen natürlichen und ganzheitlichen Heilmethoden lange skeptisch gegenüberstand, brauchen wir gerade jetzt mehr Unterstützung als jemals zuvor und möglichst viele Optionen, um uns um unser allgemeines Wohlbefinden zu kümmern. Die heilsame Rolle, die Pilze für unsere Gesundheit und unser allgemeines Wohlbefinden spielen können, kennt wirklich keine Grenzen.

Vielleicht liegt es daran, dass ich meine Kindheit auf einem Bauernhof verbracht habe, oder dass Natur und Wildnis in meinem Heimatland einen hohen Stellenwert haben, auf jeden Fall sehe ich das Leben als etwas Wertvolles und Zerbrechliches an. Es sollte in Ehren gehalten werden und darum muss sich jeder selbst kümmern. Jeder von uns hat es in der Hand, aktiv zu werden, vorbeugende Maßnahmen zu treffen und sich selbst zu schützen – ganz gleich, ob physisch, mental, emotional oder alles zusammen. Leider ist es wahrscheinlich unvermeidlich, dass auch Sie irgendwann von Krankheit, Umweltgiften und Schadstoffen, hormoneller Unausgeglichenheit oder anderen Leiden betroffen sein werden. Seien Sie nicht reaktiv, wenn es um Ihre Gesundheit geht. Seien Sie proaktiv!

In Finnland haben wir eine Geisteshaltung, die wir sisu nennen. Finnen sind zwar dafür bekannt, dass sie sich ihres Platzes in der Welt und ihrer Kultur im Allgemeinen unsicher sind, doch sisu steht dafür, wie wir – als Nation – auch unter widrigen Umständen erfolgreich sein können. Das liegt daran, dass wir nicht aufgeben. Weil wir uns was trauen. Weil wir Entschlossenheit, Durchhaltevermögen und Beharrlichkeit zeigen. Ich erwähne das, weil ich der Meinung bin, dass Pilze sisu veranschaulichen. Sie haben die unnachgiebige Beharrlichkeit und Stärke, die vonnöten ist, um sich ungewünschter körperlicher Invasoren zu erwehren. Sie besitzen die sich immer weiter entwickelnde Fähigkeit, sich unerwarteten Umständen anzupassen und das Gleichgewicht wiederherzustellen. Ihre Fähigkeit, den Körper dabei zu unterstützen, optimale Gesundheit und Wohlbefinden zu erreichen – selbst unter widrigen Umständen – ist unbegrenzt. Es ist unmöglich, die unzähligen Arten, in denen sich Pilze positiv auf unser Leben auswirken können, in Zahlen auszudrücken, doch sind sie fähig, all dies zu erreichen – und noch viel mehr. Leise, beharrlich und wirkungsvoll.

Sie haben zehn medizinische Pilze kennengelernt, die in der Lage sind, Ihr Leben zu verändern. Und Sie haben jetzt das Vokabular, um das Reich der Fungi zu verstehen und darüber zu diskutieren, während Pilze in unserer Gesellschaft immer häufiger für gesundheitliche Zwecke eingesetzt werden. Sie können Ihre Familie und Freunde mit der Nachricht überraschen, dass der Schokoladenkuchen, den sie gerade verschlungen haben, voll von wirkungsvollen gesunden Pilzen ist und vielleicht machen Sie für Ihr nächstes Date sogar Sauerkraut. Sie wissen, wo Sie hochwertige Pilz-Produkte beziehen können und Sie werden Ihren morgendlichen Kaffee vielleicht bald sogar durch Pilz-Kaffee ersetzen. Willkommen im Club – Sie sind nun selbst ein Funguy!

Und falls Sie noch Zweifel haben, lassen Sie mich mit Folgendem abschließen: der Weihnachtsmann war ein Pilz-Händler! Ja, dieser fröhliche alte Geselle war ein ganz großer Funguy. Aber diese Geschichte erzähle ich Ihnen ein anderes Mal, vielleicht bei einer Tasse heißem Chaga-Tee.

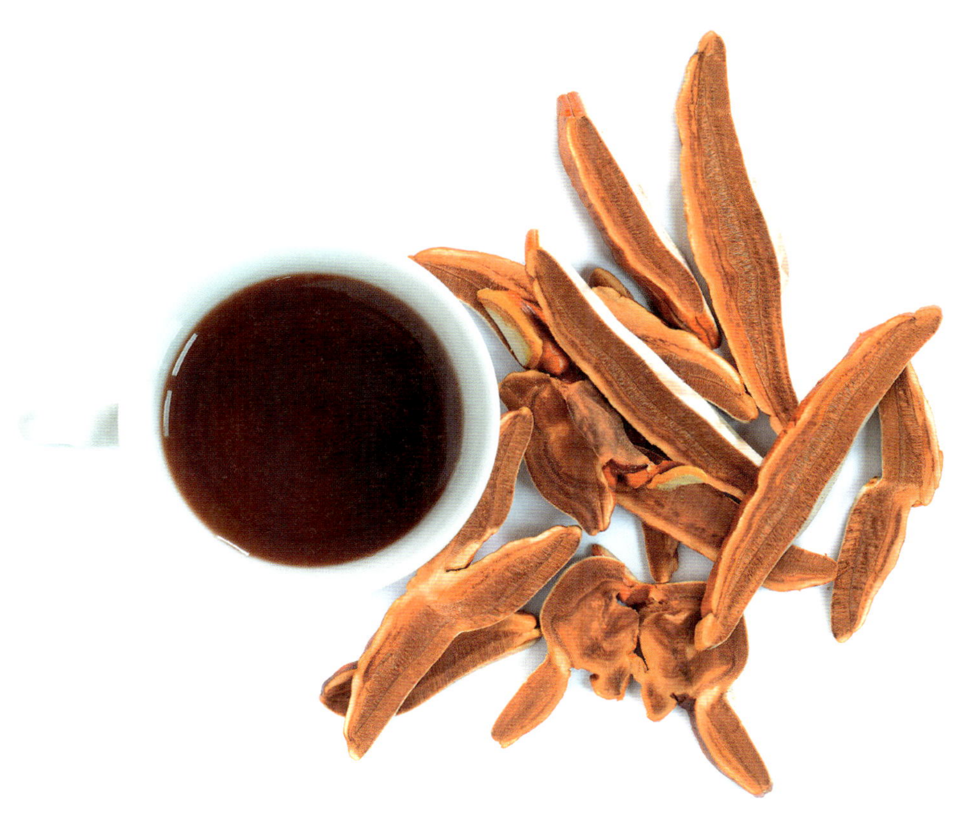

Nachwort

NEUERDINGS SIND ADAPTOGENE PILZE ein wichtiger Gegenstand westlicher Forschung geworden. Es stellte sich heraus, dass bestimmte Sorten außergewöhnliche medizinische Eigenschaften haben, doch kratzt man dabei immer noch an der Oberfläche. Während die medikamentöse Behandlung der westlichen Medizin an ihre Grenzen stößt, erkennen wir, dass die funktionellen Eigenschaften dieser adaptogenen Fungi uns dabei helfen können, einige der durch den modernen Lebenswandel entstehenden Probleme, denen wir uns heute gegenübersehen, zu lösen.

Als Arzt der Traditionellen Chinesischen Medizin kenne ich die großartigen heilenden Eigenschaften adaptogener Pilze. Schon seit Jahren setze ich sie in der Behandlung von Patienten, Führungskräften und Sportlern ein. Als Geschäftsführer und Familienvater nutze ich sie, um vital zu bleiben und in einer immer komplexeren und toxischen Welt meine Balance zu halten.

Diese Pilze werden schon seit langem von traditionellen Heilern geschätzt, sowohl in der Vergangenheit als auch in der Gegenwart. Meine Beziehung zu diesen Pilzen begann mit dem Studium historischer Texte. Der große Shennong pries schon vor Tausenden Jahren den unermesslichen Wert von Reishi, doch heute können wir uns nicht mehr nur auf seine Bücher verlassen. Wir befinden uns auf unerforschtem Gebiet und sehen uns neuen modernen Herausforderungen gegenüber.

Zwar berichten die alten Bücher über die medizinischen Eigenschaften von Pilzen, um diese auf den Alltag in unserer heutigen Zeit anwenden zu können, braucht man aber etwas Besonderes – *direkte Überlieferung*. Wir müssen aus erster Hand lernen, wie wir diese Pilze zu unserem Wohl einsetzen können.

Und hier kommt Tero ins Spiel. Es gibt nicht viele Menschen wie ihn, der auf Basis seines umfassenden Wissens im Bereich der Landwirtschaft und des Sammelns von Lebensmitteln in der Wildnis sein Leben der Verbindung von Gesundheit und Pilzen gewidmet hat. Wenn man mit ihm durch einen Kiefernwald läuft, findet er Pilze mit der Expertise früherer Pilzsammler. Er weiß aber auch über den wissenschaftlichen Hintergrund Bescheid, d.h. *warum* diese Pilze auf ihre jeweilige Art und Weise wirken. Ihm geht es um Fakten, und das macht ihn zum Vorbild zukünftiger Naturheilkundler. Wissenschaftlich neugierig und inspiriert von uralter Weisheit, repräsentiert Tero das Beste der Gegenwart und Vergangenheit, aus Ost und West.

Mit Tero als Leitfigur war es nie einfacher, die Tradition zu bewahren, Pilze für die Gesundheit einzusetzen und dabei so viel wie möglich zu lernen. Die alten Gelehrten haben uns das Wissen überliefert und wir haben nun die großartige Chance, unsere wissenschaftliche Neugier in Bezug auf Pilze und die Rolle, die sie für unser Wohlbefinden spielen, anzuwenden.

Nehmen Sie sich die Weisheit aus diesem Buch zu Herzen und nutzen Sie diese in Ihrem Alltag. Im Gegensatz zu aggressiven Medikamenten, können Sie jedoch nicht erwarten, dass über Nacht Veränderungen eintreten. Mit etwas Geduld werden Sie aber langsam einige Verbesserungen in Ihrem Leben bemerken. Die Dinge werden beginnen, richtig zu laufen. Sie werden enthusiastischer sein, ein besseres Immunsystem haben, mehr Ausdauer und mentalen Durchblick. Der Körper braucht einige Zeit um sich zu erholen, bevor er sein volles Potenzial entfalten kann. Und diese Pilze sind die geheime Zutat dafür. Sie werden es nicht bereuen, die Pilze in Ihr Leben gelassen zu haben.

Auf Ihre Gesundheit,
Dr. Pedram Shojai
Gründer von *Well.Org*
Produzent der Filme *Vitality, Origins and Prosperity*
Autor von *Rise and Shine, The Urban Monk* und *The Art of Stopping Time*

Danksagung

Tero Isokauppila

Ich möchte mich bei den folgenden Menschen bedanken, die mich dabei unterstützt haben, dieses Buch Realität werden zu lassen:

- Meiner Mutter Pirkko, die mich schon in jungen Jahren zum Sammeln von Pilzen und anderen Nahrungsmitteln mitgenommen und mir eine Menge über Ernährung und Physiologie beigebracht hat;
- meinem Vater Markku und meinem Bruder Vesa, für ihre Liebe, Weisheit und Geduld;
- allen Funguys und Fungals bei Four Sigmatic. Dank euch macht dieser Weg so viel Spaß.
- Besonderer Dank gilt Markus Karjalainen, Juho Heinola und Lari Laurikkala, die mir mit den Fotos, Illustrationen und Rezepten geholfen haben;

- meiner Bank und meinen ehemaligen Arbeitgebern, die mir die finanziellen Mittel zur Verfügung gestellt haben, um viele Jahre als unbezahlter Praktikant mit Pilzen arbeiten zu können;
- Pam Krauss, Nina Caldas und allen bei Penguin Random House, für die Möglichkeit, dieses Buch zu schreiben;
- Coleen O'Shea, Maggie White und Nikki Van Noy für eure professionelle Unterstützung und Anleitung, um aus einem normalen finnischen Funguy einen publizierten Autor zu machen;
- allen Mykologen und Pilz-Begeisterten weltweit, von denen ich lernen konnte.

Außerdem möchte ich mich bei allen Pilz-Hassern bedanken, die ich über die Jahre getroffen habe, da sie mich motivierten, dieses Buch zu schreiben. Mit Ausnahme dieses einen Mitarbeiters der Behörde für Grünanlagen und Naherholungsgebiete von New York City, der mich anschrie, weil ich Pilze sammelte, und der sagte, ich würde sterben, wenn ich sie äße.

Da sind so viele Menschen, denen ich unheimlich dankbar bin, aber um Platz und Ihre Zeit zu sparen, höre ich hier auf und bedanke mich bei ihnen persönlich.

Lari Laurikkala

Mein größter Dank wird immer Mutter Natur gelten. Besonderer Dank gilt Mom, Dad und meinen Großeltern, die mir beigebracht haben, die Natur zu schätzen und mich immer in die Pilze mitgenommen haben. Danke an die gesamte Bande von Four Sigmatic, meine Muse Carly, unseren Holmenkollen-Stamm in Finnland und an alle meine anderen guten Freunde, die mich immer dazu inspiriert haben, in der Küche neue und aufregende Sachen auszuprobieren. Dank euch konnten wir bei zahlreichen Gelegenheiten das Leben mit nahrhaften Speisen feiern.

Über den Autor und sein Unternehmen

Tero Isokauppila

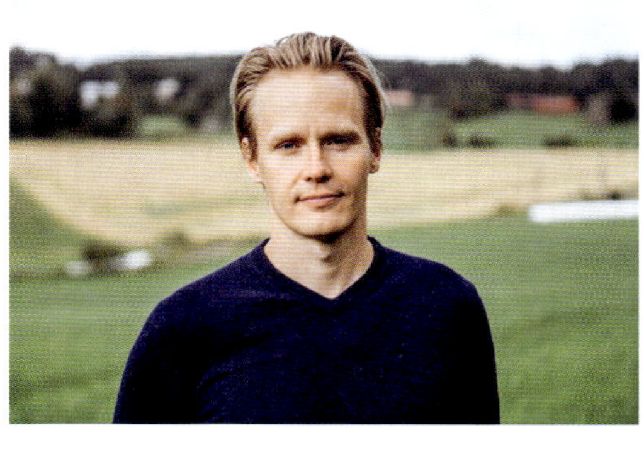

Aufgewachsen auf dem Bauernhof seiner Familie, hat Tero Isokauppila bereits seit jungen Jahren großes Interesse an Lebensmitteln, dem Landbau und Naturheilverfahren entwickelt. Er machte einen Abschluss in Chemie an der Cornell University (USA), erlangte ein Zertifikat in pflanzenbasierter Ernährungslehre und gewann zwischendurch einen finnischen Innovationspreis für seine Idee, die kulinarisch hoch geschätzten Matsutake-Pilze nach Japan zu exportieren. Nachdem er in acht Ländern auf drei Kontinenten gelebt hatte, wurde Isokauppila die enorme Auswirkung bewusst, die Gesundheit und Wohlbefinden auf Individuen, Gemeinschaften und die Welt insgesamt haben können. Dieses Verständnis inspirierte ihn im Jahr 2012 dazu, *Four Sigmatic* zu gründen. Heute ist er ein gefragter Experte, wenn es um Pilze, Superfoods und natürliche Gesundheit geht und hat Vorträge für Summit Series, Wanderlust, WME-IMG und Soho House gehalten. Von der Academy of Culinary Nutrition wurde er unter die Top 50 Food Activists gewählt.

Lari Laurikkala

Lari Laurikkalas Leidenschaft für das Kochen zeigte sich bereits in seiner Kindheit: Die Tage, die er mit dem Nahrungsmittelsammeln im Wald nahe seines Zuhauses in Finnland verbrachte, endeten immer damit, dass er es kaum abwarten konnte, mit dem Kochen zu beginnen und seine Mutter in die Küche zog. Als Teenager ruhten seine kulinarischen Aktivitäten für einige Zeit, als er eine Rolle in der beliebten finnischen Fernsehsendung Salatut Elämät (Geheime Leben) bekam. Die Sendung eröffnete ihm den Weg in eine Welt voller Abenteuer. In seinen Zwanzigern reiste er um die ganze Welt und suchte nach regionalen Spezialitäten und Zutaten. Letztendlich wandte er sich wieder dem Kochen zu und gründete eine Catering-Firma, deren Fokus darauf lag, Superfoods, in der Chinesischen Medizin verwendete Kräuter und ayurvedische Praktiken in die Rezepte zu integrieren. Seit der Gründung von Four Sigmatic im Jahr 2012 ist Lari Laurikkala dort Koch und Produktmanager.

Register

H

I

K

R

S

Abbildungsverzeichnis

S. VI © Eskymaks – shutterstock, S. X, 2, 33, 56, 84, 133, 165 © JIANG HONGYAN – shutterstock, S. XX © Tatuasha – shutterstock, S. 4, 16, 30, 31, 42, 119, 121, 179, 182 © Juho Heinola, S. 6, 32, 59 © K-Smile love – shutterstock, S. 8, 74 © Lepas – shutterstock, S. 9 © jiangdi – shutterstock, S. 12, 46, 48, 157 © Samakai – shutterstock, S. 14 © Lamax – shutterstock, S. 18 © asianview – shutterstock, S. 20 © SK Herb – shutterstock, S. 25 © Yellow Cat – shutterstock, S. 26 © Jolanda Aalbers – shutterstock, S. 28, 51, 181 © JIB Liverpool – shutterstock, S. 34, 37 © Lotus Images – shutterstock, S. 39 © KITSANANAN – shutterstock, S. 40 © Masalski Maksim – shutterstock, S. 43, 45 © Tim Masters – shutterstock, S. 52 © picturepartners – shutterstock, S. 60, 62, 101, 178 © akepong srichaichana – shutterstock, S. 62 © Wealthylady – shutterstock, S. 64, 67 © bogdan ionescu – shutterstock, S. 68 © Yossi James – shutterstock, S. 72 © Olena Boronchuk – shutterstock, S. 76 © Only Fabrizio – shutterstock, S. 78 © matkub2499 – shutterstock, S. 80 ©Alliance – shutterstock, S. 81, 198 © Fablok – shutterstock, S. 82 © Tomophafan – shutterstock, S. 87 © Petr Salinger – shutterstock, S. 88, 98, 100, 104, 110, 116, 120, 128, 130, 138, 146, 148, 156, 160, 166, 170, 174, 180, 188, 196, 201, 204, 228 © Markus Karjalainen, S. 91 © Istochnik – shutterstock, S. 92, 184 © schankz – shutterstock, S. 96 © bigacis – shutterstock, S. 96 © Charlotte Lake – shutterstock, S. 96 © Anton Starikov – shutterstock, S. 96, 139 © Jiri Hera – shutterstock, S. 97, 159 © xpixel – shutterstock, S. 99 © Elena Elisseeva – shutterstock, S. 101 © Tropper2000 – shutterstock, S. 102, 123 © Food Impressions – shutterstock, S. 106 © pixbox77 – shutterstock, S. 107 © nadisja – shutterstock, S. 108 © anat chant – shutterstock, S. 112 © Andris Tkacenko – shutterstock, S. 113 © Kyselova Inna – shutterstock, S. 114 © VisFineArt – shutterstock, S. 117 © Toni Genes – shutterstock, S. 118 © Kateryna Bibro – shutterstock, S. 123 © Fotofermer – shutterstock, S. 126 © Natalia Protasova – shutterstock, S. 132 © MAHATHIR MOHD YASIN – shutterstock, S. 134 © Zapp2Photo – shutterstock, S. 137 ©topseller – shutterstock, S. 140 © Spalnic – shutterstock, S. 140 © BW Folsom – shutterstock, S. 144 © Nunida – shutterstock, S. 151 © 9dream studio – shutterstock, S. 152 © photo-oasis – shutterstock, S. 154 © Banprik – shutterstock, S. 158 © Ngukiaw – shutterstock, S. 164 © pullia – shutterstock, S. 164 © Suto Norbert Zsolt – shutterstock, S. 164 © Khumthong – shutterstock, S. 164 ©haraldmuc – shutterstock, S. 165 © Michael Kraus – shutterstock, S. 165 © Kuttelvaserova Stuchelova – shutterstock, S. 165 © Fruit and veggies – shutterstock, S. 168 © Nattika – shutterstock, S. 172 © Michaela Warthen – shutterstock, S. 176 © Eskymaks – shutterstock, S. 177 © Rutina – shutterstock, S. 186 © Hong Vo – shutterstock, S. 186 © StudioPhotoDFlorez – shutterstock, S. 186 © boonchob chuaynum – shutterstock, S. 190 tarapong srichaiyos – shutterstock, S. 190 © Madlen – shutterstock, S. 191 © Andris Tkacenko – shutterstock, S. 193 © Seregam – shutterstock, S. 193 © anant thong – shutterstock, S. 194 © Chiyacat – shutterstock, S. 199 © Sergio99 – shutterstock, S. 200 © White Space Ukraine – shutterstock, S. 202 © Mirec – shutterstock, S. 206 © daysupa – shutterstock, S. 209 © MaraZe – shutterstock, S. 210 © somen – shutterstock, S. 211 © Araya Gerabun – shutterstock, S. 214 © ArtCookStudio – shutterstock, S. 223 © krungchingpixs – shutterstock

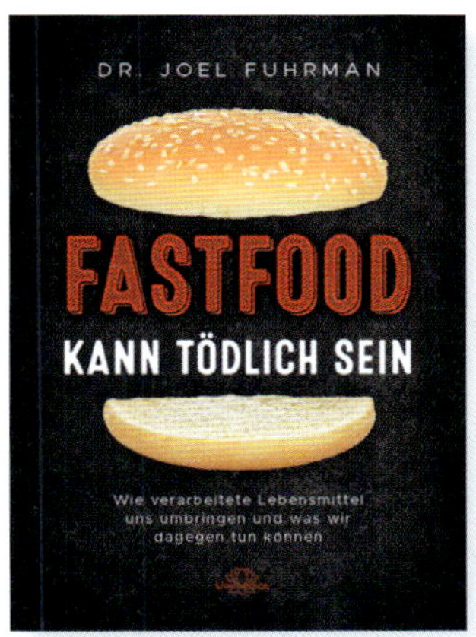

Joel Fuhrman

FASTFOOD KANN TÖDLICH SEIN

Wie verarbeitete Lebensmittel uns umbringen und was wir dagegen tun können

390 Seiten, geb. € 19,90

Dies ist das bisher radikalste Buch des Bestsellerautors, Mediziners und Ernährungswissenschaftlers Dr. Joel Fuhrman. Nach DIABETES EINFACH WEGESSEN und EAT TO LIVE geht Fuhrman der Frage nach, welche epidemiologischen Folgen das allgegenwärtige Fastfood für die Menschheit hat. Sein Fazit: Die globalen gesundheitlichen Folgen sind verheerend! Fuhrman präsentiert akribisch recherchierte Belege für den beängstigenden Istzustand. Einziger Ausweg aus der Krise: Eine konsequente Umstellung auf nährstoffreiche, gesunde Ernährung, die Menschen nicht nur heilt, sondern ihnen hilft, ihr intellektuelles Potenzial voll zu entfalten.

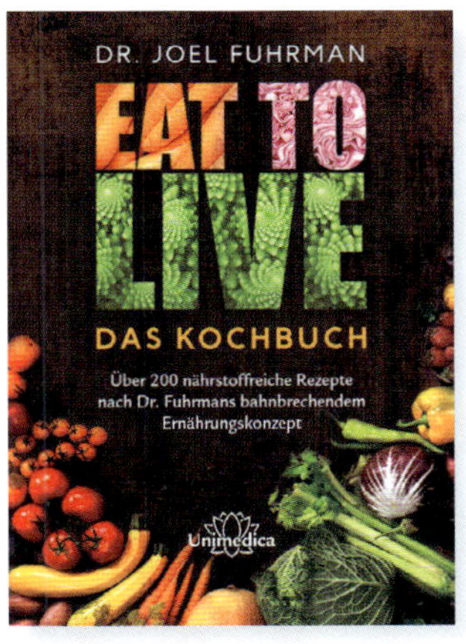

Joel Fuhrman

EAT TO LIVE – DAS KOCHBUCH

Über 200 nährstoffreiche Rezepte nach Dr. Fuhrmans bahnbrechendem Ernährungskonzept

448 Seiten, geb., € 34,00

EAT TO LIVE hat Millionen von Menschen dabei geholfen, abzunehmen und ihr Leben um kostbare und gesunde Jahre zu verlängern. Mit EAT TO LIVE – DAS KOCHBUCH ist eine gesunde Ernährung und ein fantastisches Lebensgefühl nun einfacher als je zuvor. Der weltweit renommierte Arzt Joel Fuhrman konnte bei über zehntausend Patienten mit seiner nährstoffreichen, vorwiegend pflanzlichen Ernährung eine Vielzahl von chronischen Krankheiten wie Bluthochdruck, Diabetes, Allergien, Asthma und Autoimmunkrankheiten dauerhaft geheilen.

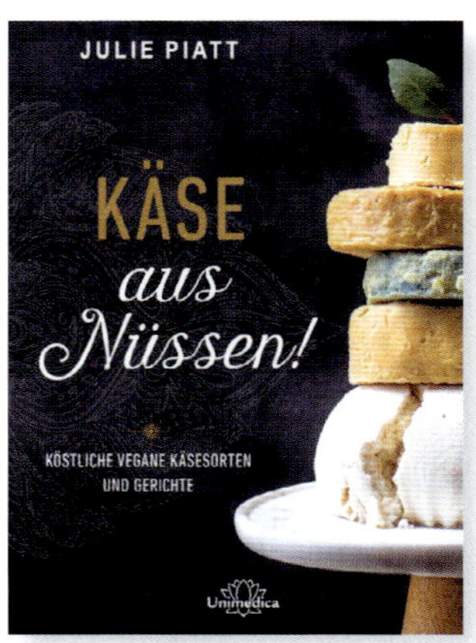

Julie Piatt

KÄSE AUS NÜSSEN!

Köstliche vegane Käsesorten und Gerichte

208 Seiten, geb., € 24,80

Julie Piatt verrät in 75 verführerischen Rezepten, wie sich rein pflanzliche und beeindruckend aromatische Käsesorten auf der Basis von Mandeln, Cashewkernen und anderen Nüssen leicht zu Hause herstellen lassen. Nussbasierte Käse sind das i-Tüpfelchen der veganen Gourmetküche. Julies Käse schmecken pur fantastisch, sind aber auch köstliche Zutaten für ihre meisterhaft zusammengestellten Rezepte wie Rote-Bete-Ravioli mit Cashew-Macadamia-Trüffel-Käse, Lasagne mit Gartentomatensauce oder Provolone in Filoteig.

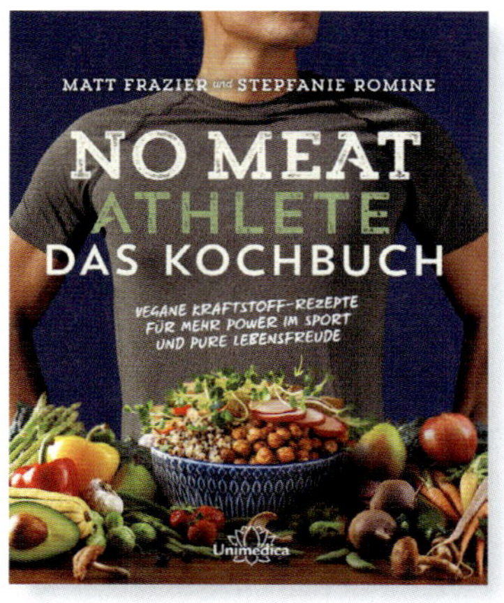

Matt Frazier, Stepfanie Romine

NO MEAT ATHLETE - DAS KOCHBUCH

Vegane Kraftstoff-Rezepte für mehr Power im Sport und pure Lebensfreude

312, geb., € 24,80

Matt Frazier, passionierter Ultraläufer, Bestseller-Autor und bekannt als No Meat Athlete, hat sich eine riesige Fangemeinde begeisterter Läufer erobert, die ein gemeinsames Credo teilen: Mit einem pflanzenbasierten und nachhaltigen Lebensstil läuft es sich einfach besser! In seinem lang erwarteten Kochbuch präsentiert er 150 vollwertige und vegane Rezepte, die zuverlässig und direkt Energie liefern, ohne den Körper zu belasten. Kreativ, gesund und unkompliziert – dieses Kochbuch lässt für Sportbegeisterte keine Wünsche offen und überzeugt Freunde und Familie.

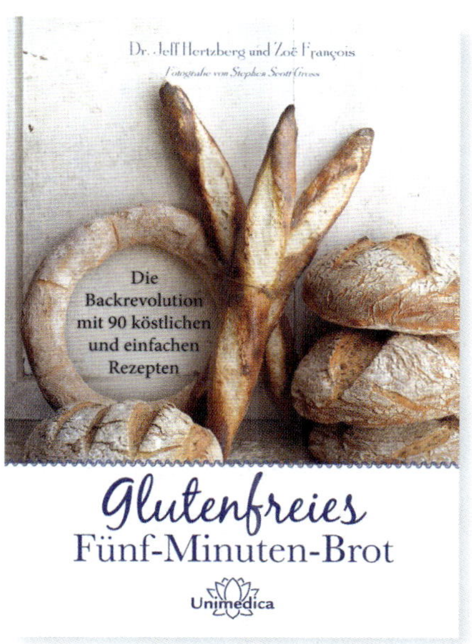

Jeff Hertzberg, Zoë François

GLUTENFREIES FÜNF-MINUTEN-BROT

Die Backrevolution mit 90 köstlichen und einfachen Rezepten

316 Seiten, geb., € 29,80

Glutenfreies Backen ist kein Hexenwerk! Dr. Jeff Hertzberg und Zoë François haben ihre revolutionäre Fünf-Minuten-Backmethode auf Brote und andere Teigwaren angepasst, die ohne Weizen und belastende Getreidesorten auskommen, und 90 fantastische, glutenfreie Backrezepte mit einfach erhältlichen Zutaten entwickelt. Ziel war es, nicht nur die Lust auf Brot von Menschen zu stillen, die an Zöliakie oder Glutensensitivität leiden. Auch wer Weizen gut verträgt und gern mag, wird mit diesen Broten zufrieden sein. Jedes hier enthaltene Rezept hat den Geschmackstest von Menschen bestanden, die auch traditionelle Brote lieben.

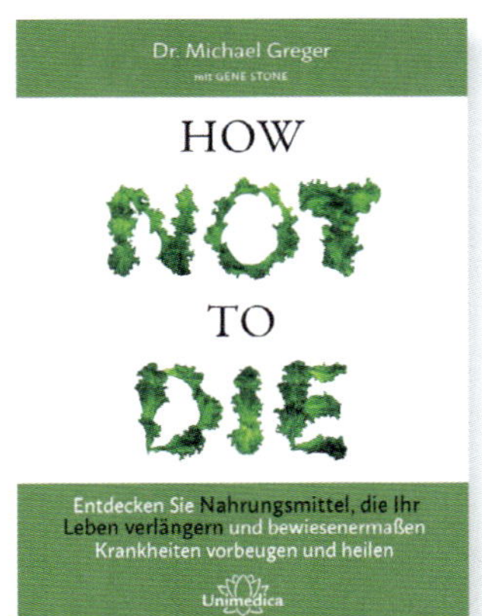

Michel Greger

HOW NOT TO DIE

Entdecken Sie Nahrungsmittel, die Ihr Leben verlängern – und bewiesenermaßen Krankheiten vorbeugen und heilen

512 Seiten, geb., € 24,80

Die meisten frühzeitigen Todesfälle lassen sich durch Änderungen der Lebens- und Ernährungsweise vermeiden. Michael Greger, international renommierter Arzt, Ernährungswissenschaftler und Gründer des Online-Informationsportals Nutritionfacts.org, lüftet in seinem Beststeller ein wohlgehütetes Geheimnis der Medizin: Wenn die Grundbedingungen stimmen, kann sich der menschliche Körper selbst heilen. Greger analysiert die tödlichsten Zivilisationserkrankungen der westlichen Welt, zu denen Herzerkrankungen, Krebs, Diabetes, Bluthochdruck und Parkinson zählen, und erläutert – gestützt auf neueste Forschungen –, wie sie verhindert, aufgehalten oder sogar rückgängig gemacht werden können.

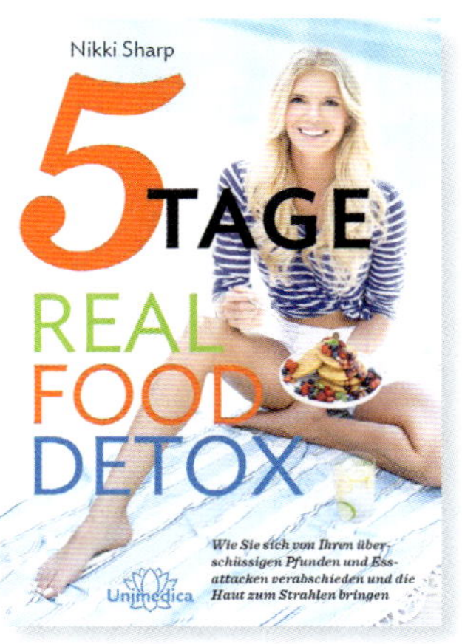

Nikki Sharp

5-TAGE-REAL-FOOD-DETOX

Wie Sie sich von ihren überschüssigen Pfunden und Essattacken verabschieden und die Haut zum Strahlen bringen

304 Seiten, geb., € 24,80

Nikki Sharps 5-Tage-Entgiftungsprogramm ist ein wirksamer Gegenentwurf zu allen herkömmlichen Fasten- und Entgiftungskuren. Sie klärt auf über Smoothie-, Tee- und Rohkost-Entgiftungskuren und über Lebensmittel, die man vermeiden sollte. Das professionelle Model war früher viel unterwegs. Ihr Lebensstil zehrte stark an ihrer körperlichen und emotionalen Gesundheit. Nikki Sharp erkannte, dass der Schlüssel zum Abnehmen, zu strahlend schöner Haut und einem tiefen Wohlbefinden nicht im Hungern liegt, sondern im gesunden, lustvollen Essen.

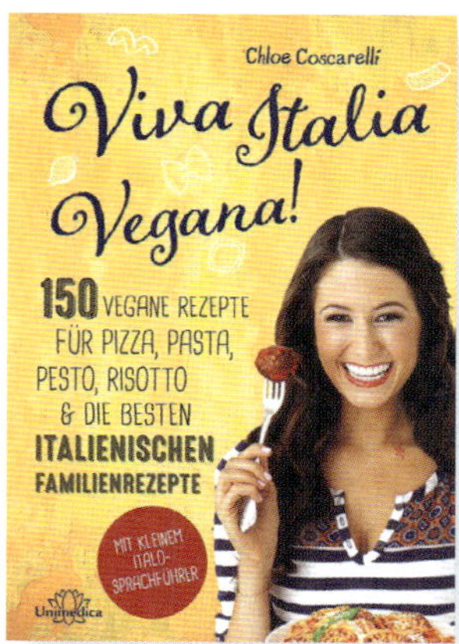

Chloe Coscarelli

VIVA ITALIA VEGANA!

150 vegane Rezepte für Pizza, Pasta, Pesto, Risotto & die besten italienischen Familienrezepte. Mit kleinem Italo-Sprachführer.

296 Seiten, geb., € 24,80

Als Shooting Star der kalifornischen veganen Küche verbindet Chloe Coscarelli den Genuss der klassischen „Cucina italiana" ihrer Urgroßmutter mit dem leichten Lebensgefühl der amerikanischen Westküste. 150 Rezepte für Antipasti, Bruschetta, Pasta, Pesto, Crostini, Risotto, Gnocchi, Polenta, Pizza, die die üblichen Zutaten wie Parmesan und Carbonara schnell vergessen lassen. Sämtliche Rezepte verzichten auf Milch und Eier, häufige Allergene bei Kindern und Erwachsenen. Zu vielen Rezepten gibt es gluten-, nuss- und sojafreie Variationen.

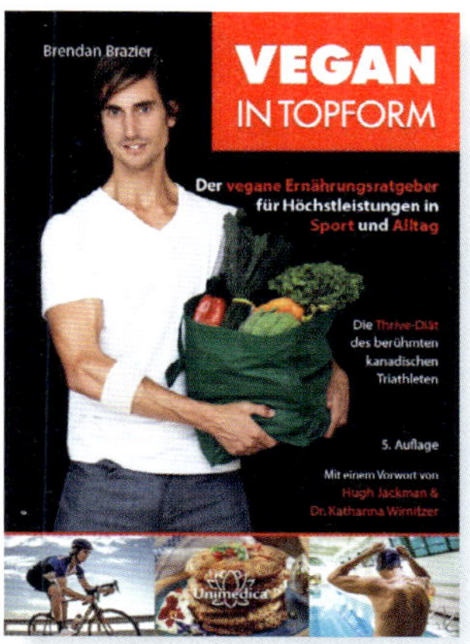

Brenden Brazier

VEGAN IN TOPFORM

Der vegane Ernährungsratgeber für Höchstleistungen in Sport und Alltag
Die Thrive-Diät des berühmten kanadischen Triathleten

352 Seiten, geb., € 26,00

Spitzensportler Brendan Brazier erforschte während seiner Karriere minutiös, welche Ernährung seine Leistung und vor allem die Regenerationsphase optimierte. Das Ergebnis ist die legendäre Thrive-Diät, die sich an alle richtet, die optimale Gesundheit und Leistungsfähigkeit erlangen und Krankheiten vorbeugen möchten. Brendan setzt u. a. auf Superfood wie die Andenwurzel Maca, die legendäre Alge Chlorella oder das nahrhafte Hanfprotein. Mit 100 veganen, gluten- und sojafreien Rezepten, von schnell zubereiteten Energieriegeln, Gels und Drinks über Suppen und Pizza bis zu leckeren Desserts. Mit einem praktischen 12-Wochen-Plan zum Einstieg in die Thrive-Diät.